临床常用护理思维技术

李 侠 郑 敏 方迎春 刘桂芳 董丽丽 王新红◎主编

长江出版传媒 湖北科学技术出版社

图书在版编目(C I P)数据

临床常用护理思维技术 / 李侠等主编. — 武汉：
湖北科学技术出版社，2023.8
ISBN 978-7-5706-2813-1

Ⅰ.①临… Ⅱ.①李… Ⅲ.①护理学 Ⅳ.①R47

中国国家版本馆CIP数据核字(2023)第146754号

责任编辑：郑　灿　　　　　　　　　　　　　　封面设计：喻　杨

出版发行：湖北科学技术出版社　　　　　　　　电话：027-87679468
地　　址：武汉市雄楚大街268号　　　　　　　邮编：430070
　　　　　（湖北出版文化城B座13-14层）
网　　址：http：//www.hbstp.com.cn
印　　刷：湖北星艺彩数字出版印刷技术有限公司　　　邮编：430070
787×1092　　　　1/16　　　　　　　　17.25印张　404千字
2023年8月第1版　　　　　　　　　　2023年8月第1次印刷
定价：88.00元

本书如有印装质量问题　可找本社市场部更换

《临床常用护理思维技术》
编委会

主　编

李　侠　　临沂市人民医院

郑　敏　　山东省聊城市中医医院

方迎春　　潍坊市人民医院

刘桂芳　　山东省泰安荣军医院

董丽丽　　潍坊市人民医院

王新红　　潍坊市人民医院

副主编

卢　静　　莒县人民医院

王艳敏　　聊城市人民医院

于海珍　　聊城市人民医院

苏晓红　　莘县人民医院

王瑾瑾　　盐城市第一人民医院

王　茜　　德州市中医院

高　岩　　潍坊市第二人民医院

编　委

李恒林　　江苏省连云港市第一人民医院

王娜娜　　哈尔滨医科大学附属第二医院

潘　怡　　河南科技大学第一附属医院（景华院区）

前　言

近年来,随着科技的进步,护理学的发展日新月异,许多护理新理论和新技术不断涌现并广泛应用于临床,有效地减轻了患者负担、缓解了患者病情。这就要求护理工作人员具备更高的人文素质、实践技能、整体护理知识和社会知识,本书正是在这样的背景下编写而成的。

本书为了更好地适应现代医学的发展,体现安全护理和科学护理的内涵,同时为了规范护理行为、提高护理质量,针对临床常用的护理思维技术,从护理的基础知识、常见的内外科症状的护理以及呼吸系统、心血管系统、消化系统、内分泌系统等疾病的护理方面进行相关的内容阐述,内容较全面与丰富。本书在编写过程中,充分结合了临床操作实际,广泛征求了各级医院护理管理和临床护理工作人员的意见,力求体现实用性,深入浅出,简明扼要,通俗易懂,希望本书能够给各级医院的护理人员提供有效的帮助,也希望能为患者及家属提供可查阅的方便、规范、可操作的护理依据。

本书编写过程中,由于参编人员较多,文笔不尽一致,加之时间仓促,恐有不足之处,望专家和广大读者批评指正。

编　者

目　　录

第一篇　护理的基础知识

第一篇　护理的基础知识

第一章　生命体征的护理

生命体征是体温、脉搏、呼吸和血压的总称。生命体征是机体内在活动的一种客观反映，是评价生命活动质量的重要指标。正常情况下，人的生命体征相对稳定，有一定范围，相互之间有内在联系。当机体出现异常时，生命体征可发生不同程度的变化。所以，护士通过对生命体征的观察，收集有关的资料，协助临床做出诊断和治疗，并为护理诊断、制订护理计划提供依据。观察、测量和记录生命体征是护理工作中主要的基本技能。

第一节　体温

体温(T)是指机体内部的温度，是人体新陈代谢和骨骼肌运动等过程中不断产生热能的结果，其中枢位于丘脑下部。正常人的体温保持在相对恒定的状态，当体温中枢受到致热源(如细菌、病毒等)的侵害、内分泌功能紊乱、脑外伤等因素影响时，体温可发生变化。

一、正常体温及生理性变化

(一)正常体温

体温的正常值不是一个具体的温度点，而是一个范围。体温常以口腔、直肠或腋下温度为标准，其中直肠温度最接近于人体内部温度，但口腔、腋下温度的测量更为常见、方便。正常成人安静状态下，不同部位的温度值如下所示。

1.口腔(舌下)

(1)温度范围：36.3～37.2℃。

(2)平均温度：37.0℃。

2.腋窝

(1)温度范围：36.0～37.0℃(比口腔低0.3～0.5℃)。

(2)平均温度：36.7℃。

3.直肠

(1)温度范围：36.5～37.7℃(比口腔高0.3～0.5℃)。

(2)平均温度：37.5℃。

(二)生理变化

体温不是固定不变的，而是受许多生理因素的影响，在一定范围内波动。影响体温的因素有：年龄、性别、情绪、环境、运动、昼夜变化及药物等。

1.昼夜变化

清晨2～6时体温最低，下午2～8时体温最高，波动范围一般不超过平均数上下0.5℃。

2.年龄

新生儿因体温调节功能不完善,体表面积相对较大,因此其体温易受环境温度的影响而变化;儿童由于新陈代谢率高,体温略高于成人;老人由于新陈代谢率低,体温在正常范围内的低值。

3.性别

女性较男性体温高约0.3℃。女性在经前期和妊娠早期,体温轻度升高,这与体内孕激素水平周期性变化有关。

4.环境

受外界环境温度的影响,体温可略高或略低。如室内温度高或天气炎热,体温可升高约1℃,这与机体散热受到加强或抑制有关。

5.运动

运动后因机体代谢率增强,体温可升高1～2℃;安静、睡眠时,因机体代谢率低,体温可略降低。

6.其他

日常生活中沐浴、饮食、药物、情绪等因素均可使体温发生变化。如饥饿、服用镇静剂后可使体温下降。

注意:判断体温的正常与异常要综合患者的整体情况来判断。

二、异常体温的观察及护理

(一)发热

由于致热源作用于体温调节中枢,或体温调节中枢功能障碍等原因,导致体温超出正常范围称为发热。

1.发热程度的划分

以口腔温度为标准,将发热程度划分为:①低热:37.3～38.0℃;②中度热:38.1～39.0℃;③高热:39.1～41.0℃;④超高热:41℃以上。

2.发热的过程

(1)体温上升期:此期特点为产热大于散热。患者表现为畏寒、皮肤苍白、无汗,由于皮肤血管收缩,使皮肤温度下降。部分患者有寒战,寒战之后体温开始上升。体温上升的方式有骤升和渐升,如体温在短时间内达到高峰称为骤升,常见于肺炎球菌性肺炎、疟疾;如体温逐渐上升,数日内达到高峰,称为渐升,一般不伴有寒战,常见于伤寒等。

(2)高热持续期:此期特点为产热和散热在较高水平上趋于平衡,体温维持在较高水平。患者表现为颜面潮红、皮肤灼热、口唇干燥、呼吸、脉搏加快、尿量减少。高热持续时间可因病情及治疗效果而异,持续数小时、数天,甚至数周不等。

(3)退热期:此期特点为散热增加而产热趋于正常,体温恢复到正常水平。患者表现为大量出汗和皮肤温度降低。退热方式有骤退和渐退。骤退型为体温急剧下降,渐退型为体温逐渐下降。体温下降时,由于大量出汗,丧失大量体液,年老体弱及心血管疾病者易出现血压下降、脉搏细速等循环衰竭的症状,护士应严密观察并配合医生及时处理。

3.热型

热型是根据患者体温变动的特点分类的。某些疾病的热型具有特征性,观察热型有助于疾病的诊断。常见的热型有4种。

(1)稽留热:体温持续在39.0~40.0℃,达数日或数周,波动幅度小,24h波动范围不超过1℃,常见于伤寒、大叶性肺炎等。

(2)弛张热:体温在39.0℃以上,波动幅度大,24h波动范围超过2℃,最低体温仍高于正常水平,常见于败血症、化脓性疾病等。

(3)间歇热:高热与正常体温交替有规律地反复出现,间歇数小时、1d、2d等,常见于疟疾等。

(4)不规则热:体温在24h中的变化不规则,持续时间不定,常见于流行性感冒、肿瘤性发热等。

4.发热患者的护理

(1)保暖:发热早期,患者常伴畏寒,皮肤苍白,应调节室温,注意保暖,必要时给予热饮料。

(2)降温:高热时给予降温,较好的降温措施是物理降温。体温超过39℃,可用冰袋冷敷头部;体温超过39.5℃时,可用酒精擦浴、温水擦浴或做大动脉冷敷。也可遵医嘱给予药物降温。采取降温措施半小时后观测体温,并做好记录及交班。

(3)密切观察:发热患者应每隔4h测量体温1次,同时注意观察患者的面色、脉搏、呼吸、血压及出汗等体征。小儿高热易出现惊厥,如有异常应及时报告医生。体温恢复正常3d后,可递减为每日测2次体温。

(4)卧床休息:高热时,代谢增快,进食少,消耗大,体质虚弱,故应卧床休息,减少活动,同时注意调节室内光线、温度及避免噪声。

(5)补充营养水分:给予患者营养丰富、易消化的流质或半流质饮食,鼓励少量多餐,多饮水。对不能进食者,遵医嘱予以静脉输液或鼻饲,以补充水分、电解质和营养物质。

(6)口腔护理:高热患者唾液分泌减少,口腔黏膜干燥,当机体抵抗力下降时,极易引起口腔炎和黏膜溃疡,应在晨起、睡前、饭后协助患者漱口,或由护士进行口腔清洁护理,每日2次,防止口腔感染。口唇干裂者应涂油保护。

(7)皮肤护理:在退热过程中患者大量出汗,应及时擦干汗液,更换衣服及床单、被套,以防着凉。

(8)心理护理:患者高热时易产生焦虑和恐惧心理,护士应体贴、安慰患者,及时有效地解除躯体痛苦,以消除其不安心理。

(9)健康教育:为患者讲解有关发热方面的自我护理知识,教会患者如何测量体温、如何进行物理降温、如何安排合理的饮食及休息等。

(二)体温过低

体温在35.0℃以下称体温过低,常见于早产儿及全身衰竭的危重患者。前者由于体温调节中枢尚未发育成熟,对外界温度变化不能自行调节;后者则因末梢循环不良,特别是在低温环境中,机体散热大于产热,导致体温下降。

体温过低患者的护理:①若发现上述情况,除及时报告医生外,应设法提高室温(24~26℃

为宜),采取相应的保暖措施,如加盖被、足部放热水袋等;新生儿置温箱内。②密切观察生命体征的变化,做好抢救的准备。③做好心理护理,合理解释体温过低的原因。

三、体温测量技术

(一)体温计的种类和构造

1.玻璃水银柱式体温计

分口表、肛表和腋表 3 种,是由一根有刻度的真空玻璃毛细管构成。其末端有贮液槽,内盛水银。当水银槽受热后,水银膨胀而沿着毛细管上升,其高度和受热程度成正比。体温表的毛细管下端和水银槽之间有一凹缩处,可使水银柱遇冷不致下降,以便检视温度。口表的玻璃管似三棱镜状,盛水银的端较细长,可做口腔或腋下测量。肛表的玻璃管同口表,盛水银一端粗短,用于直肠测温。腋表的玻璃管呈扁平状,盛水银的端较细长,便于腋下测温。体温计的刻度为 35~42℃,每 1℃分成 10 小格,每一小格表示 0.1℃,在相当于 0.5℃和 1℃的地方用较粗且长的线标示。在 37℃处则染以红色。

2.电子体温计

分集体用电脑数字体温计和个人用电脑数字体温计两种。其采用电子感温探头来测量温度,测得的温度直接由数字显示,读数直观,测温准确,灵敏度高。使用时只需将探头套上一次性塑料外套,置探头于患者的测量部位(酌情选作口腔、腋下、肛门部位),当电子蜂鸣器发出蜂鸣音,再持续 3s 后,即可读数字。测温后,一次性塑料外套丢弃,可避免交叉感染。

3.红外线热像仪

其原理是通过红外线辐射迅速测出人体表面的温度,具有非接触、快速测温、减少传染的优点,但是这种仪器测量的是额头温度,它受体表下血液导热状况的影响极大,与腋下试温相比,温差可达 1~3℃。

(二)体温测量的方法

1.操作目的

(1)判断体温有无异常,动态监测体温变化,分析热型。

(2)协助诊断,为预防、治疗、康复、护理提供依据。

2.操作准备

(1)环境准备:①环境整洁安静,必要时关闭门窗或遮挡屏风。②了解患者的年龄、性别、病情、情绪等影响准确测量体温的相关因素。

(2)患者准备:患者体位舒适,方便操作。

(3)用物准备:体温测量盘内备已消毒的体温计(检查体温计有无破损,水银柱是否在 35℃以下),放入弯盘内(垫纱布)或清洁干燥容器内。若测肛温另备润滑油、棉签、卫生纸。

3.操作方法

测量体温一般通过腋下、口腔、肛门来进行,成人以腋下测温最普遍。

腋下测温时,先将体温计水银甩至 35℃以下,解开衣纽,揩干腋下,然后将水银端放于腋窝中央略靠前的部位,夹紧体温计,另一只手也可握住测量的手肘部帮助固定。腋下测温需10min,取出看明度数并做好记录。

口腔测温时,先要消毒体温计,将口表水银端斜放于舌下,嘱患者闭口用鼻呼吸,勿用牙咬体温计,3min后取出。进食后间隔30min后方可测量。

肛门测温最准确。肛门测温需用专门的肛门测温计,使用时应在体温计头部涂些凡士林等润滑剂。测温时要让患者屈膝侧躺或仰卧露出臀部,将水银头端轻轻插入肛门2～3cm,并最好帮着用手轻轻提着体温计的另一端。3min后取出,擦净肛表并为患者擦净肛门,看清度数并做好记录。

4.注意事项

(1)根据病情选择合适的测温方法,婴幼儿、昏迷、精神异常、口腔疾患、口鼻手术、呼吸困难患者不宜测口温;腋下有创伤、手术或炎症,腋下出汗较多,肩关节受伤或消瘦夹不紧体温计患者不宜测腋温;直肠或肛门疾患及手术、腹泻、心肌梗死患者不宜测肛温。

(2)测量体温前后,应清点体温计数目,并检查有无破损。用手甩表时,勿触及他物,以防破碎。用离心机甩体温计时,应先消毒后放于离心机内。切忌把体温计放于热水中清洗或放在沸水中煮,以免引起爆破。

(3)凡给婴幼儿、精神异常、昏迷及危重患者测温时,应用手扶体温计,防止失落或折断。

(4)患者进冷热饮食、蒸汽吸入、面颊冷热敷等须隔30min后方可口腔测温,沐浴、酒精擦浴应隔30min后方可腋下测温,灌肠、坐浴后30min方可直肠测温。

(5)发现体温与病情不相符合,应守护在患者身旁重测,必要时可同时测口温或肛温对照,予以复查。

(6)当患者不慎咬破体温计吞下水银时,应立即清除口腔内玻璃碎屑,以免损伤唇、舌、口腔及食管和胃肠道黏膜,并口服牛奶或蛋清液,使水银和蛋白结合,以延缓水银的吸收,在不影响病情的情况下,可服用大量粗纤维食物(如韭菜),加速水银的排出。

(7)传染病患者的用物应做好消毒隔离,以防交叉感染。

(三)水银体温计的消毒

常用消毒液有1%过氧乙酸、1%消毒灵、70%乙醇等,采用有盖的容器盛装消毒液浸泡体温计。消毒液每日更换1次,容器、离心机等视使用情况每周消毒1～2次。

1.口表、腋表消毒方法

用后先浸泡于消毒液中,30min后取出,用手或离心机甩至35℃以下,然后放入另一消毒容器中浸泡30min后取出,用清水冲净,擦干,存放于清洁盒内备用。

2.肛表消毒方法

用后用浸有消毒液的纱布擦净,再按上述方法单独消毒。

(四)水银体温计的检查

定期检查体温计以保证其准确性。将所有体温计的水银柱甩至35℃以下,同时放入测试过的40℃以下的温水内,3min后取出检视。若读数相差0.2℃以上或玻璃管有裂隙的体温计不能再使用。

第二节 脉搏

随着心脏节律性的收缩和舒张,动脉血管壁相应地出现扩张和回缩的搏动,在表浅动脉上可摸到动脉搏动,简称脉搏(P)。

一、正常脉搏及生理性变化

(一)正常脉搏

1.脉率

即每分钟脉搏搏动的次数。正常成人在安静状态下,脉率为 60～100 次/min,正常情况下,脉率和心率是一致的。

2.脉律

即脉搏的节律性。正常脉搏的节律是有规则、均匀地搏动,间隔时间相等。

3.脉搏的强弱

取决于动脉的充盈程度、动脉管壁的弹性和脉压大小。

4.动脉壁的情况

正常的动脉管壁光滑柔软,有一定的弹性。

(二)生理性变化

脉搏可随年龄、性别、情绪、运动、药物等因素而变化。一般女性比男性稍快,比男性每分钟快 7～8 次;幼儿比成人快,可随年龄的增长而逐渐减慢,到高龄时稍微增加;运动和情绪变化时可暂时增快,休息和睡眠时较慢;服用镇静剂、洋地黄类药物可使脉率减慢。

二、异常脉搏的观察及护理

(一)异常脉搏的观察

1.频率异常

(1)速脉:成人安静状态下脉率每分钟超过 100 次,称为速脉。常见于发热、甲状腺功能亢进、大出血等患者。

(2)缓脉:成人安静状态下脉率每分钟低于 60 次,称为缓脉。常见于颅内压增高、房室传导阻滞、洋地黄中毒等患者。

2.节律异常

(1)间歇脉:在一系列正常均匀的脉搏中,出现一次提前而较弱的搏动,其后有一较正常延长的间歇(代偿性间歇),亦称期前收缩或早搏。常见于心脏病或洋地黄中毒的患者。正常人在过度疲劳、兴奋、体位突然改变时也偶尔出现间歇脉。

(2)二联律、三联律:有一定规律的不整脉。即每隔一个正常搏动出现一次期前收缩,称二联律。每隔两个正常搏动出现一次期前收缩,称三联律。

(3)脉搏短绌:在同一单位时间内,脉率小于心率。其特点为心律完全不规则,心率快慢不一,心音强弱不等。见于心房纤维颤动的患者,脉搏短绌越多,心律失常越严重,当病情好转,"绌脉"可能消失。

3.强弱异常

(1)洪脉:当心排血量增加,动脉充盈度和脉压较大时,脉搏强大有力,称洪脉,见于高热、甲状腺功能亢进等患者。

(2)丝脉:当心排血量减少,动脉充盈度降低,脉搏细弱无力,扪之如细丝,称丝脉,见于大出血、休克、全身衰竭等患者。

4.动脉管壁弹性异常

动脉硬化时,管壁粗硬,失去弹性,且呈纤曲状,用手触摸时,有紧张条索感,如同按在琴弦上,中医称为弦脉,见于动脉硬化患者。

(二)异常脉搏的护理

(1)做好心理护理,以缓解紧张、焦虑、恐惧心理。

(2)遵医嘱给药,注意观察药物疗效和不良反应。

(3)协助进行有关的诊疗检查,如心电图等,必要时进行心电监护。

三、脉搏测量技术

(一)脉搏的测量部位

凡浅表、靠近骨骼的大动脉,均可用以诊脉。首选的是桡动脉,其次有颞浅动脉、颈动脉、肱动脉、腘动脉、足背动脉、胫骨后动脉、股动脉等。

(二)测量脉搏的方法

1.操作目的

(1)判断脉搏有无异常,动态监测脉搏变化,间接了解心脏状况。

(2)协助诊断,为预防、治疗、康复、护理提供依据。

2.操作准备

(1)环境准备:①环境整洁安静,安全;②了解患者的年龄、病情、情绪、运动等影响准确测量脉搏的相关因素。

(2)患者准备:患者体位舒适,方便操作。

(3)用物准备:有秒针的表、记录本、笔,必要时备听诊器。

3.操作方法

脉搏测量法(以测桡动脉为例)。

(1)诊脉前应使患者安静,将手臂放在舒适的位置。

(2)用示指、中指、无名指的指端按动脉压力大小以清楚触到脉搏为宜。数半分钟,将测得的脉率乘2,记录。异常脉搏应测1min。

(3)不可用拇指诊脉,因拇指小动脉易与患者的脉搏混淆。

(4)如发现有脉搏短绌,应由两人同时测量,一人听心率,另一人测脉搏,两人同时开始数1min,以分数式记录。记录方法为心率/脉率,如心率为96次,脉搏为70次,写成96/70/min。

正常值:60~100次/min,儿童较快,老人稍慢。

4.注意事项

(1)诊脉前应使患者安静,如有活动或情绪激动时,应休息20min后再测。

(2)不可用拇指诊脉,以免拇指小动脉搏动与患者脉搏相混淆。

(3)为偏瘫患者测脉搏,应选择健侧肢体。

第三节 呼吸

呼吸(R)是指机体在新陈代谢过程中,不断地从外界吸取氧气,排出二氧化碳的过程,即机体与环境之间的气体交换。那么正常情况下的呼吸有哪些表现,呼吸出现异时如何观察及护理,如何正确测量呼吸。

一、正常呼吸及生理性变化

正常呼吸表现为频率和深度均匀平稳,有节律的起伏,一吸一呼为一次呼吸。成人在安静时每分钟呼吸 16～20 次,呼吸频率与脉搏频率之比约为 1：4。

成人呼吸可随年龄、运动、情绪、环境等因素的影响而发生频率和深浅度的改变。年龄越小,呼吸越快;老人稍慢;活动和情绪激动时增快;休息和睡眠时较慢;环境温度升高或海拔增高会使呼吸加深加快。此外,呼吸的频率和深浅度还可受意识控制。

二、异常呼吸的观察及护理

(一)异常呼吸的观察

1.频率异常

(1)呼吸增快:成人呼吸频率超过 24 次/min,称呼吸增快或气促。常见于高热、缺氧等患者。发热时体温每升高 1℃,呼吸每分钟增加约 4 次。

(2)呼吸缓慢:成人呼吸频率少于 10 次/min,称呼吸缓慢。常见于颅内疾病、安眠药中毒等患者。

2.节律异常

(1)潮式呼吸:是一种周期性的呼吸异常,周期为 30～120s。其特点:开始呼吸浅慢,以后逐渐加快加深,达高潮后,又逐渐变浅变慢,而后呼吸暂停数秒(为 5～10s)后,再次出现上述状态的呼吸,如此周而复始,其呼吸运动呈潮水涨落般的状态,故称潮式呼吸。常见于中枢神经系统疾病,如脑炎、脑膜炎、颅内压升高、酸中毒、巴比妥药物中毒等。

(2)间断呼吸:表现为呼吸与呼吸暂停现象交替出现。其特点:有规律地呼吸几次后,突然暂停呼吸,周期长短不同,随后又开始呼吸,如此反复交替出现。常见于颅内病变或呼吸中枢衰竭的患者,比潮式呼吸更严重,多在呼吸停止前出现。

3.深浅度异常

(1)深度呼吸:一种深长而规则的呼吸。常见于尿毒症、糖尿病等引起的代谢性酸中毒的患者。

(2)浮浅性呼吸:一种浅表而不规则的呼吸,有时呈叹息样,常见于濒死的患者。

4.音响异常

(1)蝉鸣样呼吸:吸气时有一种高音调的音响,多由于声带附近阻塞,使空气进入发生困难所致,常见于喉头水肿、痉挛、喉头有异物等患者。

(2)鼾声呼吸:由于气管或支气管有较多的分泌物蓄积,使呼吸时发出粗糙的鼾声,常见于深昏迷患者。

5.呼吸困难

是指呼吸频率、节律和深浅度均发生异常改变。主要由于气体交换不足,机体缺氧所致。患者主观上感到空气不足,胸闷、呼吸费力,不能平卧;客观上表现出呼吸费力,张口抬肩,鼻翼扇动,可出现口唇、指(趾)甲发绀等。根据临床表现可分为:

(1)吸气性呼吸困难:吸气费力,吸气时间明显长于呼气时间,辅助呼吸肌收缩增强,出现三凹征(胸骨上窝、锁骨上窝、肋间隙或腹上角凹陷),常见于喉头水肿或气管、喉头有异物等患者。

(2)呼气性呼吸困难:当下呼吸道部分梗阻时,气流呼出不畅患者呼气费力,呼气时间明显长于吸气时间,常见于支气管哮喘、肺气肿等患者。

(3)混合性呼吸困难:吸气和呼气均费力,呼吸的频率快而表浅,常见于肺部感染和肺水肿、胸膜炎、气胸等患者。

(二)呼吸异常患者的护理

(1)有针对性地做好患者的心理护理使患者情绪稳定,消除其恐惧与不安心理。

(2)环境与休息:调节室内空气,保持空气新鲜,温湿度适宜,环境安静,卧床休息,以降低耗氧量。

(3)调整体位:根据病情需要取半坐卧位或端坐卧位。

(4)保持呼吸道通畅:协助患者清除呼吸道分泌物,必要时给予吸痰。

(5)吸氧:根据病情调节适宜的氧浓度。

(6)根据医嘱给药,必要时可用人工呼吸机辅助呼吸。

(7)健康教育:教育患者养成良好的生活习惯,戒烟。指导患者学会有效地咳嗽、排痰。

三、呼吸测量

1.操作目的

(1)判断呼吸有无异常,动态监测呼吸变化,了解患者呼吸功能状况。

(2)协助诊断,为预防、治疗、康复、护理提供依据。

2.操作准备

(1)环境准备:①环境整洁安静,安全;②了解患者的年龄、病情、情绪、运动等影响准确测量呼吸的相关因素。

(2)患者准备:患者体位舒适,方便操作。

(3)用物准备:有秒针的表、记录本、笔,必要时备棉花。

3.操作方法

(1)在患者安静的情况下测量。为了避免患者紧张,将手不离开诊脉部位,似数脉搏状,但要注意患者的胸部或腹部的起伏,一吸一呼为一次。

(2)当危重患者气息微弱不易观察时,可用棉花少许置于患者鼻孔前,观察棉花吹动的情况,加以计数,记录1min呼吸次数。

(3)注意观察呼吸性质,发现异常呼吸及时处理。正常值:每分钟 16～20 次。

4.注意事项

(1)测呼吸前如有剧烈活动、情绪激动等,应休息 30min 后再测量。

(2)由于呼吸受意识控制,因此,测量呼吸时应不使患者察觉。

(3)在测量呼吸的同时,应注意观察呼吸的节律、深浅度及气味等变化。

第四节　血压

血压(BP)指在血管内流动的血液对血管壁的侧压力。临床上所谓的血压一般是指动脉血压。当心脏收缩时血液射入主动脉,此时动脉的压力最高,称为收缩压;当心脏舒张时,动脉管壁弹性回缩,压力降至最低,称为舒张压。收缩压与舒张压之间的压力称为脉压。

一、正常血压及生理性变化

(一)正常血压的范围

血压通常以肱动脉血压为标准。正常成人安静时收缩压为 90～140mmHg(12～18kPa),舒张压为 69～90mmHg(8～12kPa),脉压为 30～40mmHg(4～5.3kPa)。

(二)血压生理性变化

正常成人的血压可随年龄与性别、情绪与运动、昼夜变化、温度、测量部位与体位等因素的影响而发生生理性改变。

1.儿童血压计算公式

$$收缩压＝80＋年龄×2$$
$$舒张压＝收缩压×2/3$$

2.影响因素

(1)年龄和性别:动脉血压随年龄的增长而增高,新生儿血压最低,小儿血压比成人低。40岁以前收缩压不超过 142mmHg(19kPa),40 岁以后,每增加 10 岁,收缩压升高 7.5mmHg(1kPa)。中年之前女性血压比男性偏低 7.5mmHg(1kPa)左右,中年以后差别较少。

(2)昼夜与睡眠:一般傍晚血压高于清晨 5～10mmHg(0.65～1.3kPa)。过度劳累或睡眠不佳时,血压稍有升高。

(3)环境:受寒冷刺激血压可上升,在高温环境中血压可下降。

(4)部位:部分人右上肢高于左上肢 2～4mmHg(0.27～0.53kPa),与左右肱动脉的解剖位置有关。下肢血压高于上肢 20～40mmHg(2.67～5.33kPa),与股动脉的管径粗、血流量大有关。

(5)体位:立位血压高于坐位血压,坐位血压高于卧位血压,这与重力引起的代偿机制有关。

(6)其他:情绪激动、恐惧、害怕、兴奋及疼痛等精神状态的改变,易致收缩压升高,而舒张压无变化。此外,运动、饮食、吸烟、饮酒等也会影响血压值。

二、异常血压观察及护理

（一）异常血压的观察

1.高血压

目前中国采用国际上统一的血压分类和标准。成人收缩压在140mmHg(18.6kPa)或以上，或舒张压在90mmHg(12.0kPa)或以上，称为高血压。根据血压升高水平，又进一步将高血压分为1、2、3级。当收缩压和舒张压分属于不同分级时，以较高的级别作为标准。

高血压的定义和分类(WHO,1999)：

理想血压：收缩压<120mmHg、舒张压<80mmHg。

正常血压：收缩压<130mmHg、舒张压<85mmHg。

正常高值：收缩压130～139mmHg、舒张压85～89mmHg。

高血压：按血压升高程度又分为：

1级高血压(轻度)：收缩压140～159mmHg、舒张压90～99mmHg。

亚组临界高血压：收缩压140～149mmHg、舒张压90～94mmHg。

2级高血压(中度)：收缩压160～179mmHg、舒张压100～109mmHg。

3级高血压(重度)：收缩压≥180mmHg、舒张压≥110mmHg。

单纯收缩期高血压：收缩压≥140mmHg、舒张压<90mmHg。

亚组临界收缩期高血压：收缩压140～149mmHg、舒张压<90mmHg。

2.低血压

成人收缩压低于90mmHg(12.0kPa)，舒张压低于60mmHg(8.0kPa)称为低血压。

3.脉压的异常

(1)脉压增大：常见于主动脉瓣关闭不全、动脉硬化、动静脉瘘、甲状腺功能亢进等。

(2)脉压减小：常见于心包积液、缩窄性心包炎、末梢循环衰竭等。

（二）血压异常患者的护理

(1)做好心理护理：发现血压异常时，勿流露出紧张表情，应与患者基础血压对照后，给予解释、安慰，并严密观察，做好记录。

(2)及时与医生联系，协助医生处理，遵医嘱给予药物。

(3)为患者安置合理的卧位：患者血压过高，应卧床休息；血压过低者，应迅速取平卧位或休克卧位。

(4)进行健康教育：为患者介绍关于高血压的基本知识，以及自我药疗、自我监控血压、紧急情况处理等方面知识。指导患者合理饮食、睡眠、休息、运动，倡导健康的生活方式。

三、血压测量

（一）血压计的种类和构造

1.血压计的种类

常用的血压计有水银柱式血压计(台式、立式两种)、表式血压计(弹簧式)、电子血压计。

2.血压计的构造

血压计是根据血液通过狭窄的动脉血管而形成涡流时发生响声的原理而设计的，用于间接测量动脉血压。测量血压时，是以血压和大气压作为比较的，用血压高于大气压的数值表示

血压的高度。血压的计量单位为 mmHg(毫米汞柱)或 kPa(千帕),两者换算公式:

$$kPa×7.5＝mmHg;mmHg×0.13＝kPa$$

(1)水银柱式血压计:由三部分组成:①输气球及调节空气压力的气门。②袖带:为长方形扁平的橡皮袋,长 24cm,宽 12cm,外层布套长 60cm,袋上有 2 根橡胶管,一根接输气球,另一根和压力表相接。③测压计:在盒盖板壁上有一固定的玻璃管,管面刻度为 0～40kPa 或 0～300mmHg,每小格为 0.5kPa。玻璃管上端和大气相通,玻璃管下端和水银槽相通,水银槽内装有水银。使用时,将开关打开,槽内的水银可进入玻璃管,用毕,关紧开关,防止水银外溢。

(2)弹簧表式血压计:呈圆盘状,盘面标有刻度,数字为 20～300mmHg 或 2.6～40kPa,盘中央有一指针,以指示血压数值。

(3)电子血压计:袖带内有一换能器,可自动采样,微电脑控制数字运算,自动放气程序。

其他种类的袖带:①小儿袖带。要求为:新生儿长 5～10cm,宽 2.5～4cm;婴儿袖带长 12～13.5cm,宽 6～8cm;儿童袖带长 17～22.5cm,宽 9～10cm。②下肢袖带。布套长约 135cm,宽 14cm。

(二)测量血压的方法

1.操作目的

(1)判断血压有无异常,动态监测血压变化,了解患者循环功能状况。

(2)协助诊断,为预防、治疗、康复、护理提供依据。

2.操作准备

(1)环境准备:①环境整洁安静,光线充足;②了解患者的病情、情绪、合作程度及体位、是否运动等影响准确测量血压的相关因素。

(2)患者准备:患者体位舒适,方便操作。

(3)用物准备:血压计(检查血压计水银柱在"0"点、玻璃管无裂隙、气门开关完好、袖带、输气球及橡胶连接管无漏气、水银柱无气泡及断层)、听诊器(检查听诊器连接完好,胸件薄膜完好无损)、记录本、笔。

3.操作方法

上肢肱动脉血压测量法。被检者半小时内禁止吸烟和饮用咖啡,在安静环境下休息 5～10min,取仰卧或坐位。通常测右上肢血压,右上肢裸露伸直并外展 45°,肘部置于心脏同一水平,将气袖均匀紧贴皮肤缠于上臂,使其下缘在肘窝以上约 3cm,气袖之中央位于肱动脉表面。检查者扪及肱动脉搏动后,将听诊器胸件置于搏动上准备听诊。然后,向袖带内充气,边充气边听诊,待肱动脉搏动声消失,再升高 20～30mmHg 后,缓慢放气,双眼随汞柱下降,平视汞柱表面根据听诊结果读出血压值。按 Korotkoff 5 期法,听到动脉搏动声第一响时的血压值为收缩压(第 1 期),随汞柱下降,搏动声音逐渐加强为第 2 期,继而出现吹风样杂音为第 3 期,然后声音突然变低钝为第 4 期,最终声音消失(第 5 期)。声音消失时的血压值即舒张压。用同样的方法测量两次,取其低值为血压值。收缩压与舒张压之差值为脉压,舒张压加 1/3 脉压为平均动脉压。

气袖宽度:血压计气囊的宽度应为被测肢体周径的 40%,气囊长度约为被测肢体周径的 80%(60%～100%)。气囊太短或太长容易致血压读数偏高。成人标准气袖宽为 12～13cm。

手臂过于粗大或测大腿血压时,气袖应增宽至 20cm。手臂过细或儿童测压时用标准气袖则结果会偏低,其袖宽度应在 7～8cm。

4.注意事项

(1)测量前认真检查血压计及听诊器。

(2)测量前如患者有情绪激动、吸烟、运动、进食等活动时,应安静休息 20～30min 后再测。

(3)正确使用、维护血压计:①打气不可过猛、过高,防止水银外溢;②如水银柱出现气泡或断层应调节或检修;③用毕应及时关闭水银槽的开关;④并定期检验校对血压计,以保证其准确性。

(4)需要密切观察血压的患者,应尽量做到"四定":定时间、定部位、定体位、定血压计,以确保所测血压的准确性。

(5)为偏瘫患者测血压,应测量健侧,以防患侧血液循环障碍,不能真实地反映血压的动态变化。一侧肢体正在输液、手术、外伤时应选择对侧肢体测量。

(6)当发现血压异常或听不清时,应重测。先将袖带内气体放尽,水银柱降至"0"点,稍待片刻,再测量。连续测 2～3 次,取其最低值。

(7)舒张压的变音和消失音之间有差异时两个读数都应记录,如 180/90～40mmHg,世界卫生组织统一规定,以动脉音消失的值为舒张压。

(8)排除影响血压值准确性的因素。

袖带因素:血压计袖带形状、袖带位置、袖带的宽度、充放气速度、袖带的松紧度等可直接影响血压测量结果。①袖带的宽度:正规血压计袖带须比被测肢体的直径宽 20%,长度应能完全包绕肢体。臂粗肥胖者袖带的宽度未能盖住上臂的 2/3 所测得的血压值偏高;臂细者因袖带过宽,测得的血压值则偏低。袖带过短血压测量值偏低,反之则偏高。②袖带位置:上臂中上段动脉管径较下段相对粗,血流量大,故测得的血压值偏高;测量血压时袖带缠得过低,所测得的血压值偏低。③袖带的松紧度:袖带过松测得的血压值偏高;袖带过紧,测得的血压值偏低;内衣袖口勒住上臂过紧或听诊器胸件塞于袖带下,致袖带过紧,测得的血压值偏低。

体位因素:体位因素不同所测血压值的不同与重心的改变和流体力学有关。立位血压高于坐位,坐位血压高于卧位。

时间因素:最佳的血压测量时间为上午 9 时,此时血压值较为稳定。神经、激素的调节相对稳定。最低血压出现在清晨,这与机体清晨儿茶酚胺浓度偏低有关。

其他因素:血压计水银不足,测出的血压值就偏低;高温环境血压可降低;测量时身体暴露于寒冷环境,血压可上升;饭后、膀胱尿胀、用力、疼痛等都可引起血压升高;测量时血压计垂直度不足、高度与视线不平行、上臂与心脏不在同一高度、医生听力反应速度、放气的快慢等其读数亦有差异。有的人自测值总比医生测量低,这就是所谓的"白大衣"现象。若能安静休息5～10min 后再测血压,可避开"白衣效应"。

(三)血压计的消毒

为防止交叉感染,血压计、听诊器应定期进行消毒处理。传染病患者专人专用,用后单独进行消毒处理。一般患者使用的血压计视使用情况每周消毒 1～2 次。常用消毒方法包括以下几种。

1.消毒液擦拭

可选用70％乙醇、含氯消毒剂、1％过氧乙酸溶液等进行擦拭,袖带布套置消毒液中浸泡30min后清洗晾干。

2.熏蒸消毒

可选用环氧乙烷气体消毒、40％甲醛熏蒸消毒。

第二章　药物疗法

药物广泛用于预防、诊断及治疗疾病,在临床护理工作中护士是给药的直接执行者。为了保证患者准确、安全、有效地用药,护士除了熟练掌握正确的药疗技术外,同时还应了解患者的用药史和常用药物的药理知识,及时评价用药后的反应,并指导患者合理用药,确保临床用药安全、有效。

第一节　给药基础知识

给药是一个连续的过程,在这一过程中患者的安全至关重要。为了保证安全给药,护士必须了解对所给药物的相关知识,包括药物的用法、给药的途径、给药的时间、安全剂量等,并做好药物的保管、贮存,严格遵守安全给药原则。

一、概述

(一)药物的种类

1.内服药

有片剂、丸剂、胶囊、溶液、酊剂、合剂、散剂及纸型等。

2.注射药

有溶液、油剂、混悬液、结晶及粉剂等。

3.外用药

有软膏、溶液、酊剂、洗剂、搽剂、粉剂、滴剂及涂膜剂等。

4.新颖剂型

粘贴敷片、植入慢溶药片及胰岛素泵等。

胰岛素泵。

胰岛素泵由储液器、运转泵、电池以及可以调节胰岛素输注量的电脑芯片构成,体积只的寻呼机大小,携带方便。通过一个叫作"输注管路"的细塑料管,胰岛素被输注到身体内,输注管放置到皮下的过程就像普通的胰岛素注射,它需要每隔2～3d更换1次。胰岛素泵会根据患者情况持续不断地输注胰岛素,用于控制餐间和夜间的血糖在理想的范围内。胰岛素泵是目前最准确、最简洁和最自由的胰岛素输注系统。通过血糖控制,有经验的泵使用者可以利用这一武器达到完美的血糖控制,并过上正常生活,而不受限于传统胰岛素治疗的严格饮食要求。

(二)药物的领取

药物的领取方法各医院规定不一,大致有以下几种。

(1)医院各病区住院患者每日所用的药物很多,其中口服药由中心药房专人负责配药、核对,病区护士负责领回后再次进行核对和发药。

(2)病区设有药柜,备有一定基数的常用药物,如注射类药品、抢救药品、临时医嘱的口服药品等,由专人负责,根据消耗量填写领药本,定期到药房领取。

(3)患者使用的贵重药或特殊药物,凭医生处方领取。

(4)剧毒药、麻醉药,病区内备有固定数量,用后凭医生处方领取补充。

医院常设有中心药房,它是全院各病区日间领取住院患者用药之处。每日上午由病区护士将药车及服药本一起送到中心药房,由中心药房护士专人负责配药(只配发一天药用量)及核对,再由病区护士取回。在发药前再核对一次后分发给每一位患者。有了这样的集中使用、统一发放药品的中心药房,不但可以避免积压浪费药物,也减少病房取药、退药和药物保管烦琐的工作。

(三)药物的保管原则

1.药柜位置

放在光线明亮处,避开阳光直射,并保持其整洁,由专人负责,定期检查药品质量,以确保安全。

2.药物放置

按内服、外用、注射、剧毒等分类放置,按药物有效期的先后顺序排列,有计划地使用,以免失效;剧毒药及麻醉药要有明显标记,加锁保管,用专用登记本,列入交班内容。

3.药瓶标签

药瓶上应有明显标签,标签的颜色有区别:内服药用蓝色边,外用药用红色边,剧毒药用黑色边。标签上注明药名、剂量、浓度,中、拉丁文对照书写,字迹清晰。

4.定期检查

药品要定期检查,凡没有标签或标签模糊,药物已过期,药物有变色、混浊、发霉、异味、潮解和沉淀等现象,均不可使用。

5.分类保存

根据药物的性质妥善保存。

(1)容易氧化和遇光变质的药物,口服药应装在有色瓶中盖紧,放阴凉处,如维生素C、氨茶碱等。针剂放入盒内用黑纸遮盖,如氢化可的松、盐酸肾上腺素等。

(2)容易挥发、潮解或风化的药物,需装瓶盖紧,如过氧乙酸、乙醇、糖衣片和酵母片等。

(3)容易被热破坏的药物,需放在冰箱内冷藏 2~10℃保存,如疫苗、胎盘球蛋白、抗毒血清等。

(4)容易燃烧的药物需密闭,应放在远离明火并单独存放于阴凉低温(约 20℃以下)处以防意外,如乙醇、环氧乙烷和乙醚等。

二、安全给药的原则

(一)根据医嘱给药

给药中护士必须严格按医嘱执行,不得擅自更改。护士应具备一定药理知识,熟悉常用药物的作用、副作用、用法、毒性反应,如有疑问,应及时向医生提出,了解清楚后方可给药,切不可盲目执行。护士要掌握且熟练运用医院常用的外文缩写及中文译意。

（二）严格执行查对制度

1."三查"

操作前、操作中、操作后查（查"八对"内容）。

2."八对"

对床号、姓名、药名、浓度、剂量、方法、时间、失效期。

（三）正确安全地给药

（1）做到"五准确"，即准确的用药患者、准确的给药时间、准确的药物剂量、准确的药物浓度和准确的给药途径。

（2）防止药液污染或药效降低，药物要现用现配，对易发生过敏反应的药物，使用前应了解过敏史，需要时做过敏试验，使用中加强观察。

（3）与患者进行有效沟通，应用熟练的技术，减轻患者的痛苦，并指导患者有关的药物知识和自我保护措施。

（四）用药后加强观察

观察用药后的疗效及药物的不良反应，对易引起过敏反应及毒副作用较大的药物，更应加强用药前的询问和用药后的观察，并做好记录。

三、影响药物疗效的因素

（一）药物方面的因素

1.药物用量

剂量与效应之间有着密切的关系，药物必须达到一定的剂量时才能产生效应，在一定范围内剂量增加，效应随之增强。但其效应增强是有限度的，达到最大效应后，剂量再增加不但效应不增加，反而可能使毒性增加。

2.药物制剂

由于药物的制剂不同，生物利用度不同，药物作用的强度和速度也不同，就吸收速度而言，一般情况下注射药物比口服药物吸收快，注射剂中，水溶液比混悬液、油剂吸收快，在口服制剂中，溶液比片剂、胶囊吸收快。

3.给药途径

不同给药途径可以影响药物吸收速度和生物利用度。常用的给药途径有消化道给药（口服、舌下给药、直肠给药）、注射给药（皮下注射、肌肉注射、静脉注射、动脉注射）、呼吸道吸入给药、皮肤黏膜用药。有的药物采用不同的给药途径时，还会产生不同的作用和用途，如硫酸镁口服后产生导泻和利胆作用，注射后则产生镇静、止痉和降颅内压的作用。

4.给药时间

给药次数与间隔时间取决于药物的半衰期，应以维持药物在血中的有效浓度为最佳选择。尤其是抗生素类药更应注意维持药物在血中的有效浓度。如青霉素 G 肌肉注射间隔 6～8h，而复方新诺明则需间隔 12h。肝、肾功能不良者可适当调整给药间隔时间。给药间隔时间短易导致蓄积中毒，给药间隔时间长则血药浓度波动增大。

5.联合用药

联合用药的操作目的主要是发挥药物的协同作用，增强治疗效果，有时可使彼此的剂量相应减少从而减少不良反应。此外也可利用其拮抗作用而减少药物的副作用。

(二)机体方面的因素

1.年龄与体重

一般药物用量:与体重成正比。"常用量"是针对14~60岁的成人而言的。但儿童与老年人对药物的反应与成人有所不同,除体重因素外,还与生长发育和机体的功能状态有关。小儿的神经系统、内分泌系统以及许多脏器发育尚未完善,新陈代谢又特别旺盛,故对药物的敏感性较成人高,在药物的应用上有其特殊性。老年人器官功能减退,尤其影响到药物的代谢、排泄,因而对药物的耐受性降低。

2.性别

男女性别不同对药物的反应一般无明显的差异。但应注意的是女性在月经期和妊娠期、哺乳期对某些药物较敏感,容易造成月经过多、早产或流产。此外某些药物可能会引致畸胎或通过胎盘进入胎儿体内或经哺乳进入婴儿体内引起中毒,故用药应谨慎。

3.疾病因素

疾病可影响机体对药物的敏感性,影响药物的体内过程,从而影响药的效应。如肝肾功能受损,药物代谢排泄慢,易致药物中毒。

4.心理、行为因素

心理因素在一定程度上可影响到药物的效应。其中以患者的情绪、对医疗的依赖程度以及对治疗是否配合等最为重要,所以护士在为患者给药前应了解其情绪状态,对治疗的态度、有无药物依赖或拒绝医嘱的心理行为;了解患者文化程度,对所用药物的认识和理解程度,患者的经济状况等。护士应以良好的护患关系作为心理疏通的基础,引导患者及其家属建立遵医行为,保持乐观开朗的情绪,提高药物治疗的效果。

药品说明书是指导怎样用药的根据之一,具有法律效力。用药品说明书是指导怎样用药是安全的前提。首先应了解药品的名称。正规的药品说明书都有药品的通用名、商品名、英文名、化学名(其中非处方药无化学名)。使用者一般只要能清楚药品的正名即通用名,就能避免重复用药。因为一种药只有一个通用名(国家规定的法定名),不像商品名有若干个。其中适应证一栏,对于使用非处方药的患者能够自我判断自己的疾病是否与适应证相符、对症下药,可在药师的帮助下选择购买。其次,要了解药物的用法,如饭前、饭后、睡前服用,一天一次或三次,是口服、外用还是注射都必须仔细看清楚。再次,注意药物的用量,必须按说明书的规定应用。一般说明书用量都为成人剂量,老人、小孩必须准确折算后再服用。特别重要的是,在阅读说明书时,对禁忌证、不良反应、药物相互作用、注意事项等要重视。如有不明之处,应向药师或医生咨询。

第二节　口服给药法

口服给药是最常用、最方便、较安全的给药方法。药物经口服后,被胃肠黏膜吸收进入血液循环,起到局部作用或全身作用,以达到防治和诊断疾病操作目的的方法。但口服给药因吸收较慢并且在体内分布不均;有些药物到达全身循环前要经过肝脏,使药效受到破坏;有的药物在肠内不吸收具有刺激性而不能口服,故不适用于急救、意识不清、呕吐频繁、禁食等患者。因此,护士应根据病情、用药操作目的及药物吸收的快慢,选择正确的给药方法。

一、口服药用药指导

(1)抗生素及磺胺类药物必须准时给药,以维持血液中药物的有效浓度。

(2)磺胺类药物和发汗药,服后应多饮水,前者由肾脏排出,尿量少易析出结晶引起肾小管堵塞。后者起发汗降温作用,多饮水可增强药物疗效。

(3)止咳糖浆对呼吸道黏膜起安抚作用,服后不宜饮水,以免冲淡药物,降低疗效。同时服用多种药物,则应最后服用止咳糖浆。

(4)健胃药宜在饭前服,可刺激舌的味觉感受器,促使消化液的分泌,增加食欲。

(5)强心苷类药物如洋地黄、地高辛等,服用前应先测量脉率、心率及节律变化,如脉率低于 60 次/min 或节律出现异常时,应暂停服用并报告医生。

(6)对牙齿有腐蚀作用和使牙齿染色的药物,如酸类铁剂,服用时为避免和牙齿接触,可用饮水管吸入药液,服药后漱口。

(7)服用铁剂时应忌饮茶,因铁剂和茶叶中鞣酸接触形成难溶性铁盐,妨碍吸收。

(8)助消化药以及对胃黏膜有刺激性的药物,应在饭后服,以便使药物和食物均匀混合,有利于食物消化或减少药物对胃壁的刺激。

儿童使用磺胺药要慎重。

磺胺类药物抗菌谱较广,对各类细菌杀菌作用较强。为此许多医生或家长喜欢使用该类药物进行治病,但是小儿时期各组织器官发育不善,对药物解毒、排泄及耐受能力差,使用不当易引起许多严重的不良后果。临床上观察到小儿大剂量用药易致中毒或消化道出血。即使严格掌握剂量也可产生恶心呕吐、食欲不振及眩晕。较为敏感的小儿还会诱发药物疹、药物热及腹痛。严重者可出现磺胺药不定期过敏及呼吸困难。同时磺胺药在尿液中深解度较低,特别是在酸性尿液中能生成一种深解度更低的物质结晶析出,而出现尿液有结晶、排尿困难以及血尿。研究还表明:该药还能抑制大肠埃希菌的生长繁殖,从而影响了正常的大肠埃希菌合成 B 族维生素,使小儿出现食欲不振、口角炎、神经炎等。因此患儿应用磺胺药物治疗疾病时应需慎重;新生儿、早产儿绝对禁用,有药物过敏、呼吸困难腹痛症状时要立即停药,同时在服药过程中可让孩子多饮白开水,必要时加服碳酸氢钠,而对需服药时间长的患儿,要注意补充 B 族维生素类药物,肝肾功能不良的小儿也应禁用。

二、口服给药法

(一)药物准备

1.病区摆药

由病区护士负责准备自己病区患者的所需药品(一日用量)。

2.中心药房摆药

由中心药房的护士负责病区患者的日间用药(一日用量)。

（二）操作准备

1.环境准备

环境整洁、安静、明亮。

2.患者准备

患者体位舒适。

3.用物准备

滴管（1 支）、药车（1 个）、湿纱布（1 块）、药盘（1 个）、药杯（数只）、服药本（1 个）、包药纸（数张）、小药卡（数张）、水壶（内盛凉开水）、乳钵（1 个）、饮水管（适量）、量杯（1 个）、小桶（内盛消毒液）。

第三节　注射给药法

注射给药法是将一定量的无菌药液或生物制品通过无菌注射器注入体内，达到预防、诊断、治疗操作目的的技术。其特点是：药效作用迅速，血药浓度迅速升高，吸收量较准确。故适用于需要迅速发挥药效作用或因各种原因不能口服给药；或某些药物易被胃肠消化、破坏，影响药物疗效及严重的胃肠刺激、胃肠吸收不佳时，选用注射给药；但注射给药可造成组织一定程度的损伤、疼痛，增加感染的危险，同时又因注射给药吸收较快使得某些药物的不良反应出现迅速，从而加大了处理难度。

一、注射原则

（一）严格执行查对制度

（1）严格执行"三查八对"，确保药物准确无误。

（2）仔细检查药物质量，发现药液有混浊、沉淀、变色、絮状物，安瓿有裂痕、密闭瓶盖有松动、药物超过有效期等，不可使用。

（3）注意药物配伍禁忌，注射多种药物，应确认无配伍禁忌方可使用。

（二）严格遵守无菌操作原则

1.环境

清洁、无尘埃飞扬，符合无菌操作的基本要求。

2.操作者

注射前必须洗手，戴口罩，衣帽整洁。

3.注射器

必须保持针尖、针梗、乳头、空筒内壁无菌。

4.注射药液

药液要现用现配，以免放置时间过长，药物被污染或药物效价降低。已抽取药液的注射器，必须用无菌物品遮盖，不可暴露在空气中。

5.注射部位

常规消毒,并保持无菌。用无菌棉签蘸2％碘酊消毒,从注射点向外螺旋式旋转涂擦,直径＞5cm,待干(约20s)后,用70％乙醇溶液脱碘,方法同上,范围稍大于碘酊消毒面积,或安尔碘以同样方法消毒1～2遍(无须脱碘),待干后即可注射。

(三)选择合适的注射器和针头

根据药液的量、黏稠度和刺激性的强弱选择合适的注射器和针头,注射器应完整无损、不漏气;针头型号合适、锐利、无钩、无锈、无弯曲;注射器与针头衔接必须紧密且通畅。外包装须密封,并在有效期内。

(四)选择合适的注射部位

注射部位应避开神经血管处,应无炎症、硬结、瘢痕及患皮肤病处进针。需要长期进行注射的患者,应经常更换注射部位。静脉注射时选择血管应由远心端到近心端。

(五)排尽空气

注射前,应排尽注射器内空气,以免空气进入血管形成空气栓塞。排气时,应防止浪费药液。

(六)检查回血

进针后,推药前,应抽动活塞,检查有无回血。动、静脉注射必须见有回血后方可注入药液。皮下、肌肉注射,抽吸无回血,才可注入药液。

(七)掌握无痛注射技术

(1)取舒适卧位,使肌肉放松,易于进针,解除患者思想顾虑,分散注意力。

(2)做到"两快一慢",即进针和拔针快、推药液慢,推药速度要均匀。

(3)对刺激性强的药物,针头宜粗长,且进针要深,以免引起疼痛和硬结。需要注射数种药物,需注意配伍禁忌,一般应先注射无刺激性或刺激性弱的药物,再注射刺激性强的药物,以减轻疼痛。

(八)严格执行消毒隔离制度,预防交叉感染

注射时,要做到一人一副注射器,一人一根止血带,一人一个垫枕。所有用过的注射器和针头都要先浸泡消毒后,再进行处理。

注射原则是一切注射给药法的总则,必须严格遵守,灵活运用。

二、注射用物

(一)一次性注射器及针头

1.一次性注射器构造

一次性注射器置于无菌包装袋内,由空筒和活塞两部分组成。空筒前端为乳头(衔接针头部位),空筒上标有容量刻度,活塞后部为活塞轴、活塞柄。空筒内壁、乳头、活塞必须保持无菌,手不得触及。

2.一次性针头结构

一次性针头通常与注射器连接置于同一无菌包装袋内,针头由针尖、针梗、针栓三部分组成。针头外套有护针帽加以防护。除针栓以外,针尖及针梗必须保持无菌,手不得触及。

(二)注射盘

注射盘内放置物品：

(1)皮肤消毒溶液 2％碘酊和 70％乙醇或安尔碘。

(2)无菌持物镊(放于无菌持物罐内)。

(3)无菌纱布罐内盛无菌纱布块。

(4)砂轮、棉签、弯盘、开瓶器、静脉注射时准备止血带、小垫枕、胶布。

(三)注射药物

按医嘱备药。

三、常用注射法

(一)皮内注射法

将少量药液或生物制品注射于表皮与真皮之间的方法。

1.操作目的

(1)各种药物过敏试验,用以观察有无过敏反应。

(2)预防接种。

(3)局部麻醉的先驱步骤。

2.操作准备

(1)环境准备:环境整洁、安静、明亮。

(2)患者准备:患者体位舒适。

(3)用物准备:注射盘 1 套、1mL 注射器 1 副、针头(4.5～5 号针)1 枚、药液按医嘱要求准备。如为药物过敏试验应备相应的急救药。

3.部位

(1)皮内药物过敏试验:常选用前臂掌侧下段,因该处皮肤较薄,易于注射,且此处皮色较淡,易于辨别局部反应。

(2)预防接种:常选用上臂三角肌下缘部位注射。

(3)需局部麻醉处的局部皮肤。

(二)皮下注射法

将少量药液或生物制品注入皮下组织的方法。

1.操作目的

(1)需在一定时间内发生药效,而不能或不宜口服给药时。

(2)预防接种。

(3)局部麻醉用药。

2.操作准备

(1)环境准备环境整洁、安静、明亮。

(2)患者准备患者体位舒适。

(3)用物准备注射盘 1 套、注射器(1～2mL)1 副、针头(5.5～6 号针)1 枚、药液按医嘱要求准备。

3.部位

上臂三角肌下缘、腹部、后背、大腿前侧及外侧。

(三)肌肉注射法

将一定量的药液注入肌肉组织的方法。

1.操作目的

(1)需在一定时间内发生药效,而不能或不宜口服给药时。

(2)药物不能或不宜做静脉注射,要求比皮下注射更迅速发生疗效时采用。

(3)注射刺激性较强或药量较大的药物。

2.操作准备

(1)环境准备环境整洁、安静、明亮。

(2)患者准备患者体位舒适正确。

(3)用物准备注射盘1套、注射器(2～5mL)1副、针头(6～7号针)1枚、药液按医嘱要求准备。

3.部位

一般选择肌肉丰厚且距大血管、大神经较远处。其中常用的部位有臀大肌、臀中肌、臀小肌、股外侧肌、上臂三角肌。

(1)臀大肌内注射射定位法。

1)"十"字定位法:从臀裂顶点向左或右画一水平线,然后从髂嵴最高点做一垂线,将一侧臀部分为4个象限,其外上象限避开内下角(髂后上棘与大转子连线)为注射部位。

2)"连线"定位法:取髂前上棘与尾骨连线的外上1/3外为注射部位。

(2)臀中肌、臀小肌内注射射定位法。

1)示指中指定位法:以示指和中指指尖分别置于髂前上棘和髂嵴下缘处,髂嵴、示指、中指构成的三角区域为注射部位。

2)三横指定位法:以髂前上棘外侧三横指处(以患者的手指宽度为标准)为注射区域。

(3)股外侧肌内注射射定位法。

取大腿中段外侧,髋关节下10cm,膝关节上10cm处,宽约7.5cm。此区大血管、神经干很少通过,同时部位较广,适用多次注射或2岁以下幼儿注射。

(4)上臂三角肌内注射射定位法。

上臂外侧,臂峰下2～3横指处。

此区肌肉不如臀部丰厚,只能做小剂量注射。

(四)静脉注射法

自静脉注入无菌药液的方法。

1.操作目的

(1)需迅速发挥药效,尤其在治疗急重症患者时使用。

(2)药物不宜口服、皮下或肌肉注射,只适宜经静脉给药。

(3)诊断性检查,由静脉注入药物,如肝、肾、胆囊等X线片。

(4)输液或输血。

（5）静脉营养治疗。

2.操作准备

（1）环境准备：环境整洁、安静、明亮。

（2）患者准备：患者体位舒适，暴露注射部位。

（3）用物准备：注射盘1套、注射器按药量准备、针头(7～9号，或头皮针6.5号)1枚、药液按医嘱要求准备、注射小枕1个、止血带1根、输液固定贴膜(必要时)1个。

3.部位

四肢浅静脉：常用肘部浅静脉、贵要静脉、正中静脉、头静脉，以及腕部、手背、足背部、踝部浅静脉。

（五）股静脉注射

1.操作目的

急救时加压输液、输血或采集血标本。

2.操作准备

（1）环境准备：环境整洁、安静、明亮。

（2）患者准备：患者体位舒适，暴露注射部位。

（3）用物准备：注射盘1套、注射器按药量准备、针头(7～9号，或头皮针6.5号)1枚、药液按医嘱要求准备、输液固定贴膜(必要时)1个。

3.部位

股静脉位于股三角区，在股神经和股动脉内侧。

4.静脉穿刺失败的常见原因及处理

（1）因刺入过浅或静脉滑动，针头斜面未刺入血管。临床判断：抽动活塞无回血，推注药液时，局部隆起、疼痛。

（2）因针头斜面未完全刺入血管内，针头斜面部分尚在皮下。临床判断：抽动活塞有回血，但推注药液可有局部隆起、疼痛。

（3）因针头刺破静脉的对侧管壁，针头斜面部分在血管内，部分在血管外。临床判断：可有回血，但推注药液时溢出到深层组织中。无局部隆起，主诉局部疼痛。

（4）因针头刺入过深，穿破对侧血管壁或穿透下面血管壁进入深层组织。临床判断：无回血，注入药物无隆起，主诉注射局部疼痛。

第四节　药物过敏试验法

一、药物过敏反应的特点

药物过敏反应(也称变态反应或超敏反应)是人体免疫反应的一种，药物作为一种抗原，进入体内后，有些人体内会产生特异性抗体，使机体处于致敏状态，当再次应用同类药物时，就会引起过敏反应。本质上属于抗原抗体反应。

临床上使用某些药物时,可起不同程度的过敏反应,甚至发生过敏休克,危及患者的生命。因此,了解药物过敏的过程、药物过敏的临床表现经及处理原则是护士给药过程中的重要职责。为了防止发生过敏反应,在使用某些高致敏药物前,应做好药物的过敏试验。严格掌握试验方法,认真观察反应,正确判断结果,熟知急救措施并做好急救准备工作。

药物过敏反应具有以下特点:

(1)仅发生于用药人群中的少数,不具有普遍性。

(2)过敏反应的发生与过敏体质因素有关,因此对某些药物是"质"的过敏,而不是"量"的中毒。

(3)通常不发生于首次用药。

(4)过敏反应的发生不因为药物的药量、剂型及途径不同而改变。

(5)通常是指药物在正常的用法、正常用量进行治疗以后,发生的不正常的反应症状,有别于药物的副作用和毒性反应。

二、常用药物过敏试验技术

(一)青霉素过敏试验

1.青霉素过敏反应的原因

青霉素是一种半抗原,进入人体后与组织蛋白结合形成全抗原,抗原刺激机体产生相应的抗体,使机体处于致敏状态。当机体再次接受青霉素时,抗原和抗体结合,产生过敏反应。

2.青霉素过敏反应的预防

对青霉素过敏的人接触该药后,无论是任何年龄、性别、给药途径(注射、口服、外用等)、剂量和制剂(钾盐、钠盐、长效、半合成青霉素等)均可发生过敏反应。过敏反应的发生率达3%～6%。尤其是过敏性休克,直接威胁患者的生命。因此,预防青霉素过敏反应的发生是重中之重。

(1)使用各种剂型的青霉素之前,必须询问过敏史、家族史、用药史。已知过敏者禁做过敏试验,无过敏史者用药前必须做过敏试验,对有其他药过敏史或变态反应疾病史者或有家族过敏史者应慎用。

(2)青霉素水溶液必须现配现用:因为青霉素水溶液极不稳定,放置时间过长,除药物效价降低影响治疗效果外,还可分解产生各种致敏物质引起过敏反应。

(3)配制试验液或稀释青霉素的生理盐水应专用。

(4)皮内试验(或首次注射青霉素)时应备好急救药物和设备,如盐酸肾上腺素注射液、氧气等,试验毕需在床旁观察片刻并向患者交代注意事项,门诊首次注射患者应在注射后休息半小时再离开。

(5)青霉素试验结果需两人判断,若为阳性者禁用青霉素,并在两单四卡(医嘱单、体温单、病历卡、床头卡、注射卡、门诊卡)上醒目地标明"青霉素阳性",同时告知本人及其家属。若为阴性,则可用药。

(6)对接受青霉素治疗的患者,停药 3d 以上或在用药过程中药物批号更换时,都必须重做过敏试验。

(7)若试验结果为可疑阳性,则可做对照试验。在对侧手臂皮肤相同部位皮内注射 0.9%

氯化钠溶液 0.1mL 做对照试验。

3.青霉素试验药液的配制及试验方法

配制青霉素皮试液,其浓度以每 mL 含 200～500U 的青霉素 C 溶液,注入 0.1mL(含 20～50U)为标准。

4.青霉素过敏性休克的急救措施

一旦发生过敏休克,应立即:

(1)患者处置:立即平卧、停药,就地进行抢救,同时报告医生,注意保暖。

(2)注射盐酸肾上腺素:按医嘱立即皮下注射 0.1％盐酸肾上腺素 0.5～1mL,病儿酌减。如症状不缓解可每隔 30min 皮下或静脉注射 0.5mL,也可行气管内给药,直至患者脱离危险。盐酸肾上腺素是抢救过敏性休克的首选药物,具有收缩血管、增加血管外周阻力、兴奋心肌、增加心排血量及松弛支气管平滑肌的作用。

(3)维持呼吸:给予氧气吸入,改善缺氧症状。呼吸抑制时,应立即进行口对口人工呼吸,并肌肉注射尼可刹米(可拉明)或洛贝林(山梗菜碱)等呼吸兴奋剂。喉头水肿影响呼吸时,应立即进行气管插管或配合进行气管切开术。

(4)心搏骤停的处理:发生心脏骤停,立即行胸外心脏按压,同时施行人工呼吸。

(5)抗过敏:根据医嘱,立即给予地塞米松 5～10mg 静脉推注或氢化可的松 200mg 加入 5％～10％葡萄糖液 500mL 静脉滴注。应用抗组胺类药,如肌肉注射异丙嗪(非那根)25～40mg 或苯海拉明 20mg。

(6)补充血容量:静脉滴注 10％葡萄糖溶液或平衡液扩充血容量。如血压下降不回升,可用低分子右旋糖酐,必要时可给予升压药物,如多巴胺、间羟胺(阿拉明)等。

(7)纠正酸中毒,给予 5％的碳酸氢钠 250mL 静脉滴注。

(8)观察与记录:密切观察患者的意识、体温、脉搏、呼吸、血压、尿量及其他病情变化,并做好病情动态的护理记录。患者未脱离危险期,不宜搬动。

5.迟缓性过敏反应

迟缓性过敏反应(血清病型反应、器官或组织的过敏反应)的护理如出现过敏表现,应立即停药,按医嘱给予激素和抗组织胺药物,进行对症处理,同时要密切观察病情,加强护理,预防继发感染。

(二)氨苄西林过敏试验

氨苄西林为广谱半合成青霉素,毒性较低。抗菌谱与青霉素相似。

1.试验药液配制要求

试验液含氨苄西林 0.5mg/mL。皮内注射 0.1mL(含 0.05mg)为标准。

2.配制方法

过敏试验方法、试验结果判断、过敏反应的处理同青霉素过敏试验法。

(三)头孢菌素类药物过敏试验

头孢菌素类药物是一类高效、低毒、新型、应用广泛的抗生素。其结构与青霉素相似,为半合成抗生素,可引起过敏反应,故用药前需做过敏试验。目前此类药物已生产出四代,各种头孢菌类的致敏性不尽相同,因此做此类药物的过敏试验,应以所用的头孢菌素进行皮试,不能用其他头孢菌素类代替使用做皮试。

1.试验药液配制要求

皮试液剂量一般为 0.5mg/mL,皮内注射 0.05～0.1mL(含 0.025～0.05mg)为标准。

2.配制方法

过敏试验方法、试验结果判断、过敏反应的处理同青霉素过敏试验法。

(四)链霉素过敏试验

链霉素主要对革兰阴性细菌及结核杆菌有较强的抗菌作用。由于链霉素本身的毒性作用及所含杂质(链霉素胍和二链霉胺)具有释放组胺的作用,可引起中毒反应和过敏反应,故在使用链霉素前,应做皮肤过敏性试验。

1.试验药液配制要求

每毫升试验液含链霉素 2500U。皮内注射 0.1mL(含 250U)为标准。

2.配制方法

过敏试验方法、试验结果判断、过敏反应的处理同青霉素过敏试验法。

链霉素毒性反应较链霉素过敏反应更常见、更严重,出现中毒症状时,可静脉注射 10% 葡萄糖酸钙或稀释 1 倍的 5% 氯化钙的溶液,因链霉素可与钙离子络合,使中毒症状减轻。

(五)破伤风抗毒素(TAT)过敏试验

中国生产的 TAT,多是马血清经加工提取制成的。TAT 能中和破伤风杆菌产生的破伤风毒素,给人注射以后达到预防和治疗破伤风的操作目的。但是,用马匹生产的 TAT 对人体来说是异种蛋白,具有抗原性,注射后也容易出现过敏反应,因此用前应先做过敏试验。曾用过破伤风抗毒素超过 7d 者,如再使用,仍需重做皮内试验。

1.试验药液配制要求

每毫升试验液含破伤风抗毒素 150IU。皮内注射 0.1mL(含 15IU)为标准。

2.配制方法

每支 TAT 含 1500IU 破伤风抗毒素,取其 0.1mL 加生理盐水稀释到 1mL 摇匀,即 150IU/mL。

3.试验结果判断

(1)阴性:局部无红肿。

(2)阳性:局部皮丘红肿,硬结直径大于 1.5cm,红晕直径大于 4cm,有时出现伪足,主诉痒感或其他异常不适。

对皮试结果有怀疑时可做对照试验。当确定为阴性后,将余液 0.9mL 做肌肉注射。全身过敏反应、血清病型反应与青霉素过敏反应相同。

4.脱敏注射法

因 TAT 是一种特异性抗体,没有可以替代的药物,皮试结果即使是阳性,仍需采用脱敏注射,即小剂量多次注射药液,作用原理是以少量抗原,在一定时间内多次消耗体内抗体,导致全部消耗,从而达到脱敏操作目的。每隔 20min 注射 1 次,每次注射后需密切观察。在脱敏注射中,发现患者有全身反应,如气促、发绀、荨麻疹及过敏性休克时,应立即停止注射,并迅速处理,处理方法同青霉素过敏抢救法;如反应轻微,待症状消退后,酌情将注射的次数增加,剂量减少,以达到顺利注入所需的剂量。

也可将 1mL 破伤风抗毒素用生理盐水稀释到 10mL,分别以 1mL、2mL、3mL、4mL 做 4 次肌肉注射。

(六)普鲁卡因过敏试验

普鲁卡因常用局部麻醉药,主要用于浸润麻醉、神经阻滞麻醉、蛛网膜下腔阻滞麻醉(腰麻)。偶可发生轻重不一的过敏反应。凡首次应用普鲁卡因,须做过敏试验。

(1)试验药液配制,取 0.25%普鲁卡因液 0.1mL 做皮内注射。20min 后观察结果。

(2)过敏试验方法、试验结果判断、过敏反应的处理同青霉素过敏试验法。

(七)细胞色素 C 过敏法

细胞色素 C 是一种辅酶,是体内进行物质代谢所必需的,在细胞呼吸过程中起着重要作用。由于它是一种含铁的蛋白质,也可引起过敏反应,因此,注射前需做过敏试验。

1.试验药液配制

要求每毫升皮试液含细胞色素 C0.75mg。取细胞色素 C(每支 2mL 含 15mg)0.1mL,加生理盐水至 1mL,稀释至每毫升含细胞色素 C0.75mg。

2.过敏试验方法

(1)皮内试验:取细胞色素 C 试验药液 0.1mL(含 0.075mg)做皮内注射,20min 后观察试验结果。发红直径在 15mm 以上,或肿胀在 10mm 以上为阳性。

(2)划痕试验:用 70%乙醇消毒前臂掌侧下段皮肤,滴细胞色素 C 原液(1mL 含 7.5mg)1 滴于皮肤上,用无菌针头划痕(划破表皮),20min 后观察试验结果。如发红 10mm 以上或肿胀在 7mm 以上为阳性。

(八)碘过敏试验法

临床上常用碘化物造影剂做肾脏、胆囊、膀胱、支气管、心血管、脑血管造影,此类药物可发生过敏反应。因此,在造影前 1~2d 需做过敏试验,阴性者方可做碘造影检查。

1.皮内注射试验法

(1)取碘造影剂 0.1mL 做皮内注射(余 0.9mL 保留),观察 20min 后观察试验结果。

(2)试验结果判断:阳性:局部有红肿、硬块、直径大于 1cm;阴性:局部无反应及不适感,可再进行静脉注射。

2.静脉注射法

(1)取皮内注射余 0.9mL 碘造影剂 1mL(30%泛影葡胺 1mL),于静脉内缓慢注射,观察 5~10min 后判断试验结果。

(2)试验结果判断:有血压、脉搏、呼吸和面色等改变为阳性。

(3)过敏反应处理:同青霉素过敏休克抢救法。

在静脉注射造影剂前,必须先行皮内注射,然后再行静脉注射,两种试验均为阴性,方可进行碘造影。少数人过敏试验为阴性,但在注射碘造影剂时仍可发生过敏反应,故在造影时需备好急救药品。阳性禁止碘造影。

第五节 局部给药法

根据疾病特点,在治疗方式和方法上除前面介绍给药途径外,还需要一些局部用药的途径,以达到局部或全身治疗作用及诊断检查操作目的。护理工作人员应知道如何正确完成局部给药的操作规程,如何使用仪器给药并能说出其工作原理及注意事项,如何向患者讲解自我给药的方法、注意事项并教会其完成正确操作。

一、滴药技术

滴药是指将液体药物滴注入机体某腔室内,以产生疗效的给药方法。常见部位有:眼、鼻、耳等处。

(一)滴眼药法

1.操作目的

将药液滴入结膜囊,具有杀菌、收敛、麻醉、扩瞳、缩瞳等作用。

2.操作准备

(1)环境准备:环境整洁、安静、明亮。

(2)患者准备:患者体位舒适。

(3)用物准备:治疗盘内放置弯盘1个、滴管或盛有药液的滴瓶数个、治疗碗及浸有消毒液的小毛巾1套、消毒干棉球罐1个、治疗巾1块、药液按医嘱准备。

(二)滴鼻药法

1.操作目的

将药液滴入鼻腔,起到减轻鼻塞等症状的作用。

2.操作准备

(1)环境准备:环境整洁、安静、明亮。

(2)患者准备:患者体位舒适。

(3)用物准备:治疗盘内放置弯盘1个、滴管或盛有药液的滴瓶数个、治疗碗及浸有消毒液的小毛巾1套、消毒干棉球罐1个、治疗巾1块、药液按医嘱备。

(三)滴耳药法

1.操作目的

将药液滴入耳道,以达到清洁的操作目的。

2.操作准备

(1)环境准备:环境整洁、安静、明亮。

(2)患者准备:患者体位舒适。

(3)用物准备:治疗盘内放置弯盘1个、滴管或盛有药液的滴瓶数个、治疗碗及浸有消毒液的小毛巾1套、消毒干棉球罐1个、治疗巾1块、药液按医嘱备。

二、插入给药法

插入给药是将药物栓剂塞入身体腔道内,以达到局部或全身治疗的效果。栓剂是药物与适宜基质制成的供腔道给药的固体制剂,其熔点为 37℃ 左右,插入体腔后栓剂缓慢融化由黏膜吸收而起到药效作用。

(一)直肠栓剂插入法

1.操作目的

软化粪便,以利排出;栓剂中有效成分被直肠黏膜吸收,而产生全身治疗作用,如解热镇痛药栓剂等。

2.操作准备

(1)环境准备:环境整洁、安静、明亮。

(2)患者准备:患者体位舒适。

(3)用物准备:治疗盘内放置弯盘 1 个、药物按医嘱备、治疗巾及橡胶单各 1 块、卫生纸适量、清洁手套或指套 1 只。

(二)阴道栓剂插入法

1.操作目的

自阴道插入栓剂,以起到局部治疗的作用,如插入抗菌药物栓剂治疗阴道炎。

2.操作准备

(1)环境准备:环境整洁、安静、明亮。

(2)患者准备:患者体位舒适。

(3)用物准备:治疗盘内放置弯盘 1 个、药物按医嘱备、治疗巾及橡胶单各 1 块、卫生纸适量、清洁手套或指套 1 只。

三、皮肤给药法

皮肤有吸收功能,将药物直接涂于皮肤,可达到治疗操作目的。其剂型有溶液、油膏、粉剂、糊剂等。

(一)涂擦法

用清水或中性清洁剂清洁皮肤,清洁后开始擦药物。洗剂、酊剂、霜剂或软膏只需涂抹薄薄一层即可。双手涂擦,置少量药物于掌心,双手轻轻按揉。顺着毛发生长的方向按揉,由上向下;也可用纱布蘸少量药物或将药物滴于皮肤上,用纱布轻轻按揉涂擦。涂擦粉剂时,只要将药物撒于干燥的皮肤上,注意整个患处都应撒到,不宜太厚。

(二)喷雾法

在使用喷雾性药剂前,皮肤应保持清洁、干燥。将患者头部转离喷雾器,如果病变在脸上或脸的四周,应用纱布遮住患者的眼、口、鼻;另外,告知患者在喷药时做呼气运动,以避免刺激或损伤呼吸道黏膜。

四、舌下给药法

药物通过舌下口腔黏膜丰富的毛细血管吸收,可避免胃肠刺激,吸收不全。而且生效快。如硝酸甘油片剂,舌下含服一般 2~5min 即可发挥作用,患者心前区压迫感或疼痛感可减轻或消除。

告知患者此类药物应放在舌下,让其自然溶解吸收,不可嚼碎吞下,否则会影响药效。

五、吸入给药法

吸入法是指用雾化装置将药液和水分吹散成细小的雾滴,使其悬浮在吸入的空气中,经口或鼻吸入呼吸道,以达到预防和治疗疾病的作用。吸入药物除了对呼吸道产生局部作用外,还可通过肺组织吸收而产生全身疗效。

(一)操作目的

1.湿化呼吸道

常用于呼吸道湿化不足,痰液黏稠.气道不畅者,也可作为气管切开术后常规治疗手段。

2.控制呼吸道感染

消除炎症,减轻呼吸道黏膜水肿,稀释痰液,帮助祛痰。

3.改善通气功能

解除支气管痉挛,保持呼吸道通畅。

4.预防呼吸道感染

常用于胸部手术后的患者。

(二)常用药物及其作用

1.抗生素

庆大霉素、卡那霉素,可控制呼吸道感染,消除炎症。

2.祛痰药

α-糜蛋白酶、乙酰胱氨酸(易咳净、痰易净),可稀释痰液,帮助祛痰。

3.平喘药

常用氨茶碱,沙丁胺醇(舒喘灵),可使支气管扩张,解除支气管痉挛。

4.糖皮质激素

常用地塞米松与抗生素同时使用,增加抗炎效果,减轻呼吸道黏膜水肿。

(三)常用方法

1.氧气雾化吸入法

氧气雾化吸入法是利用一定压力的氧气或空气产生高速的气流使药液形成雾状,随着吸气进入呼吸道而产生疗效。

(1)操作目的:减轻支气管痉挛,稀释痰液,减轻咳嗽。临床上常用于咽喉炎、支气管炎、支气管扩张、支气管哮喘、肺炎、肺脓肿、肺结核等患者。

(2)作用原理:氧气雾化器也称射流式雾化器,是借助高速气流通过毛细管并在管口产生负压,将药液由邻近的小管吸出;所吸出的药液又被毛细管口高速的气流撞击成细小雾滴,形成气雾喷出。

(3)操作准备:氧气雾化吸入器1个、无菌生理盐水适量、氧气装置(不用湿化瓶)1套、弯盘1个、药液按医嘱准备。

2.超声波雾化吸入法

超声雾化吸入法是利用超声波声能产生高频震荡,将药液变成细微雾滴由呼吸道吸入,散布在气管、支气管、细支气管等深部呼吸道而发挥疗效。

(1)操作目的。

治疗急、慢性呼吸道疾患:如通过吸入抗感染、祛痰或解除支气管痉挛药物,治疗急、慢性呼吸道炎症、哮喘等。

减轻呼吸道的炎症和水肿:通过吸入温暖、湿润的气体,减少呼吸道的刺激,减轻呼吸道的炎症和水肿。如全麻手术后、呼吸道烧伤或配合人工呼吸器的使用,以预防和治疗呼吸道感染。

间歇吸入抗癌药物治疗肺癌。

(2)超声波雾化吸器。

机器构造:①超声波发生器:通电后输出高频电能,雾化器面板上操作调节器有电源、开关、定时开关和雾量调节旋钮。②水槽:盛蒸馏水,水槽下方有一晶体换能器,接受发生器发生的高频电能,将其转化为超声波声能。③雾化罐(杯):盛药液,雾化罐底部是半透膜,称透声膜,声能可透过此膜与罐内药液作用,产生雾滴喷出。④螺纹管和口含嘴或罩。

作用原理:超声波发生器通电后输出高频电能,使水槽底部晶体换能器发生超声波声能,声能透过雾化罐底部的透声膜,作用于罐内的液体,使药液表面的张力和惯性受到破坏,成为微细雾滴,通过导管随患者深而慢的吸气进入呼吸道。

(3)作用特点:雾量大小可以调节,雾滴小而均匀(直径在 $5\mu m$ 以下),药液随着深而慢的吸气可被吸到终末支气管及肺泡。因雾化器电子部分产热,能对雾化液轻度加温,使患者吸入温暖、舒适的气雾。

操作准备超声雾化器 1 台,药液按医嘱备,冷蒸馏水适量,水温计按需备,无菌生理盐水适量。

3.手压式雾化吸入

将药液预置于雾化器内的送雾器中,利用雾化器内腔的高压,将其倒置,用拇指按压雾化器顶部,将阀门打开,药液便从喷嘴喷出。雾滴直径为 $2.8\sim4.3\mu m$,其喷出速度甚快,80%雾滴会直接喷洒到口腔及咽部黏膜吸收。

操作目的:主要用于支气管哮喘和喘息性支气管炎的对症治疗,如吸入拟肾上腺素类药、氨茶碱或沙丁胺醇等支气管解痉药,来缓解或治疗支气管哮喘和喘息性支气管炎。

操作准备:手压式雾化吸入器 1 套。该操作较简单,可教会患者自行使用。

操作方法:①取下雾化器保护盖,充分摇匀药液;②将雾化器倒置,接口端放入双唇间,平静呼气;③在吸气开始时,按压气雾瓶顶部,使之喷药,随着深吸气的动作,药雾经口吸入;④尽可能延长屏气(最好能坚持10s左右),然后呼气。每次1~2喷,两次使用间隔时间不少于3~4h;⑤喷雾器使用后放在阴凉处(30℃以下)保存。其塑料外壳应定期用温水清洁。

第三章 静脉输液与输血

静脉输液和输血技术是临床上用于纠正水、电解质及酸碱平衡失调,恢复内环境稳定状态的抢救和治疗患者的重要措施。正常人体内,水、电解质、酸碱度都保持在一定数值范围内,以维持机体内环境的相对恒定,保证机体正常的生理功能。但在疾病和创伤时,体液平衡易发生紊乱,使内环境不能维持稳态,如不及时纠正,将导致严重后果。护士必须熟练掌握有关输液和输血的知识和技能,正确评估患者的身心状况。及时发现和处理各种输液和输血反应,使患者获得安全有效的治疗,以促进康复。

第一节 静脉输液

静脉输液法是利用液体静压的物理原理,将大量无菌溶液和药液直接滴入静脉搏的方法,也是目前在临床上最重要和最常用的给药方法之一。它可以迅速把药物送达血管内,以最快捷的方式发挥药效。

一、目的

(1)补充水和电解质,维持酸碱平衡。常用于各种原因的失水、酸碱平衡紊乱者,或因某些原因不能进食者,如腹泻、剧烈呕吐、大手术后。

(2)增加血容量,维持血压,改善微循环。常用于治疗严重烧伤、大出血、休克等。

(3)静脉给药,达到解毒、控制感染、利尿和治疗疾病的目的。常用于中毒、各种感染、脑及各种组织水肿,以及各种需经静脉输入药物的治疗。

(4)补充营养,供给热量,促进组织修复,增加体重,维持正常平衡常用于慢性消耗性疾病,胃肠道吸收障碍、不能经口进食如昏迷、口腔疾病等患者。

二、常用溶液

(一)晶体溶液

晶体溶液的分子量小,在血管内存留时间短,对维持细胞内外水分的相对平衡,纠正体内的水、电解质失调效果显著。

1.葡萄糖溶液

用于补充热量和水分,5%葡萄糖溶液或10%葡萄糖溶液。

2.等渗电解质溶液

用于补充水和电解质,维持体液容量和渗透压平衡。常用的含钠溶液包括0.9%氯化钠溶液、复方氯化钠溶液(林格氏等渗溶液)、5%葡萄糖氯化钠溶液。

3.碱性溶液

用于纠正酸中毒,维持酸碱平衡。常用的溶液有5%碳酸氢钠溶液、11.2%乳酸钠溶液。

4.高渗溶液

用于利尿脱水,可迅速提高血浆渗透压、回收组织水分进入血管内,消除水肿,可降低颅内压,改善中枢神经系统的功能。常用溶液有20%甘露醇、25%山梨醇、50%葡萄糖溶液等。

(二)胶体溶液

胶体溶液的分子量大,在血液内存留时间长,能有效维持血浆胶体渗透压,增加血容量,改善微循环,提高血压。常用的溶液有以下几种。

1.右旋糖酐

常用溶液有中分子右旋糖酐和低分子右旋糖酐。中分子右旋糖酐可提高血浆胶体渗透压,扩充血容量;低分子右旋糖酐可降低血液黏稠度,改善微循环和抗血栓形成。

2.羧甲淀粉

可增加胶体渗透压和循环血量,急性大出血时可与全血共用,常用溶液有羟乙基淀粉、氧化聚明胶、聚维酮等。

3.浓缩白蛋白注射液

维持机体胶体渗透压,补充蛋白质,减轻组织水肿。

4.水解蛋白注射液

补充蛋白质,纠正低蛋白血症,促进组织修复。

(三)静脉高营养溶液

凡不能经消化道供给营养或营养不足者都可用静脉插管输注静脉高营养溶液的方法来维持营养的供给。高营养溶液能供给患者热量,维持正氮平衡,补充各种维生素和矿物质。其成分主要由氨基酸、脂肪酸、维生素、矿物质、高浓度葡萄糖或右旋糖酐以及水分组成。制剂根据患者的不同需要新鲜配制,配制时必须严格无菌技术操作,同时在溶液内不得添加与营养素无关的物质。常用溶液有复方氨基酸、脂肪乳剂等。

三、静脉输液技术

(一)周围静脉输液术

1.操作准备

(1)环境准备:环境整洁、安静,必要时调节适宜的室温。

(2)患者准备:患者体位舒适。

(3)用物准备:密闭式输液器1套。注射盘另加开瓶器、小垫枕、止血带、胶布(输液贴)、输液卡、瓶套、输液架、锐器回收器、小夹板和绷带(必要时准备)、药液(按医嘱准备)、笔、有秒针的表。

2.注意事项

(1)严格执行无菌操作和查对制度。

(2)注意药物间配伍禁忌,根据病情、药物的性质、用药原则等合理安排输液顺序。

(3)需长期输液者,注意保护和合理使用静脉,一般从远端小静脉开始。

(4)输液过程中应加强巡视,耐心听取患者的主诉,注意观察患者全身反应及有无输液故障,发现问题及时处理。

(5)连续输液24h以上者,应每日更换输液器。

(6)输液前排尽输液管及针头内空气,输液过程中要及时更换溶液瓶,输液完毕及时拔针,严防造成空气栓塞。

(7)长期输液者,可使用静脉留置针,如发现留置管内有回血应立即用肝素稀释液冲注,以免堵塞。

(二)静脉留置针输液术

静脉留置针又称为套管针,作为头皮针的换代产品,已成为临床输液的主要工具。静脉留置针可用于静脉输液、输血、动脉及静脉抽血等,适用于长期输液、年老体弱、血管穿刺困难的患者。静脉留置针输液有以下优越性:①保护患者静脉,避免反复穿刺的痛苦;②随时保持通畅的静脉通道,便于急救和给药。

1.留置针结构

静脉留置针由针头部和肝素帽两部分组成。

(1)针头部:软硅胶导管后接硬塑回血室,内有不锈钢针芯,针芯尖端突出于软硅胶导管的针头部。

(2)肝素帽:前端是硬塑活塞,后端有橡胶帽封闭,帽内有腔和中空管道,可容纳肝素。

2.用物准备

(1)同周围静脉输液术。

(2)另备:静脉留置针、无菌手套、输液固定贴膜、肝素溶液。

3.操作环境

环境整洁安静,必要时调节适宜的室温。

4.注意事项

(1)如硅胶管内有回血,需及时用肝素稀释液冲注,以免硅胶管被血凝块堵塞;如输液不畅,需注意是否存在硅胶管弯曲或滑出血管外。

(2)严格执行无菌操作和查对制度。

(3)每日用苯扎溴铵酊棉球消毒穿刺点周围皮肤,并更换敷贴。

(4)其余同密闭式输液法。

(三)头皮静脉输液术

因小儿头皮静脉血管极为丰富,分支多,互相沟通,交错成网且静脉浅表易见,不易滑动,便于固定。故小儿静脉输液多选用头皮静脉穿刺,常用的有颞浅静脉、额静脉、耳后静脉及枕静脉。

1.操作准备

(1)环境准备:环境整洁、安静,必要时调节适宜的室温,室温在22～24℃。

(2)患者准备:患者体位舒适。

(3)用物准备。

同周围静脉输液术。

另备4～5杯1/2号头皮针。

2.注意事项

颈外静脉穿刺置管输液术。

颈外静脉属于颈部最大的浅静脉,在下颌角后方垂直下降,越过胸锁乳突肌后缘,于锁骨上方穿过深筋膜,最后汇入锁骨下静脉,其行径表浅,位置较恒定,易于穿刺,适用于:

(1)需长期输液而周围静脉不易穿刺的患者。

(2)长期静脉内滴注高度或刺激性的药物,或行静脉内高营养治疗的患者。

(3)周围循环衰竭而需要测中心静脉压的危重患者。

3.实施

(1)患者的体位:去枕仰卧,头偏一侧。

(2)操作者的位置:患者头侧,穿刺部位的对侧。

(3)进针角度:呈 45°进针,入皮后呈 25°沿颈外静脉方向穿刺。

4.拔针后,加压止血

(1)危重病儿在操作过程中应加强病情的观察。

(2)输液过程中应加强巡视。

(3)长期输液的患儿应经常更换体位,以防坠积性肺炎和褥疮。

(4)其余同密闭式输液法。

四、输液故障排除技术

(一)液体不滴

1.针头滑出血管外

液体注入皮下组织,局部肿胀、疼痛,应另选血管重新穿刺。

2.针头斜面紧贴血管壁

液体输入不畅,可调整针头位置或适当变换肢体位置,直到滴注通畅为止。

3.压力过低

滴液缓慢,输液瓶位置过低所致,可适当抬高输液瓶位置。

4.静脉痉挛

滴液不畅,但有回血抽出,可局部热敷缓解痉挛。

5.针头阻塞

滴液不畅,又无回血抽出时,应考虑针头阻塞,此时切忌强行挤压导管或冲洗,应更换针头,另行穿刺。

(二)茂菲滴管内液面过高

可将输液瓶从输液架上取下,倾斜液体面,使输液导管插入瓶内的针头露出液面上,但需保持输液导管点滴通畅,必要时用手挤压输液导管上端,瓶内空气即进入输液导管内,茂菲滴管内液面缓缓下降,直至滴管露出液面,再挂于输液架上,继续进行输液。

(三)茂菲滴管内液面过低

可夹住滴管下端的输液导管,挤压茂菲滴管,待滴管液面升至适当水平时,松开下端输液导管即可。

(四)茂菲滴管内液面自行下降

输液过程中若茂菲滴管内液面自行下降,应检查上端输液管和茂菲滴管有无漏气或裂隙,必要时更换输液管。

五、输液反应及防治

(一)发热反应

1. 原因

输入致热物质(致热源、死菌、游离的菌体蛋白、药物成分不纯等)。多由于输液瓶清洁灭菌不彻底,输入的溶液或药物制品不纯、消毒保存不良,输液器消毒不严格或被污染,输液过程中未能严格执行无菌操作等所致。

2. 症状

多发生于输液后数分钟至1h。患者表现为发冷、寒战和高热。轻者体温在38℃左右,停止输液后数小时可自行恢复正常;严重者起初寒战,继之高热,体温可达41℃,并伴有头痛、恶心、呕吐、脉速等全身症状。

3. 护理措施

(1)输液前认真检查药液质量、输液器包装及灭菌日期、有效期,严格无菌技术操作。

(2)反应轻者,立即减慢点滴速度,通知医生,同时注意观察体温变化。

(3)对高热患者给予物理降温,观察生命体征,必要时遵医嘱给予抗过敏药物或激素治疗。

(4)反应严重者,应立即停止输液,保留剩余溶液和输液器,送检验室做微生物培养,查找反应原因。

(二)循环负荷过重反应

1. 原因

(1)输液速度过快,短时间内输入过多液体,使循环血容量急剧增加,心脏负荷过重。

(2)患者原有心肺功能不良,尤其多见于急性左心功能不全者。

2. 症状

患者突然出现呼吸急促、胸闷、面色苍白、出冷汗、心前区有压迫感或疼痛、咳嗽、咳粉红色泡沫样痰,严重时粉红色泡沫样痰液可由口鼻涌出,听诊肺部布满湿性啰音,心率快,心律不齐。

3. 护理措施

(1)输液过程中,密切观察患者情况滴注速度不宜过快,液量不可过多。对老年人、儿童、心肺功能不良的患者,应控制滴注速度不宜过快,液量不宜过多。

(2)出现上述症状,立即停止输液并通知医生,进行紧急处理。如病情允许帮助患者取端坐位,双腿下垂,以减少下肢静脉回流,减轻心脏负荷,必要时进行四肢轮流结扎,用止血带或血压计袖带适当加压四肢,以阻断静脉血流,但动脉血仍可通过。每5～10min轮流放松1个肢体上的止血带,减少静脉回心血量。待症状缓解后,逐渐去除止血带。

(3)给予高流量氧气吸入(氧流量为6～8L/min),以提高肺泡内氧分压,增加氧的弥散,改善低氧血症。在湿化瓶内盛20%～30%乙醇溶液,以减低肺泡内泡沫表面的张力,使泡沫破裂消散,从而改善肺部气体交换,减轻缺氧状态。

(4)遵医嘱给予镇静剂,平喘、强心、利尿和扩张血管药物,以舒张周围血管,加速液体排出,减少回心血量,减轻心脏负荷。

(5)安慰患者,解除患者的紧张情绪。

(三)静脉炎

1.原因

由于长期输入高浓度、刺激性较强的药液；或静脉内放置刺激性大的塑料管时间过长，引起局部静脉壁发生化学炎性反应；或在输液过程中无菌操作不严，导致局部静脉感染。

2.症状

沿静脉走向出现条索状红线。局部组织发红、肿胀、灼热、疼痛，有时伴有畏寒、发热等全身症状。

3.护理措施

(1)严格执行无菌操作，对血管壁有刺激性的药物应充分稀释后再应用，并减慢滴速，防止药物漏出血管外，有计划地更换输液部位，以保护静脉。

(2)停止此部位输液，抬高患肢并制动，局部用95%乙醇或50%硫酸镁溶液湿敷(早期冷敷，晚期热敷)，每日2次，每次20min，也可用中药金黄散局部外敷。

(3)超短波理疗，每日1次，每次10～20min。

(4)如合并感染，根据医嘱用抗生素治疗。

(四)空气栓塞

1.原因

(1)输液导管内空气未排尽，导管连接不紧，有漏缝。

(2)加压输液、输血时无人守护，液体输完未及时更换药液。

进入静脉的空气形成气栓，随血流首先进入右心房，然后进入右心室。如空气量少，则被右心室随血液压入肺动脉并分散到肺小动脉内，最后经毛细血管吸收，对身体损害较小；如空气量大，空气在右心室内阻塞肺动脉入口，使血液不能进入肺内，气体交换发生障碍，引起机体严重缺氧而立即死亡。

2.症状

患者感到异常不适，胸骨后疼痛，出现呼吸困难和严重发绀，有濒死感。听诊心前区，可闻及响亮的、持续的"水泡声"，心电图呈现心肌缺血和急性肺源性心脏病的改变。

3.护理措施

(1)输液前输液导管内空气要绝对排尽。

(2)输液中加强巡视，发现故障及时处理拔针，及时更换输液瓶或添加药物；输液完毕及时拔针，加压输液时专人守护。

(3)拔除较粗、近胸腔的深静脉导管时，必须严密封闭穿刺点。

(4)发现上述症状，立即置患者于左侧头低足高卧位，此体位在吸气时可增加胸内压力，减少空气进入静脉，同时使肺动脉的位置处于右心室的下部。气泡则向上漂移到右心室，避开了肺动脉入口，由于心脏舒缩，空气被振荡成泡沫。分次小量进入肺动脉内，逐渐被吸收。

(5)给予高流量氧气吸入，提高患者的血氧浓度，纠正严重缺氧状态。

(6)有条件者可通过中心静脉导管抽出空气。

(7)严密观察患者病情变化，有异常及时对症处理。

(五)输液微粒及消除

1.概念

输液微粒是指输入液体中的非代谢性颗粒杂质。

2.来源

(1)溶液瓶、橡胶塞不洁净。

(2)液体存放过久。

(3)在输液前准备工作中的污染,如切割安瓿、开瓶塞,反复穿刺溶液瓶橡胶塞。

(4)输液环境不洁净等。

3.危害

(1)直接堵塞血管,引起局部血管阻塞而导致组织缺血、缺氧以及坏死。

(2)由于红细胞集聚在微粒上,形成血栓,引起血管栓塞和静脉炎。

(六)输液泵

是指机械或电子的控制装置,它通过作用于输液导管达到控制输液速度的目的。常用于需要严格控制输入液量和药量的情况,如在应用升压药物、抗心律失常药物、婴幼儿静脉输液和静脉麻醉时。按输液泵的控制原理可将其分为活塞型注射泵和蠕动滚压型输液泵,后者又可分为容积控制型和滴数控制型。

1.容积控制型输液泵

输注剂量较为准确,不受溶液的浓度、黏度、导管内径的影响,速度调节幅度为 1mL/h,速率控制范围在 1~90mL/h。实际工作中只选择所需输液总量及每小时的速率,输液泵便自动按设定的方式工作,并自动进行参量监视。

2.微量注射泵

其特点是输注药液平稳、均衡、精确:调节器幅度为 0.1mL/h。主要用于儿科、心血管病的治疗,也应用于需注避光、半衰期极短的药物。

3.滴数控制型输注泵

是利用控制输液的滴数,调整注入输液量,可以准确计算滴数,但液滴的大小受输液注入溶液的黏度、导管内径的影响,输入量不够精确。

4.护理措施

(1)制剂方面:生产厂家应改善车间的环境卫生条件,安装空气净化装置,防止空气中悬浮尘粒与细菌污染。

(2)输液操作方面:①采用密闭式一次性输液器;②输液工作中做到空气净化,提倡医疗机构设立静脉药物配制中心;③严格无菌技术操作;④认真检查输入液体的质量、澄明度、溶液瓶有无裂痕、瓶盖有无松动、瓶签字迹清晰及有效期等;⑤输入药液现配现用,避免污染;⑥避免反复穿刺溶液瓶橡胶塞。

第二节　静脉输血

静脉输血是将全血或成分血如血浆、红细胞、白细胞或血小板等通过静脉输入体内的方法。输入血液和血制品的管理,要求护士遵循输血原则,准确配血,正确核对供血者和受血者,并监测输血过程中患者有无输血反应。

一、输血的目的

(1)补充血容量,增加心排血量,提高血压,促进循环,用于失血、失液引起的血容量减少或休克。

(2)增加血红蛋白,促进携氧功能,用于纠正贫血。

(3)供给各种凝血因子和血小板,有助于止血,用于凝血功能障碍的患者。

(4)补充抗体,增强机体免疫力。

(5)增加白蛋白,用于纠正低蛋白血症,改善营养。

二、血液及血制品种类

血液由血细胞和血浆两部分组成。随着输血和血液制备技术的发展,从输全血到输成分血,血液制品的种类大大增加。

(一)全血

全血指采集后未经任何改变而保存备用的血液。可分为新鲜血和库存血两类。

1.新鲜血

指在4℃环境下保存不超过1周的血液,它基本保留了血液的原有各种成分,多用于血液病患者。

2.库存血

库存血每袋200mL,保存液50mL。在4℃环境下可保存2～3周,用于各种原因所致的大出血或手术。

库存血中的各种有效成分随保存时间的延长而发生变化,其中红细胞平均每日损坏率为1%左右,白细胞仅能存活3～5d,血小板易凝集破坏。24h后逐渐减少,3d后无治疗价值。由于红、白细胞逐渐破坏,细胞内钾离子外溢,使血浆中钾离子浓度升高。含保存液的血液pH为7.0～7.25,随着保存时间延长,葡萄糖分解,乳酸增高,pH逐渐下降,保存到21d时,pH约为6.8。因此,大量输入库血时,要警惕高钾血症和酸中毒的发生。

(二)血型

是指红细胞表面的特异性抗原的类型。由于此类抗原能促成红细胞凝集,又称为凝集原。根据红细胞所含的凝集原把人的血型区分为若干类型。

1.ABO血型

红细胞所含的凝集原种类有很多,但主要根据红细胞中是否含有A凝集原和B凝集原将人血液分为4型。A型血的红细胞含有A凝集原,B型血的红细胞含有B凝集原。AB型血的红细胞含有A凝集原和B凝集原。O型血的红细胞不含A、B凝集原。红细胞中的抗原,在血清中产生相应的抗体。A 型血的血清中含有抗 A 和抗 B 凝集素,AB 型血的血清中不含抗 A 和抗 B 凝集素。因此。在输血前,献血者与受血者的血型必须进行交叉配血试验,以免造成红细胞破坏或溶解。

2.Rh 血型

人类红细胞除含有 A、B 抗原外,还有 C、c、D、d、E、e6 种抗原。其中 D 抗原最受关注。凡红细胞含有 D 抗原者,称 Rh 阳性。临床一般用抗 D 血清来鉴定 Rh 血型。若受检者红细胞被抗 D 血清凝集,则受检者为 Rh 阳性,反之为 Rh 阴性。中国人 99% 为 Rh 阳性,Rh 阴性不足 1%。由于 Rh 阴性者体内产生抗-Rh 因子的凝集素。因此,输入 Rh 阳性血液可能会引起抗原-抗体的反应,产生红细胞的凝集或溶血。孕妇红细胞中是否含有 Rh 因子尤为重要,因为母婴之间的 Rh 因子不符可导致婴儿患溶血性疾病。Rh 阴性的母亲分娩出 Rh 阳性的婴儿,在分娩后 72h 内,必须注射抗 Rh 的 r 球蛋白,以免其为 Rh 抗原产生永久的活动性免疫反应。

(三)回收式自体输血

是将收集到的创伤后体腔内积血或手术过程中的失血,经抗凝、过滤后再回输给患者。适用于外伤性脾破裂、异位妊娠输卵管破裂等造成的腹腔内出血,大血管、心内直视手术及门脉高压症手术时的失血回输等。目前多采用血液回收机收集失血,经自动处理后去除血浆和有害物质,所得到的浓缩红细胞,然后再回输。

(四)成分血

1.血浆成分

血浆成分是全血经分离后所得的液体部分,主要成分是血浆蛋白,不含血细胞和凝集原。输用时无须做血型鉴定和交叉配血试验,可用于补充血容量、蛋白质和凝血因子。

可分为以下几种:

(1)新鲜血浆:含所有凝血因子,适用于凝血因子缺乏的患者。

(2)保存血浆:适用于血容量和血浆蛋白较低的患者。

(3)冰冻血浆:根据制备方法不同可分为两种:①新鲜冰冻血浆是抗凝全血于 6~8h 内在 4℃ 条件下离心将血浆分出,并迅速在 −30℃ 以下冰冻成块的血浆。有效期为 1 年。制品内含有全部凝血因子,主要用于各种凝血因子缺乏症患者的补充治疗。②普通冰冻血浆:是全血在保存期以内或过期 5d 以内经自然沉降或离心后分出的血浆,立即放入 −30℃ 冰箱冰冻成块的血浆,有效期为 5 年。含有全部稳定的凝血因子,但缺乏不稳定的凝血因子 Ⅷ 和 Ⅴ,主要用于凝血因子 Ⅷ 和 Ⅴ 以外的因子缺乏症患者的治疗。冰冻血浆使用前须在 37℃ 温水中融化,并在 6h 内输入。

(4)干燥血浆:是冰冻血浆在真空装置下加以干燥制成的,有效期 5 年,使用时须用生理盐水溶解。

2.血细胞成分

有红细胞、白细胞和血小板三类。

(1)红细胞:分 3 种:①浓缩红细胞:是全血去除血浆后余下的部分,仍含少量血浆,可直接输入,也可加等量盐水配成红细胞悬液备用,适用于急性失血、贫血和心肺功能不全患者的输血。②洗涤红细胞:红细胞经等渗盐水洗涤 3 次后,再加入适量等渗盐水,200mL 中含红细胞

170～190mL,含少量血浆,抗体物质少,适用于对白细胞凝集素有发热反应者及肾功能不全患者的输血。③冰冻红细胞:200mL中含红细胞170～190mL,不含血浆,适应证同洗涤红细胞。

(2)白细胞浓缩悬液:新鲜全血离心后而成的白细胞,4℃保存,48h内有效,用于粒细胞缺乏伴严重感染的患者,一般以25mL为1个单位。

(3)血小板浓缩悬液:全血离心所得,22℃保存。24h有效。主要用于血小板减少或凝血功能障碍的出血患者。

3.血浆蛋白成分

包括白蛋白、免疫球蛋白及浓缩凝血因子等。

(1)白蛋白制剂:有5%、20%、25%三种浓度。常用者为20%浓缩白蛋白液,可在室温下保存,体积小,便于携带。当稀释成5%溶液应用时不但可提高血浆蛋白水平,还可补充血容量。适用于治疗营养性水肿、肝硬化,或其他原因所致的低蛋白血症患者。

(2)凝血制剂:如凝血酶原复合物,抗血友病因子,浓缩Ⅷ、Ⅻ、Ⅺ因子,用于各种凝血因子缺乏的患者。

(3)免疫球蛋白和转移因子:含多种抗体,可增加机体免疫力。

三、静脉输血法

(一)操作准备

1.血液准备

(1)备血:根据医嘱抽取患者血标本2mL,与填写完整的输血申请单和配血单,一起送血库,做血型鉴定和交叉配血试验。

(2)取血:根据输血医嘱,凭提血单到血库取血,和血库人员共同认真做好"三查八对"。"三查":血液的有效期、质量、输血装置是否完好。其中血的质量检查,应注意确认:①库存血一般可分两层,上层为淡黄色的血浆,下层为暗红色的红细胞,两者边界清楚,无红细胞溶解;②血液无变色、浑浊,无血凝块、气泡和其他异常物质。然后,护士在配血单上签名后方可提血。八对:核对床号、姓名、病区、住院号、血袋号、血型、交叉配血试验结果、血的种类和血量。

(3)取血后:血液取出后,勿剧烈震荡,以免红细胞大量破坏造成溶血。如为库存血,可在室温下放置15～20min后再输入。切勿加温,以免血浆蛋白凝固变性而引起的反应。

(4)核对:输血前,需两人再次核对一遍,确定无误并检查血液无凝块后方可输血。

(5)知情同意:输血前,患者应该理解并同意接受输血,签署知情同意书。

2.环境准备

环境整洁、安静、明亮。

3.患者准备

患者体位舒适。

4.用物准备

(1)间接输血法:一次性静脉输血器1套、生理盐水、血液制品,余同密闭式静脉输液。

(2)直接输血法:注射盘另备50mL注射器数目(按输血量决定)、4%枸橼酸钠生理盐水,余同静脉注射。

5.血型鉴定和交叉配血试验

为了避免输入不相容的红细胞。献血者与受血者之间须进行血型鉴定和交叉配血试验。血型鉴定主要是鉴定 ABO 血型和 Rh 因子。A、B、O、AB 血鉴定是采用已知的抗 A、抗 B 血清来检查红细胞的抗原,并确定人的血型。也可采用正常人的 A 型和 B 型红细胞。

作为指示红细胞,检查血清中抗体来确定血型。同时采用这两种方法检查,可起到核对作用。为了确保输血安全,输血除了做血型鉴定外,事先还须将供血者和受血者的血液体做交叉配血试验。交叉配血试验是检验受血者与献血者之间有无不相合抗体。将供血者血清和受血者红细胞混合(直接交叉配血试验),再将供血者血清的受血者红细胞混合(间接交叉配血试验),结果必须无凝集现象,方可进行输血。无论直接还是间接交叉配血试验,只要有一项发生凝集就表示血型不合,不能输血。

虽然从理论上,O 型血可作为其他任何血型的输入血,AB 型血可接受其他血型血,但在临床上仍以输入同型为原则。而 Rh 阴性者只能接受 Rh 阴性血的输入,Rh 阳性者可接受 Rh 为阴性和 Rh 阳性血的输入。

(二)注意事项

(1)根据输血申请单正确采集血标本,为防止差错,禁止同时为两个患者采集血标本。

(2)严格执行查对制度和无菌操作制度,输血前须有两个护士核对无误后方可输入。

(3)血液制品内及输血通路不得随意加入其他药品,以防止血液变质。

(4)输血过程中,应听取患者的主诉,密切观察有无输血反应,如发生严重反应,应立即停止输血并保留余血待查。

(5)输血最初 15min 内,密切观察患者情况,注意有无输血反应发生。

(6)输血完毕的一次性血袋,需保留 24h,以备出现意外情况时核查。

四、输血反应及防治

(一)发热反应

发热反应是输血中最常见的反应,发生率为 2%～10%,多见于输血开始后 15min～2h 内。

1.原因

常见的原因有:①致热源:血液、保养液、血袋或输血器被致热源污染;②细菌污染:输血时无菌操作不严,造成污染;③免疫反应:多次输血后,受血者血液中产生白细胞抗体和血小板抗体,当再次输血时,对白细胞和血小板发生免疫反应,引起发热。

2.症状

患者常有畏寒或突发寒战,高热(体温可达 38～41℃,伴有皮肤潮红、头痛、恶心、呕吐和肌肉酸痛等。轻者持续 1～2h 即可缓解,体温逐渐降至正常。

3.护理措施

(1)预防:严格管理血库保养液和输血用具,有效预防致热源,严格执行无菌操作,选择一次性输血器。

(2)处理:反应轻者减慢输血速度,症状可自行缓解;反应严重者立即停止输血,密切观察生命体征,通知医生并给予对症处理;如高热时给予物理降温,必要时遵医嘱给予解热镇痛药物和抗过敏药物;将输血装置、剩余血连同贮血袋送检。

(二)过敏反应

多发生在输血数分钟后,也可在输血中或输血后发生,发生率为3%。

1.原因

引起过敏反应的原因有:①患者为过敏体质,输入血中的异体蛋白质,与患者机体的蛋白质结合形成完全抗原而致敏;②输入血中含致敏物质;③患者接受多次输血后,血浆中产生过敏性抗体,当再次输血时,抗原抗体相互作用发生过敏反应;④供血者的变态反应性抗体输入患者体内,一旦与相应的抗原作用就发生过敏反应。

2.症状

过敏反应多发生于输血后期或即将结束时,反应轻重不一。

(1)轻度反应:出现皮肤瘙痒、荨麻疹;轻度血管神经性水肿,多见于颜面部,表现为眼睑水肿、口唇水肿。

(2)中度反应:可发生喉头水肿而致呼吸困难。

(3)重度反应:过敏性休克。

3.护理措施

(1)预防:①正确管理血液和血制品;②选用无过敏史的供血者;③供血者在采血前4h应禁食;④对有过敏史者,输血前根据医嘱给予抗过敏药物。

(2)护理:按反应轻重给予处理;①轻者减慢输血速度,给予抗过敏药物,继续观察。严重者立即停止输血,保持静脉通路,输入无菌生理盐水;②根据医嘱给予抗过敏药物和激素如异丙嗪、氢化可的松或地塞米松等,皮下注射1:1000肾上腺素0.5～1mL;③监测生命体征;④呼吸困难者给予吸氧,严重喉头水肿者协助医生行气管切开,如出现休克,进行抗休克治疗,必要时进行心肺复苏。

(三)溶血反应

溶血反应是受血者或供血者的红细胞发生异常破坏或溶解的一系列临床症状,是最严重的输血反应,可分为血管内溶血和血管外溶血。

1.血管内溶血反应

(1)原因:①输入异型血:是输血反应中最严重的一种,反应发生快,输入10～15mL即可出现症状;②输入变质血:输入血的红细胞已被破坏溶解,如血液贮存过久、保存温度过高、血液被剧烈震荡、血液受细菌污染等;③血中加入高渗或低渗性溶液和影响血液pH的药物,使红细胞大量破坏。

(2)症状。

共分3个阶段:

第一阶段:受血者血浆中凝集素和输入血中红细胞的凝集原发生凝集反应,使红细胞凝集成团,阻塞部分小血管。患者出现头部胀痛、四肢麻木、腰背部剧烈疼痛和胸闷等。

第二阶段:凝集的红细胞发生溶解,大量血红蛋白释放入血浆,出现血红蛋白尿、黄疸、寒战、发热、呼吸困难、发绀和血压下降等。

第三阶段:大量血红蛋白从血浆进入肾小管,遇酸性物质变成结晶体。阻塞肾小管;又由于抗原、抗体的相互作用,引起肾小管内皮缺血、坏死,进一步加重肾小管阻塞,导致少尿或无尿、急性肾功能衰竭或死亡。

(3)护理措施。

预防:为预防溶血反应,护士从血液标本采集开始到血液成分的输入,都应仔细确认患者的身份,并确保血型和血交叉配血结果相容。

护理:①立即停止输血,报告医生:保留剩余血和患者输血前后的血标本送化验室进行检验,以查明溶血原因;②维持静脉输液通道,遵医嘱给予升压药和其他药物治疗;③碱化尿液:静脉注射碳酸氢钠,增加血红蛋白在尿液中的溶解度,减少沉淀,避免阻塞肾小管;④双侧腰部封闭,并用热水袋热敷双侧肾区,解除肾血管痉挛;⑤严密观察生命体征和尿量,对尿少、尿闭者按急性肾功能衰竭处理;⑥若出现休克,根据医嘱进行抗休克治疗。

2.血管外溶血反应

多由 Rh 因子所致溶血。ABO 血型同型,但因 Rh 因子系统内的抗体抗 D、抗 C 和抗 E 不同所致。临床所见 Rh 系统血型反应中,绝大多数是由 D 抗原与其相应的抗体所致,释放出游离血红蛋白转化为胆红素,在肝脏迅速被分解,通过消化道排出体外。血管外溶血一般在输血后 1 周或更长时间出现,体征较轻,有轻度发热伴乏力、血胆红素升高。此类患者查明原因,确诊后,尽量避免再次输血。

(四)与大量输血有关的反应

1.循环负荷过重

(1)原因:快速大量的输血可引起循环负荷过重。

(2)症状:患者表现为咳嗽、呼吸困难、头痛、颈静脉怒张、肺充血、听诊肺部湿啰音、心动过速。

(3)护理措施:为预防循环负荷过重,应根据患者临床状况调整输血的量和滴速。一旦发生,应进行以下处理:①通知医生,减慢输血速度或停止输血;②监测生命体征;③双下肢下垂;④根据医嘱给予吸氧、利尿剂和镇静剂等药物。

2.出血倾向

(1)原因:①库血中的血小板、凝血因子破坏较多;②输入过多的枸橼酸钠,引起凝血障碍。

(2)症状:患者表现为伤口渗血、皮肤出血、牙龈出血、静脉穿刺点出血,严重者出现血尿。

(3)护理措施:①密切观察患者有无出血现象;②在输入几个单位库存血时,应间隔输入1U 的新鲜血液;③根据凝血因子缺乏情况补充有关成分。

3.枸橼酸钠中毒反应

(1)原因:大量输血可造成枸橼酸钠积聚,与血中游离钙结合,降低血钙。

(2)症状:患者出现手足抽搐,血压下降,心率缓慢,心电图 Q-T 间期延长,心室纤维颤动,甚至发生心脏骤停。血浆酸碱失衡,pH 低于 7.35。

(3)护理措施:在输入库存血 1000mL 时,需静脉注射 10%葡萄糖酸钙 10mL,预防发生低血钙。

第四章　冷热疗法

冷、热疗法是临床常用的物理治疗方法,是利用低于或高于人体温度的物质,作用于人体的局部或全身,达到止血、止痛、退热和舒适的目的。在操作时,必须严格掌握其正确的使用方法,防止不良反应发生,以确保患者的安全,达到治疗目的。

第一节　冷疗法

冷疗法是用低于人体温度的物质,作用于机体的局部或全身,以达到止血、止痛和退热的治疗方法。根据冷疗面积和方式可分为局部冷疗方法(冰袋、冰囊、冰帽、冰槽、冷湿敷法和化学制冷袋等)和全身冷疗法(温水擦浴、乙醇擦浴、冰盐水灌肠等)。

一、冷疗的作用

(一)控制炎症扩散

用冷后,局部血流减少,细菌的活动力和细胞代谢率降低,可抑制化脓及炎症扩散。适用于炎症早期。

(二)减轻疼痛

用冷可抑制组织细胞的活动,降低神经末梢敏感性,从而减轻疼痛;同时,用冷后血管收缩,血管壁的通透性降低,渗出减少,因而减轻局部组织内的张力,也起到减轻疼痛的作用。适用于急性损伤初期、牙痛、烫伤等。

(三)减轻局部充血或出血

用冷可使毛细血管收缩,降低血管通透性,减轻局部组织充血;用冷还可使血液黏稠度增加,促进血液凝固而控制出血。适用于扁桃体摘除术后、鼻出血、局部软组织损伤的初期。

(四)降低体温

冷直接与皮肤接触,通过传导作用散热,降低体温。头部用冷,可降低脑细胞的代谢,提高脑组织对缺氧的耐受性,减少脑细胞损害。头部使用冰帽以降低头部温度,可防治脑水肿。适用于高热、中暑等。

(五)冷疗法的生理效应

用冷可使机体产生一系列生理反应:细胞代谢减少,需氧量减少,血管收缩,毛细血管透性减少,血液黏滞度增加,血液流动减慢,淋巴流动减慢,结缔组织伸展性减弱,神经传导速度减慢,体温下降。

二、影响冷疗的因素

(一)方法

用冷方法分湿冷疗法和干冷疗法两种,应用冷疗的方法不同,效果也不同。湿冷疗法比干冷疗法的效果好。因为水的传导性强、渗透力大。使用干冷疗法时，因内存空隙及空气，使冷的传导能力降低。所以，应用湿冷疗法时，温度应高于干冷疗法。

(二)部位

皮下冷感受器比热感受器多8～10倍，故浅层皮肤对冷较敏感。另外，人体皮肤的薄厚分布不均，皮肤薄或经常不暴露的部位对冷的敏感性强于皮肤较厚的区域，冷疗效果也较好。同时，血液循环良好的部位可增强冷疗应用效果。因此，在临床上为高热患者降温时，要将冰囊放置在皮肤薄且有大血管分布如腋下或腹股沟处。

(三)面积

人体接受冷疗面积的大小和反应强弱有关。应用冷疗的面积大，机体的反应就较强；反之，则弱。要注意用冷疗的面积越大，患者的耐受性就越差；更大面积的用冷将会引起全身反应。

(四)时间

冷疗效应在一定时间内随着时间的延长而增加，以达到最大的治疗效果。但时间过长所产生的继发效应将抵消治疗作用。同时还会导致不良反应的发生，如寒战、面色苍白、冻伤等。

(五)冷疗法的继发效应

为了使组织免受损伤，转换机体对冷刺激所产生的生理作用而出现了短暂的相反的防御作用，称为冷疗的继发效应。如持续用冷1h后，即出现10～15min的小动脉扩张。须反复用冷者，中间应隔1h的休息时间，让组织复原，防止继发效应的发生。

(六)温度

冷疗的温度与体表的温度相差越大，机体对冷刺激的反应越强；反之，则越弱。同时，冷疗效应也受环境温度影响，在干燥的冷环境中用冷，效果则会增强。

(七)个体差异

冷疗效应受到年龄、性别、身体状况等个体差异的影响。老年人体温调节能力差，婴幼儿体温调节中枢尚未发育完善，所以他们对冷刺激的敏感性降低。女性对冷刺激较男性敏感。昏迷、血液循环障碍、感觉迟钝等患者，对冷的敏感性降低，用冷要慎重。

三、冷疗法禁忌证

(一)组织损伤

冷疗可使局部毛细血管收缩，血液循环不良，加重组织损伤，影响伤口愈合。尤其是大范围组织损伤应禁止用冷。

(二)血液循环障碍

冷疗可加重微循环障碍，导致局部组织缺血缺氧而变性坏死。大面积受损、休克、微循环障碍、水肿等患者不宜用冷。

(三)慢性炎症或深部化脓病灶

冷疗可使局部血流量减少，妨碍炎症吸收，影响疾病的康复。

(四)对冷过敏者

对冷过敏者用冷后可出现皮疹、关节疼痛、肌肉痉挛等现象。

(五)禁用冷疗部位

(1)枕后、耳郭、阴囊处用冷易引起冻伤。

(2)心前区用冷易引起反射性心率减慢或发生心律失常。

(3)腹部用冷易引起腹泻。

(4)足底用冷可使末梢血管收缩而影响散热或反射性地引起一过性冠状动脉收缩。

四、冷疗法

(一)局部冷疗法

冰袋(冰囊)的使用

(1)操作目的:降温、消肿、止血、阻止发炎或化脓,减轻疼痛。

(2)操作准备。

环境准备:病室安静、整洁、温湿度适宜。如需暴露患者可用屏风或拉帘遮挡。

患者准备:患者体位舒适。

用物准备:冰袋(冰囊)及套、冰块、帆布袋、脸盆、木槌、毛巾、勺。

(3)注意事项。

检查冰袋有无漏水、冰块是否融化,以便及时更换。

观察用冷部位血液循环状况,如皮肤出现苍白、青紫等,应立即停止用冷。

冰袋可置于头部,冰囊一般用于身体皮肤薄且有大血管分布处,如颈部、腋下、腹股沟。

用冰袋冷30min后,撤掉冰袋,防止继发反应。

扁桃体摘除术后可将冰袋置于颈前颌下以预防出血。

(二)化学制冷袋的使用

1.一次性使用的化学制冷袋

特制密封的聚乙烯塑料袋两边分别装入十水合碳酸钠和硝酸铵,中间夹以隔离夹。当两种物质混合时发生化学反应,温度迅速下降至0℃以下,可持续使用30~60min。使用前,取下袋中间的隔离夹,将两种物质充分混匀,3min后温度降至0℃,用两层布包裹,置于需冷敷的部位。使用中,每10~15min更换1次冷敷部位,以免冻伤。应用时还须随时观察塑料袋有无漏液现象,一旦嗅到氨味,应立即更换。如果药液外渗,使皮肤受到刺激,可酌情给予食醋外敷或外科换药处理。

2.可反复使用化学制冷袋

塑料袋内凝胶或其他化学冷冻介质,使用时将化学冰袋放入冰箱中吸冷,由凝胶状态变为固态,取出后置于所需部位,在常温下吸热,再由固体变为凝胶状态。

3.冰帽、冰槽的使用

(1)操作目的:降低脑温,防止脑水肿,减轻脑细胞损害。

(2)操作准备。

环境准备:病室安静、整洁、温湿度适宜。如需暴露患者可用屏风或拉帘遮挡。

患者准备:患者体位舒适。

用物准备:冰帽(或冰槽)、冰块、帆布袋、木槌、盆、勺、水桶、肛表、海绵垫、未脱脂棉球、凡士林纱布条。

(3)注意事项。

观察头部皮肤变化,防止患者耳郭发生青紫、麻木及冻伤等现象。

观察患者体温、心率变化,每半小时测量生命体征 1 次,肛温不宜低于 30℃,以防心房纤颤、心室纤颤及房室传导阻滞。

4.冷湿敷法

用于降温,早期扭伤、挫伤消肿、止痛。使用时受敷部位涂凡士林后盖一层纱布,敷布需浸透,拧至不滴水为度,每 2～3min 更换 1 次敷布,一般冷湿敷时间为 15～20min。冷湿敷过程中应注意观察局部皮肤的变化,如冷敷部位为开放性伤口,须按无菌技术处理伤口。

(三)全身用冷法

1.乙醇擦浴

乙醇是一种挥发性液体,通过刺激皮肤血管扩张达到较强的散热效果,但新生儿、血液病患者及乙醇过敏者禁用此法。

(1)操作目的:体温在 39.5℃以上的高热患者降温。

(2)操作准备。

环境准备:病室安静、整洁、温湿度适宜。如需暴露患者可用屏风或拉帘遮挡。

患者准备:患者体位舒适。

用物准备:擦浴的乙醇浓度为 25%～30%,用量 100～200mL,温度 30℃,大毛巾、小毛巾 2 块、热水袋及套、冰袋及套、清洁衣裤、便器、屏风或拉帘。

(3)注意事项。

擦至腋窝、肘窝、手心、腹股沟处稍用力并延长擦拭时间,以促进散热。

禁忌擦拭胸前区、腹部、后颈部、足心部位以免引起不良反应。

擦浴过程中注意观察患者反应,如出现面色苍白、寒战、呼吸异常,应立即停止擦拭并通知医生。

擦拭全过程不宜超过 20min。

2.温水擦浴

当病情不能或不适于乙醇擦浴时,可使用此法。盆内盛 32～34℃温水 2/3 满,其余用物同乙醇擦浴,操作步骤及注意事项同乙醇擦浴。

第二节　热疗法

热疗法是用于高于人体温度的物质,作用于机体的局部或全身,以达到促使血液循环、解痉和舒适的治疗方法。分为干热法(热水袋、红外线灯、鹅颈灯、烤箱等)和湿热法(热湿敷、热水坐浴、局部浸泡等)。

一、热疗的作用

(一)促进炎症扩散

用热可使局部血管扩张,促进组织血液循环,增强新陈代谢和白细胞的吞噬功能。在炎症早期用热,可促进炎性渗出物的吸收与消散;在炎症后期用热,可促使白细胞释放出蛋白溶解酶,以溶解坏死组织,有助于坏死组织的清除与组织修复,促使炎症局限。

(二)解除、减轻疼痛

用热可降低感觉神经的兴奋性,以提高疼痛阈值;改善血液循环,以加速组织胺等致痛物质的排出;消除水肿,以解除对局部神经末梢的压力;松弛肌肉、肌腱和韧带组织,以解除肌肉痉挛和关节强直。

(三)减轻深部组织充血

用热可使机体产生一系列生理反应:细胞代谢增加,需氧量增加,血管扩张,毛细血管通透性增加,血液黏滞度降低,血液流动增快,淋巴流动增快,结缔组织伸展性增强,神经传导速度增快,体温上升。用热使体表血管扩张,血流量增加,为此,深部组织血流量减少,从而减轻深部组织充血。

(四)保暖

用热可使局部血管扩张,促进血液循环,将热带至全身,使体温升高,患者感到温暖舒适。常用于危重、小儿、老年及末梢循环不良患者的保暖。

二、影响热疗的因素

(一)方法

用热的方法分干热法和湿热法两种,应用热疗的方法不同,效果也不同。因为水是良好的导体,它的传导能力及渗透力比空气强,所以湿热比干热效果好。在使用湿热疗法时,水温比干热疗法低。如热水坐浴所需水温低于热水袋使用的水温。

(二)部位

血液循环良好的部位可增强热疗的效果。

(三)面积

热疗的面积增大,机体的反应也增强,如局部用热与全身用热。但应注意热疗面积如超过患者的耐受性,则会引起全身反应。

(四)时间

持续用热时间的长短对身体有直接影响。时间过长也会出现继发效应及不良反应,如疼痛、烫伤等。

为了组织免受损伤而产生的防御作用,转换机体对热刺激所产生的生理作用,而出现的短暂的相反的作用,称为热疗的继发效应。如持续用热 1h 后,扩张的小动脉会发生收缩。

(五)温度

热疗温度、环境温度也直接影响热疗效果。如用热温度与体表相差越大,机体的反应越强;室温过低,散热快,热疗效果降低。

(六)个体差异

热疗效果也受到年龄、性别、身体状况等个体差异的影响。如婴幼儿对热的适应性较弱,老年人对热的敏感性较低。

三、热疗法禁忌证

(一)急腹症尚未明确诊断前

热疗会促进炎症过程,有引发腹膜炎的危险,同时,热疗虽能缓解疼痛,但容易掩盖病情真相,从而延误诊断和治疗。

(二)面部危险三角区感染时

该处血管丰富且与颅内海绵窦相通,热疗可使该处血管扩张,血流量增多,导致细菌及毒素进入血液循环,促使炎症扩散,造成颅内感染和败血症。

(三)各脏器内出血

热疗可扩张局部血管,增加脏器的血流量和血管的通透而加重出血。

(四)软组织损伤或扭伤早期(48h内)

局部用热可增加血管通透性,加重皮下出血、肿胀和疼痛。

(五)治疗部位有恶性肿瘤、金属移植物者

热会加速细胞活力、分裂及生长,对治疗部位有恶性肿瘤的患者会加重病情。金属是热的良导体,对治疗部位有金属移植物者,用热易造成烫伤。

四、热疗法

(一)干热疗法

1.热水袋

(1)操作目的:保暖、舒适、解痉、镇痛。

(2)操作准备。

1)环境准备:病室安静、整洁、温湿度适宜。如需暴露患者可用屏风或拉帘遮挡。

2)患者准备:患者体位舒适。

3)用物准备:用物准备:热水袋及套、水罐内盛热水(60~70℃)、水温计、毛巾。

(3)注意事项。

1)检查热水袋有无漏水,避免与患者皮肤直接接触。

2)使用热水袋过程中,注意观察局部皮肤,防烫伤。

昏迷、小儿、老年人、麻醉未清醒、末梢循环不良等患者所用的热水袋内的水温应调节至50℃。

3)化学加热袋是大小不等的密封塑料袋,内盛两种化学物质,使用时将袋内化学物质充分混合后发生反应而产热。化学加热袋最高温度可达76℃,平均温度56℃,可持续使用2h左右。

4)化学加热袋使用时,一定要加布套或包裹后使用。因为化学加热袋在袋内两种化学物质反应初期热温不足,以后逐渐加热并有一高峰期,用时应注意防止烫伤,必要时还可加双层包裹使用。对老年人、小儿、昏迷、感觉麻痹的患者不宜使用化学加热袋。

2.红外线灯

(1)操作目的:解痉、镇痛、促进创面干燥、结痂和肉芽组织生长。

(2)操作准备。

环境准备:病室安静、整洁、温湿度适宜。如需暴露患者可用屏风或拉帘遮挡。

患者准备:患者体位舒适。

用物准备:红外线灯。根据需要选择灯泡,手足等小部位以 250W 为宜,胸、腹、腰背等部位可用 500~1000W。

(3)操作方法:移灯头到治疗部位上方 30~50cm,以患者感觉温热为度。

(4)注意事项。

照射过程中应使患者体位舒适,并询问有无过热、灼痛、心慌、头晕等感觉。

面颈部及前胸部照射时,应注意保护眼睛,可用湿纱布遮盖眼部或戴有色眼镜。

照射过程中应随时观察局部皮肤反应,以皮肤出现桃红色的均匀红斑为合适剂量,如出现紫红色,应立即停止照射,局部涂凡士林保护皮肤。

3.鹅颈灯的使用

利用红外线、可见光线的辐射热产生热效应,操作方法和注意事项同红外线的使用。

4.暖箱

以科学的方法创造一个温度和湿度相对适宜的环境,使患儿体温保持稳定,以提高未成熟儿的成活率。

使用暖箱应随时观察使用效果,定时测体温、脉搏、呼吸,发现问题及时处理。注意暖箱的清洁消毒。

(二)湿热疗法

1.热湿敷法

(1)操作目的:消肿、解痉、镇痛。

(2)操作准备。

环境准备:病室安静、整洁、温湿度适宜。如需暴露患者可用屏风或拉帘遮挡。

患者准备:患者体位舒适。

用物准备:小盆热水(50~60℃)、纱布、敷布(2 块)、24cm 镊子(2 把),橡胶单、治疗巾、棉垫或大毛巾、水温计、凡士林、棉签,酌情备热源、热水袋、屏风或拉帘。

(3)注意事项。

注意观察局部皮肤变化,防烫伤。

如热敷部位为开放性伤口,应按无菌操作进行,热敷后,按换药法处理伤口。

面部热敷后 15min 方能外出,以避免感冒。

2.热水坐浴

(1)操作目的:减轻局部疼痛、水肿、炎症,使患者舒适。用于会阴、肛门、外生殖器疾患及盆腔充血、水肿、炎症及疼痛。

(2)操作准备。

环境准备:病室安静、整洁、温湿度适宜。如需暴露患者可用屏风或拉帘遮挡。

患者准备:患者体位舒适。

用物准备:坐浴器或坐浴椅、坐浴溶液遵医嘱(常用 1∶5000 高锰酸钾溶液)、水温计、浴巾、无菌纱布、屏风或拉帘,必要时备换药用物。

（3）注意事项。

坐浴过程中，注意患者安全，随时观察患者面色和脉搏，如诉乏力、头晕等，应立即停止坐浴。

如会阴、肛门部位有伤口，应备无菌浴盆和溶液，坐浴后按换药法处理伤口。

女患者月经期、妊娠后期、产后 2 周内、阴道出血和盆腔急性炎症均不宜坐浴，以免引起感染。

冬天注意室温和保暖，以避免患者受凉。

3.局部浸泡法

（1）操作目的：镇痛、清洁、消毒伤口。用于手、足、前臂、小腿部位的感染。

（2）用物准备：浸泡盆（根据浸泡部位大小选择）、浸泡溶液（遵医嘱）、水温计、毛巾。必要时备长镊 1 把，纱布 2 块。

（3）操作环境：病室安静、整洁、温湿度适宜。如需暴露患者可用屏风或拉帘遮挡。

（4）注意事项。

浸泡过程中如需添加热水，应先将肢体移出盆外。

浸泡部位有伤口时，需备无菌浸泡液。按无菌换药法处理伤口。

避免镊子尖端接触创面。

第五章 标本采集

标本来源对临床检验全过程至关重要,正确采集标本是获得准确、可靠检验结果的关键。医护人员应重视标本采集的质量,按要求采集和送检。通过医生、护士、检验师协同工作,把好检验结果质量关,为临床诊断提供依据,减少临床误诊及误诊的概率。

第一节 标本采集的意义和原则

临床上经常送验的标本有人体的血液、体液(胸腔积液、腹腔积液)、排泄物(尿液、粪便)、分泌物(痰、鼻、咽分泌物)、呕吐物和脱落细胞(食管、阴道)等,护士应掌握正确采集标本的方法,确保标本采集的质量,保证检验结果的准确性,避免检验结果假阴性或假阳性。

临床检验标本采集和处理问题已普遍引起了人们的重视。为保证临床检验质量,中华人民共和国卫生技术标准化委员会已将临床检验标本采集和处理的有关问题,列为国家和行业的标准文件,以达到对临床检验工作的规范化要求。这些标准化文件分别对临床化学检验标本、便捷式血糖仪标本、凝血因子测定标本、尿液标本、乙型肝炎表面抗原酶链反应标本和实验室生物安全等标本均提出了标准化的要求。

一、标本采集的意义

标本采集是直接关系检验结果的基本要素,标本质量的好坏,直接影响检验结果的准确性。检验在一定程度上反映机体正常的生理现象和病理改变,是诊断疾病不可缺少的客观依据和重要检查方法之一,其结果的正确与否直接影响到疾病的诊断、治疗及抢救。标本的检验结果可反映机体的正常生理功能和病理改变,对观察病情、明确诊断、判断预后、制定防治措施等起着重要作用。因此,护理人员应该全面正确掌握标本采集的基本知识和技能,确保标本采集的质量。

二、标本采集的原则

(一)遵照医嘱

护士采集各项标本均应按医嘱执行。医生根据临床需要,选择检验项目,填写检验申请单,填写要求字迹清楚,目的明确,并签全名。护士若对检验申请单有疑问应核实清楚再执行。

(二)解释与准备

采集标本前应明确检验项目、检验目的及注意事项,认真评估患者的病情、心理反应和合作程度,选择适当的采集方法。耐心向患者解释留取标本的目的和要求,消除患者顾虑,取得信任和合作。根据检验目的选择适当的容器,容器外贴上标签,标明患者科别、床号、姓名、性别、住院号、检验目的和送检日期、时间。

(三)严格查对

严格执行"三查七对"制度,于采集前、中、后及送检前认真核查医嘱、检验项目、患者床号、姓名、住院号、采集容器、方法等,以确保标本采集准确无误。

(四)正确采集

为了保证送检标本的质量,护士必须掌握正确采集方法。

1.正确的采集时间

如做尿妊娠试验,需留取晨尿,因晨尿内绒毛膜促性腺激素的含量高,容易获得阳性结果;血丝虫微丝蚴在晚间患者熟睡时采血检验的阳性率最高;查找疟原虫,应在患者高热时采血阳性率高。

2.合适的采集容器

留取细菌培养标本,应选择无菌容器,容器无裂缝,瓶塞干燥,培养基无混浊、变质,采集时严格无菌操作,不混入防腐剂、消毒剂及其他药物。

3.适当的采集量

在采集需用抗凝剂抗凝的血液标本如血沉测定时,应严格掌握采血量,因其与抗凝剂有一定的比例关系,量多、量少均会影响结果的准确性。

(五)及时送检标本

标本应及时留取,及时送检,以免污染或变质而影响检验结果,如血标本在室温放置时间过长会造成血液成分的变化(如血糖及酶活性降低),也可造成溶血现象;某些特殊标本应注明采集时间。如红斑狼疮细胞检验,须在采血后放置恒温箱 1.5～2h,检验的阳性率最高。

第二节　各种标本采集法

一、血标本采集法

血液对保证机体的新陈代谢、功能调节和维持机体内、外环境的平衡起着重要的作用。血液检验可以反映机体正常的生理状态和病理改变,故血液检验是最常见也是最重要的检验项目,临床上血标本采集法包括静脉血标本采集法和动脉血标本采集法。

(一)静脉血标本采集法

通常用于血液化学、血液学、免疫学、细菌学等检验的血液标本采集。静脉采血的部位常用肘静脉及股静脉,婴幼儿常选用颈静脉。目前多使用真空管采血法。

1.操作目的

(1)全血标本:用于测定血液中某些物质的含量,如血糖、尿素氮、肌酐、肌酸等。

(2)血清标本:用于测定血清酶、脂蛋白、电解质和肝功能等。

(3)血培养标本:用于血液的细菌学检查。

2.操作准备

(1)用物准备:检验单、消毒剂、棉签、止血带、注射小枕,并根据不同的采血法另备相应物品。

真空管采血法:真空采血针(特制的一次性双针头采血针,一端针头刺入血管,另一端针头被橡皮帽盖住,接真空采血管)、真空采血管(按检验项目选用盖有红、紫、黑、蓝等不同颜色的真空采血管)、输液贴(多管采血时备)。

一次性注射器采血法:按采血量选用 5mL 或 10mL 一次性注射器,根据检验目的选择标本容器全血标本选用抗凝容器、血清标本选用干燥试管,血培养标本选用血培养瓶。

(2)患者准备:采集前患者要保持相对稳定状态,避免饮食、运动、劳动、精神和情绪的过度波动等干扰。一般要求患者在休息状态下空腹采集标本。同时患者明确采集标本的目的和配合要求。

(3)环境准备:安静、整洁、舒适、明亮。根据需要准备屏风,保护患者隐私。

3.注意事项

(1)做生化检验时,应提前通知患者空腹采血,因空腹时血液中的各种生化成分,处于相对恒定状态,检验结果比较正确。

(2)根据不同的检验目的准备标本容器,并计算采血量。

(3)严禁在输液、输血的针头处抽取血标本,以免影响检验结果。

(4)真空管采血时,不可先将真空试管与采血针头相连,以免试管内负压消失而影响采血。多管采血,见回血后用输液贴固定针柄,以避免因反复更换采血管导致针头脱出。

(5)一次性注射器采取多项血标本时,应依照血培养瓶抗凝容器干燥试管的顺序分别注入。

(6)采集培养标本时,应严格无菌技术操作,防止血标本污染而影响检验结果。标本应在患者使用抗生素前采集,如已使用,应在血药浓度最低时采集并在检验单上注明。

(二)动脉血标本采集法

动脉采血的部位常选用桡动脉或股动脉。目前多使用动脉血气针采血法。

1.操作目的

常用于做血液气体分析。

2.操作准备

(1)环境准备:安静、整洁、舒适、明亮。根据需要准备屏风,保护患者隐私。

(2)患者准备:标本采集前患者要保持相对稳定状态,患者明确采集标本的目的和配合要点。

(3)用物准备:检验单、消毒剂、棉签、无菌纱布、无菌手套、无菌软塞,并根据不同的采血法另备相应物品。

3.临床新方法

(1)真空采血管。根据头盖颜色不同,真空采血管分红、黄、蓝、黑、绿、紫、灰等管,不同的管,因其内添加剂不同,各有不同的用途。

红管(生化管):用于常规血清生化、血库和血清学相关检验。

黄管(含有分离胶及促凝剂):主要用于药物检测及普通的生化检测。

蓝管:主要用于纤溶系统(凝血酶原时间,凝血酶时间,纤维蛋白原)检测。

黑管:一般用于血沉检测。

绿管:一般用于急诊生化及血流变的检测。

紫管:用于血管常规检测。

灰管:一般用于血糖检测。

(2)动脉血气针采血法:动脉血气针。

(3)一次性注射器采血法:按采血量选用 2mL 或 5mL 一次性注射器、肝素。

4.注意事项

(1)严格无菌操作,以防感染。

(2)采血时,注射器内不可留有空气,防止气体混入标本,影响检验结果。

(3)有出血倾向的患者,谨慎使用。

二、尿标本采集法

尿液是机体代谢的产物,通过对尿液标本的物理、化学、细菌学、显微镜等检查,了解患者病情,协助诊断和治疗。临床上尿标本采集分为常规标本、12h 或 24h 标本、培养标本。

(一)操作目的

1.尿常规标本

用于检查尿液的颜色、透明度、有无细胞及管型,测定比重,并做尿蛋白及尿糖定性检测。

2.12h 或 24h 标本

用于做尿的各种定量检查,如钠、钾、氯、17-羟类固醇、17-酮类固醇、肌酐、肌酸及尿糖、尿蛋白定量或尿浓缩查结核杆菌等。

3.尿培养标本

用于尿液的细菌学检查,对于膀胱和肾脏感染的及早发现和病原学诊断很有价值。对于尿道、前列腺以及内、外生殖器炎症的诊断也有一定价值。

(二)操作准备

1.环境准备

安静、整洁、舒适、明亮。有屏风遮挡,保护患者隐私。根据季节酌情关闭门窗。

2.患者准备

患者明确采集标本的目的和配合要求,体位舒适。

3.用物准备

检验单,并根据不同的采集目的另备相应物品。

(1)常规标本:备容量为 100mL 的清洁瓶或塑料杯。

(2)12h 或 24h 标本:备容量为 3000mL 的清洁大口容器、防腐剂。

(3)培养标本:备无菌有盖标本容器、消毒外阴用物、长试管夹或无菌导尿用物。

(三)注意事项

(1)尿液标本受饮食、运动、药物等因素的影响较大,特别是饮食的影响,故一般来说晨尿优于随机尿。

(2)所有尿标本的收集都应足量,最少 12mL,最好 50mL,定时尿须全部收集。

(3)采集尿标本时,不可将粪便混入,女性患者避免阴道分泌物、经血等污染尿标本。

(4)采集 12h 或 24h 标本时,根据检验目的选择合适的防腐剂防腐,妥善放置容器,做好交接班,以督促检查患者正确留取尿标本。

三、粪便标本采集法

粪便由已消化和未消化的食物残渣、消化道分泌物、大量细菌和水分等组成。通过粪便检验,判断患者排泄功能、正确评估疾病。临床上粪便标本采集分常规标本、隐血标本、寄生虫或虫卵标本、培养标本。

(一)操作目的

1.常规标本

用于粪便的性状、颜色、细胞等检查。

2.隐血标本

用于检查粪便内肉眼难以察觉的微量血液。

3.寄生虫或虫卵标本

用于粪便中的寄生虫成虫、幼虫及虫卵计数检查。

4.培养标本

用于检查粪便中的致病菌。

(二)操作准备

1.环境准备

安静、整洁、舒适、通风。有屏风遮挡,保护患者隐私。根据季节酌情关闭门窗。

2.患者准备

患者排空膀胱,明确采集标本的目的和配合要点。

3.用物准备

检验单,并根据不同的采集目的另备相应物品。

(1)常规标本、隐血标本、寄生虫及虫卵标本:备清洁便盆、蜡纸袋及竹签。

(2)培养标本:备消毒便盆、无菌培养管及无菌长棉签。

(三)注意事项

(1)采集标本时,应避免大、小便混合,以免影响检验结果。

(2)查阿米巴原虫时,应在采集前将容器用热水加温至接近体温,便后连同容器一起立即送检,因阿米巴原虫在低温下可失去活力而难以找到。

(3)查蛲虫时,嘱患者在晚间睡觉或清晨尚未起床前采集,因蛲虫常在午夜或清晨时爬到肛门处产卵。

(4)为防止采集后的粪便标本干结,应及时送检。

四、痰标本采集法

痰液是气管、支气管或肺泡的分泌物。正常情况下分泌量很少,当肺、气管、支气管发生病变时,分泌量增多。通过痰标本的检查,协助某些呼吸系统疾病的诊断,如支气管哮喘、肺部感染、肺结核、肺癌等。临床上痰标本采集分常规标本、24h 标本和培养标本。

(一)操作目的

1.常规标本

用于检查痰内癌细胞、细菌、虫卵等。

2.24h 标本

用于检查 24h 痰量,观察痰液的性状。

3.培养标本

用于检查痰液中的致病菌。

(二)操作准备

1.环境准备

安静、整洁、舒适、通风。

2.患者准备

明确采集标本的目的和配合要点。

3.用物准备

检验单,并根据不同的采集目的另备相应物品。

(1)常规标本:备痰盒。

(2)24h 标本:备容积约 500mL 的广口集痰器

(3)培养标本:备无菌集痰器和漱口液,不能自行排痰者备电动吸引器、吸痰管、特殊集痰器、手套等。

(三)注意事项

(1)留取各种痰标本时,不可将唾液、漱口液、鼻涕等混入痰液内。

(2)痰常规标本如用于查癌细胞,应立即送检或用 95％乙醇或 10％甲醛固定后送检。

(3)使用特殊集痰器时,应连接正确,即开口高的一端接吸引器,低的一端接吸痰器。

五、咽拭子标本采集法

(一)操作目的

从咽部及扁桃体部采集分泌物做细菌培养或病毒分离,以协助临床诊断、治疗和护理。

(二)操作准备

1.环境准备

安静、整洁、舒适、通风。

2.患者准备

明确采集标本的目的和配合要点。

3.用物准备

检验单、无菌咽拭子培养管、酒精灯、火柴、压舌板、无菌生理盐水。

(三)注意事项

(1)采集标本时,方法应正确,防止污染标本,影响检验结果。

(2)动作应敏捷、轻柔,避免在饭后 2h 内取标本,以防呕吐。

(3)做病毒分离时,应将标本保存于冰箱内。

(4)做真菌培养时,须在口腔溃疡面上采取分泌物。

六、呕吐物标本采集法

(一)操作目的

(1)观察呕吐物的性质、颜色、气味、次数及数量,以协助诊断。

(2)明确中毒患者毒物的性质和种类。

(二)操作准备

1.环境准备

安静、整洁、舒适、通风、明亮。

2.患者准备

明确采集标本的目的和配合要点。

3.用物准备

检验单、弯盘或广口容器。

(三)操作方法

当患者呕吐时,用弯盘或痰杯接取呕吐物后,在容器外贴好标签。记录、立即送检。

(四)注意事项

患者呕吐时,护士应在身旁扶助,以防身体虚弱出现意外。卧床患者头偏向一侧,以防窒息。

七、特殊标本采集法

1.口服葡萄糖耐量试验(OGTT)标本的采集要求

(1)患者准备:试验前应禁食 12h;试验前 3d,食物中每日含糖量不得低于 150g;试验前 3d,禁服影响试验的药物,停服胰岛素治疗;整个试验过程中,患者不得喝茶、咖啡、抽烟、进食。

(2)操作要点:于 OGTT 规定的时间采血,采用肝素抗凝管(灰盖真空管),每次采血 2～3mL。及时送检。

2.骨髓象检验标本的采集要求

(1)患者准备:标本采集前,应向患者讲清操作步骤,争取患者合作;患者应处于安静状态,避免情绪紧张,剧烈运动。

(2)采集部位:穿刺常用部位为髂后上棘、髂前上棘,由临床医生操作。

(3)注意事项:穿刺操作应严格按无菌操作步骤进行;血友病者绝对禁忌施行本术;若需抽骨髓液做细菌或干细胞培养,应先抽吸 0.2～0.3mL 供涂片、细胞计数用,然后再抽吸到所需量为止。注意穿刺针刺入深度,抽吸动作要缓慢,勿用力过猛,否则易造成骨髓标本被血液稀释。

3.前列腺液检验标本的采集要求

(1)患者准备:前 3d 内避免性生活;采集前避免情绪紧张和剧烈运动。

(2)采集方法:以直肠内前列腺按摩术使前列腺液自尿道内流出;以洁净的玻片或试管接流出的液体;及时送检,注意防止干涸。

(3)注意事项:前列腺结核、脓肿、肿瘤及疑似患者禁忌施按摩术。

4.阴道分泌物(白带)标本的采集要求

(1)患者准备:采标本前 3d 内避免性生活;在各种治疗与检查之前采取标本,避免阴道冲洗或上药。

(2)采集方法：用棉签自阴道后穹隆处取分泌物，装入有 2mL 温生理盐水的试管中，供阴道毛滴虫和霉菌的检查。

(3)注意事项：涂片应在取分泌物后立即涂片，立即送检，注意保温。

5.脑脊液标本的采集要求

(1)采集方法：以腰椎穿刺术采集，由临床医生按诊疗技术规范施行；将脑脊液分别收集于 3 个无菌试管中，每管 1～2mL，第 1 管用于细菌学检查，第 2 管用于生化与免疫学检查，第 3 管用于细胞计数。

(2)注意事项：采集后要立即送检，立即检验，不得超过 1h；采集脑脊液应避免凝固，必要时可加 EDTA-K2 抗凝。

6.伤口、烧伤创面与脓液细菌培养标本的采集要求

无菌生理盐水擦洗病灶后用棉拭子取病灶深部的脓液和分泌物；对未破溃的脓肿宜用碘酒或酒精消毒后以无菌注射器抽取脓液送检，也可于切开排脓时用无菌棉拭子采集。

第六章　排泄护理

排泄是人体排除体内代谢废物的过程,也是人体的基本生理需要之一。人体排泄废物的方式有很多,如皮肤排汗、呼吸道排出 CO_2,消化道排出气体或粪便,泌尿道排出尿液等。但通常我们所说的排泄护理,主要是指排尿和排便的护理。护士应掌握与排泄有关的知识和技术,协助患者维持排泄系统的正常生理功能,帮助排泄异常的患者排除障碍,恢复良好功能,达到舒适状态。

第一节　排尿护理

排尿是人的基本需要之一。排尿功能发生障碍,会导致全身心的疾病。护士应充分理解、尊重、同情患者,给予帮助的指导,以满足患者排尿方面的基本生理需要。在本节中介绍了如何观察和评估尿液;如何护理尿失禁及尿潴留患者;如何正确实施男、女患者导尿术,留置导尿术和膀胱冲。

一、排尿的观察

(一)排尿的基础知识

排尿活动是一种较为复杂的反射活动。肾脏生成尿液后经输尿管运送至膀胱储存尿液,当膀胱内尿液达到一定量时,才能引起反射性的排尿动作,冲动会向上传入排尿初级反射中枢——脊髓;同时,也会到达排尿高级反射中枢——脑干和大脑皮质,产生排尿欲。如果条件允许,排尿反射进行,冲动沿盆神经传出,排尿成功;如果条件不允许,排尿反射将受到抑制。

女性尿道短而直,长 4～5cm,富于扩张性,尿道外口位于阴蒂下方,呈矢状裂,与阴道和肛门相邻;男性尿道长 18～20cm,有 3 个狭窄,即尿道内口、膜部和尿道外口;2 个弯曲,即耻骨下弯和耻骨前弯。耻骨前弯可随阴茎位置不同而变化,如将阴茎向上提起与腹壁成 60°角,耻骨前弯即可消失。

(二)尿液的观察

1.正常尿液的观察

(1)尿量和次数:正常成人 24h 尿量为 1000～2000mL;一般白天排尿 3～5 次,夜间 0～1次,每次尿量为 200～400mL。

(2)颜色:正常新鲜尿液呈淡黄色或深黄色。

(3)透明度:正常新鲜尿液澄清、透明,放置后发生混浊,可出现微量絮状沉淀。

(4)酸碱度:正常尿液 pH 为 5～7,呈弱酸性。

(5)比重:正常尿液比重在 1.015～1.025。

(6)气味:新鲜尿液的气味来自尿液中的挥发性酸。尿液长期放置后,因尿素分解产生氨,可出现氨臭味。

2.异常尿液的观察

(1)尿量和次数。

多尿：是指 24h 尿量超过 2500mL，可见于尿崩症、糖尿病等患者；

少尿：是指 24h 尿量少于 400mL 或每小时尿量少于 17mL，可见于心脏、肾脏、肝脏功能衰竭和休克患者；

无尿：是指 24h 尿量少于 100mL 或 12h 内无尿者，多见于严重的休克患者和急性肾脏功能衰竭患者；

膀胱刺激征：主要表现为尿频、尿急、尿痛。尿频是指单位时间内排尿次数增多；尿急是指突然有尿意，不能控制，需要立即排尿；尿痛是指排尿时疼痛。主要由膀胱、尿道炎症或机械性刺激引起。

(2)颜色：肉眼血尿呈红色或棕色，血红蛋白尿呈酱油色或浓茶色，胆红素尿呈黄褐色，脓尿呈白色混浊状，乳糜尿呈乳白色。

(3)透明度：新排出的尿液出现混浊，是由于尿液中含有大量脓细胞、红细胞、上皮细胞、黏液、管型、细菌或炎性渗出物，见于泌尿系统感染。

(4)酸碱度：可受疾病或药物的影响。酸中毒患者的尿液可以呈强酸性，严重呕吐患者的尿液可以呈强碱性。

(5)比重：尿比重的高低取决于肾脏的浓缩功能。若尿比重经常固定于 1.010 左右的低水平，提示肾功能严重障碍。

(6)气味：新鲜尿即有氨臭味，提示泌尿道感染；糖尿病酮症酸中毒时，因尿中含有丙酮，会有烂苹果样气味。

(三)影响排尿活动的常见因素

1.心理因素

心理因素是影响排尿的重要因素，情绪焦虑、紧张、恐惧等都可引起尿频、尿急或排尿困难。排尿还受暗示的影响，任何听觉、视觉或其他身体感觉的刺激均可诱发排尿，如有的人听见流水声即有尿意。

2.排尿习惯

大部分人会建立自己的排尿习惯，如早晨起床、临睡前排尿。另外，排尿的姿势、环境和时间也会影响排尿的完成。

3.液体和饮食的摄入

液体的摄入量增多或进食含水分多的食物都可增加尿量；咖啡、茶、酒类等，有利尿作用；进食含盐食物或饮料会造成水钠潴留，使尿量减少。

4.疾病及治疗

泌尿系统的结石、肿瘤或狭窄，均可导致泌尿道阻塞，出现尿潴留；神经系统的损伤或病变，使排尿反射的神经传导发生障碍，出现尿失禁；泌尿系统的感染可引起尿频、尿急和尿痛；某些药物如利尿剂可增加尿量；手术中使用麻醉剂会导致尿潴留。

5.气候因素

气温高的环境,人体呼吸增快,大量出汗,使尿量减少。气温低的环境,身体外周血管收缩,循环血量增加,反射性地抑制抗利尿激素的分泌,使尿量增加。

6.年龄和性别

妇女在妊娠期,因胎儿压迫膀胱致使排尿次数增多;男性前列腺肥大压迫尿道可出现排尿困难;婴儿因大脑发育不完善,其排尿不受意识控制,2~3岁后才能自我控制;老年人因膀胱肌肉张力减弱,出现尿频。

(四)异常排尿活动

1.尿失禁

是指排尿失去控制,尿液不自主地流出。由于膀胱的神经传导受阻或神经功能受损,使膀胱括约肌失去作用,而引起尿失禁。可分为:

(1)真性尿失禁:膀胱完全不能贮存尿液,处于空虚状态,稍有一些尿液,便会不自主地排出,表现为持续滴尿。

(2)假性尿失禁(又称充溢性尿失禁):膀胱内贮存部分尿液,当充盈到一定压力时即不自主溢出少量尿液。

(3)压力性尿失禁:腹肌用力时出现不自主排尿,如咳嗽、喷嚏、大笑或运动时等腹压升高时。

(4)尿失禁多好发于女性。

不论哪个年龄段的女性,尿失禁的概率均高于男生。由于女性尿道短浅又无完整的尿道括约肌,阴道过于宽松或萎缩,均会导致其弹性降低。妊娠、产伤、子宫脱垂、子宫肌瘤或运动性、骑跨伤等等,均可引发骨盆底肌弹力降低,而当剧咳、搬移重物、便秘时均可诱发腹压陡升而发生尿失禁。凡是膀胱压力大于尿道阻力时均可导致尿失禁。科研统计分析,约70%的压力性尿失禁可通过加强骨盆底肌张力的锻炼而使症状得到减轻或获得纠正。

每日进行次紧缩肛门及阴道的运动。

平躺在床上,每日至少进行仰卧起坐运动2次。

平卧在床上进行快捷而有规律的伸缩双腿运动,每日3次。

提倡蹲式排便。蹲式排便有益于骨盆底肌张的维持或提高。

针刺中极、关元、足三里、三阴交等穴位,也可提升骨盆底肌的张力,从而改善膀胱功能。

2.尿潴留

是指膀胱内潴留大量尿液而又不能自主排出。发生尿潴留时,膀胱容积可达到3000~4000mL。患者主诉下腹痛,排尿困难,体检可见耻骨上膨隆,可达脐部,扪及囊性包块,叩诊呈浊音,有压痛。

(1)机械性尿潴留:尿道或膀胱颈部有梗阻性病变,如肿瘤压迫或前列腺肥大,造成排尿受阻。

(2)动力性尿潴留:由于排尿功能障碍引起,而非器质性梗阻病变,如外伤、疾病或麻醉剂所致的骶髓初级排尿中枢活动发生障碍或受到抑制,不能形成排尿反射。

(3)其他原因:由于不习惯卧床排尿;其他原因引起的不能用力排尿;不能及时排尿,尿液存留过多,膀胱过度充盈,致使膀胱收缩无力,造成尿潴留。

二、排尿异常的护理

(一)尿失禁患者的护理

1.心理护理

护士应尊重患者人格,给予安慰和鼓励,使其树立信心,积极配合治疗和护理。消除患者的自卑和忧郁心理,理解和帮助患者。

2.皮肤护理

保持皮肤清洁干燥,经常清洗会阴部皮肤,勤换洗衣裤、尿垫和床单,勤按摩受压部位,防止压疮的产生。

3.外部引流

选取接尿装置设法接尿。女患者可用女式尿壶紧贴外阴部接取尿液;男患者可用尿壶或者阴茎套连接集尿袋,接取尿液,但此法不宜长时间使用,同时应密切观察局部有无红肿、破损。

4.帮助患者恢复排尿功能

(1)如无禁忌,多饮水。鼓励患者每日白天摄入液体量在 2000mL 左右,既可预防泌尿道感染,同时又可促进排尿反射。

(2)定时给便器排尿。开始时每隔 1～2h 让患者使用便器 1 次,夜间每隔 4h 使用 1 次便器,适应后逐渐延长间隔时间。使用便器时,用手按压膀胱,协助排尿。

(3)训练盆底肌功能。方法是取立、卧或站位,试做排尿或排便动作,先慢慢收紧,再缓缓放松,每次 10s 左右,连续 10 遍,每日进行数次,以患者不觉疲乏为宜。

5.留置导尿

对于长期尿失禁的患者,可给予留置导尿管持续导尿或定时放尿。

(二)尿潴留患者的护理

若发生尿潴留的原因不是机械性梗阻,可以采用以下护理措施。

1.心理护理

尿潴留患者常表现为急躁、焦虑和紧张。护士应针对患者的心态,给予解释和安慰,鼓励其树立战胜疾病的信心,积极配合治疗和护理。

2.环境和姿势

应为患者提供隐蔽的排尿环境,如请探视人员回避或用屏风遮挡等。在病情许可的情况下,卧床患者可略抬高上身或扶助患者坐起,尽量以患者习惯的姿势排尿。

3.诱导排尿

利用适宜的刺激诱导排尿。如让患者听流水的声音,用温水冲洗会阴部,下腹部热敷,针刺中极、曲骨和三阴交等穴位。按摩膀胱:若病情允许,可用手按压膀胱协助排尿,即用手掌自患者膀胱底部向尿道方向推移按压,直至耻骨联合。按压时用力均匀,逐渐加力,一次按压到底,若未排尿,可重复操作,直至排尿为止。但不可强力按压,以防膀胱破裂。

4.药物治疗

必要时根据医嘱注射卡巴胆碱等药物,促进膀胱的收缩。

上述措施均不能解除尿潴留时,可采用导尿术。

三、导尿术

导尿术是在严格无菌操作下,用导尿管经尿道插入膀胱引出尿液的技术导尿术因操作对象不同,可以分为女患者导尿术和男患者导尿术;因目的方法不同,可分为一次性导尿术和留置导尿术。

(一)一次性导尿术

1.操作目的

(1)为尿潴留患者引流出尿液,以减轻痛苦。

(2)协助临床诊断,如留取未受污染的尿标本做细菌培养,测量膀胱容量、压力及残余尿量,进行尿道或膀胱造影等。

(3)为膀胱肿瘤患者进行膀胱腔内化疗。

2.操作准备

(1)环境准备:环境整洁、安静、明亮。

(2)患者准备:患者体位舒适,方便操作。

(3)用物准备:①外阴消毒包1个,内置:治疗碗(内置干棉球若干个)1个,弯盘1个,血管钳1把,无菌手套(左手单只)1只,纱布2块(男患者导尿用);②无菌导尿包1个,内置:导尿管(10号、12号各1根)2根,治疗碗1个,弯盘1个,小药杯(内置干棉球4个)1个,血管钳2把,洞巾1块,纱布2块,标本瓶1个,液状石蜡棉球瓶1个;③治疗车1辆;治疗盘1个;无菌手套1副;浸泡在消毒液中的无菌持物钳1把;消毒溶液:0.1%新洁尔灭溶液或0.02%~0.05%碘附溶液;小橡胶单及治疗巾1套;便盆及便盆布1套;冬季备毛毯或浴巾1条;屏风1架。

3.注意事项

(1)所有用物必须严格灭菌,操作中严格遵守无菌操作原则,防止尿路感染。

(2)过程中需注意观察患者的反应,保护患者的自尊,选择光滑、粗细适宜的导尿管,插管动作要轻柔,准确,防止损伤尿道黏膜。

(3)为女患者导尿时,如误入阴道,必须更换导尿管后重新插入;为男患者导尿时,插管时,上提阴茎,使之与腹壁成60°角,可使耻骨前弯消失,利于插管。

(4)若膀胱高度膨胀,患者又极度虚弱时,第一次放尿不超过1000mL。因为大量放尿可导致腹腔内压力突然下降,大量血液滞留在腹腔血管内,引起患者血压突然下降,产生虚脱;另外,膀胱突然减压,可引起膀胱黏膜急剧充血而发生血尿。

(二)留置导尿术

留置导尿术,是在导尿后,将导尿管保留在膀胱内,持续引流出尿液的技术。

1.操作目的

(1)抢救休克、危重患者时正确记录尿量,测量尿比重,以密切观察病情变化。

(2)盆腔脏器手术中留置导尿,使膀胱空虚,避免术中误伤。

(3)某些泌尿系统疾病手术后留置导尿,便于引流和冲洗,可减轻手术切口的张力,有利于愈合。

（4）为尿失禁或会阴部有伤口的患者留置导尿,保持会阴部干燥、清洁。

（5）为尿失禁患者行膀胱功能训练。

2.操作准备

（1）环境准备:环境整洁、安静、明亮。

（2）患者准备:患者体位舒适,方便操作。

（3）用物准备:同男、女患者导尿用物,另加无菌硅胶球囊导尿管 2 根,无菌集尿袋 1 个,无菌生理盐水 20~30mL 及 10mL 无菌注射器一个,宽胶布 1 段,橡皮圈 1 个,别针 1 枚,备皮用物 1 套。

导尿管用途:单腔导尿管多用于临时性导尿;双腔导尿管多用于短期留置导尿或膀胱术后压迫止血;三腔单囊导尿管多用于短期留置导尿,膀胱术后压迫止血、膀胱内药液滴注、冲洗、引流。

3.注意事项

（1）保持引流管通畅引流管应放置妥当,避免扭曲、受压、堵塞等造成引流不畅,如发现尿液混浊、结晶或有沉淀时,及时送检并进行膀胱冲洗。

（2）防止逆行感染保持尿道口清洁、干燥,减少细菌侵入尿道,每日用消毒液棉球消毒尿道口和外阴 1~2 次。如果分泌物过多,可用 0.02％高锰酸钾溶液清洗,然后用消毒液棉球擦拭;每日更换引流管及集尿袋,每周更换导尿管 1 次;及时放出集尿袋内尿液并记录,不可将引流管末端抬高（须低于耻骨联合）,防止尿液逆流。

（3）训练膀胱功能长期留置导尿管者,在拔管前应做间歇性夹管和引流,夹闭导尿管,每3~4h 松开 1 次,使膀胱定时充盈和排空,促进膀胱功能的恢复。

4.一次性导尿包的使用

随着人们对医院内感染的认识程度越来越强,临床上出现了大量的一次性用物,一次性导尿包也应运而生,广泛应用于临床一次性导尿术和留置导尿术中。它采用环氧乙烷灭菌,一人一包,一次性使用,避免了重复消毒的弊端,能有效防止医源性交叉感染,由硅胶球囊导尿管、导管夹、注射器（不带针,仅供向球囊注水用）、引流袋、试管、孔巾、包裹布、包装盘、镊子、医用乳胶手套组成。操作时,打开一次性导尿包置于患者两腿之间,首先为患者初次消毒外阴;戴无菌手套,铺无菌孔巾,再次消毒。将一次性双腔球囊导尿管接口与一次性引流袋边接,润滑尿管后轻轻插入,见有尿液流出后再继续插入,插到底,这时左手固定尿管,右手取已抽好生理盐水的注射器,向球囊接口注入 100mL 生理盐水,轻拉导尿管以证实导管固定。优点是防止交叉感染,留置导尿时,固定方法简单,避免患者因胶布固定而引起的过敏和不适,但应避免留置导尿易造成的泌尿系统感染问题。

四、膀胱冲洗

膀胱冲洗是将溶液经留置导尿管灌入到膀胱内,再利用虹吸原理将溶液引流出来的方法。

(一)操作目的

（1）预防留置导尿患者发生泌尿系统感染,保持引流管通畅。

（2）清除膀胱内的血凝块、黏液、细菌等异物。

（3）治疗某些膀胱疾病,如膀胱炎、膀胱肿瘤。

(二)操作准备

1.环境准备

环境整洁、安静、明亮。

2.患者准备

患者体位舒适,方便操作。

3.用物准备

(1)开放式膀胱冲洗:无菌治疗盘内置治疗碗 1 个、镊子 1 把、70%乙醇棉球数个、纱布 2 块、无菌注洗器 1 个、弯盘 1 个、便盆及便盆布 1 套。

(2)密闭式膀胱冲洗:无菌治疗盘内置治疗碗 1 个、血管钳 1 把、70%乙醇棉球数个、无菌膀胱冲洗装置 1 套(三通管的三个管口分别与冲洗管、引流管、导尿管连接;应用三腔导尿管时,可免用三通管)、开瓶器 1 个、输液调节器 1 个、输液架 1 个、输液网套 1 个、便盆及便盆巾 1 套。

(3)常用冲洗液:生理盐水、0.02%呋喃西林溶液、3%硼酸溶液、0.1%新霉素溶液等。温度为 38~40℃。

(三)注意事项

(1)冲洗抽吸时不宜用力过猛,吸出的液体不得再注入膀胱;冲洗速度不宜过快,密闭式冲洗液滴速为 60~80 滴/min,以防止患者尿意强烈,膀胱收缩,迫使冲洗液从导尿管侧溢出尿道外。冲洗液瓶内液面距床面一般约 60cm,以便产生一定的压力,有利于液体顺利滴入膀胱。

(2)冲洗过程中要密切观察,若流出量少于灌入的液体量,应考虑是否有血块或脓液堵塞,可增加冲洗次数或更换导尿管;冲洗时若患者感觉不适,应减缓或停止冲洗,并嘱患者做深呼吸;若患者感到剧痛或流出血性液体时,应停止冲洗,并通知医生给予处理。

(3)三通管要低于耻骨联合,以便引流彻底。若需持续冲洗,冲洗管和引流管 24h 更换 1 次。

(4)如为滴入治疗用药,须在膀胱内保留 30min。

第二节　排便护理

排便也是人的基本需要之一。护士应协助人们获得和维持健康的排便习惯,以满足肠道排泄的需要。通过学习排便护理的知识,充分理解、尊重、同情患者,做好卫生宣教,调整患者的饮食、液体摄入、运动和姿势以维持正常的排便习惯,提供隐蔽性场所和自我放松等护理活动,来维持正常排便。因此,护理工作人员需要会做的是如何观察和评估粪便,如何护理排便异常的患者,怎样执行各种灌肠及肛管排气操作。

一、排便的观察

(一)排便的基础知识

人体参与排便运动的主要器官是大肠。大肠全长 1.5m,起自回肠末端止于肛门,分盲肠、结肠、直肠和肛管 4 个部分。其中结肠又分为升结肠、横结肠、降结肠和乙状结肠 4 个部分。

排便是大肠排出废物的过程。当肠蠕动将粪便推入直肠时,直肠壁产生的冲动将兴奋传至脊髓腰骶段的初级排便中枢,同时上传到大脑皮质,引起便意和排便反射,并通过传出冲动,使粪便排出体外。排便活动受大脑皮层的控制,如果个体经常有意识抑制便意,就会使直肠渐渐对粪便压力刺激的敏感性下降,加之粪便在大肠内停留过久,水分吸收过多而干结,就会造成便秘。

(二)粪便的观察

1.正常粪便的观察

排便是人体基本的生理需要,排便次数因人而异,一般成人每日排便 1～2 次(婴幼儿 3～5 次),平均量介于 150～200g,粪便呈黄褐色,柔软成形,含少量黏液,有时也伴有未消化的食物残渣,粪便的气味是由于蛋白质经细菌分解发酵而产生。粪便的量和颜色随摄入食物的量及种类而变化,也受药物影响。

2.异常粪便的观察

(1)形状糊状或水样,见于消化不良或急性肠炎;扁平状或带状,见于直肠、肛门狭窄或部分梗阻;干结坚硬,有时呈栗子样,见于便秘。

(2)颜色柏油样便,见于上消化道出血;暗红色便,见于下消化道出血;陶土色便,见于胆道完全梗阻;果酱样便,见于阿米巴痢疾或肠套叠;粪便表面有鲜血或便后有鲜血滴出,见于直肠息肉、肛裂或痔疮出血。

(3)气味消化不良呈酸臭味;直肠溃疡、直肠癌呈腐臭味;上消化道出血呈腥臭味。

(4)混合物粪便中混有大量黏液常见于肠炎;粪便中混有脓血常见于直肠癌、痢疾;肠道寄生虫患者粪便中可查见蛔虫、蛲虫等。

(三)影响排便活动的因素

1.饮食

均衡饮食和足量的水分是维持正常排便的重要因素,如果摄入量过少,食物中缺少纤维或摄入液体量不足等,均会引起排便困难或便秘。

2.年龄

人的成长过程可影响肠道的排泄功能。婴儿期由于神经肌肉系统发育不全,不能控制排便;老年人由于腹部肌张力降低和结肠平滑肌松弛肠蠕动减弱,易发生便秘。

3.生活习惯

每日定时排便,能形成规律的排便习惯,排便姿势、环境的改变也会影响正常排便。日常活动可维持肌肉的张力,刺激肠蠕动,有利于维持正常排便功能。

4.心理因素

是影响排便的重要因素,精神抑郁有可能导致便秘,而情绪紧张、焦虑,可能导致腹泻。

5.治疗因素

长期应用抗生素,干扰肠内正常菌群的功能可造成腹泻;大剂量使用镇静剂可导致便秘;手术时用麻醉药物可使肠蠕动暂停,一般腹部手术 24～46h 胃肠功能才趋于恢复。

6.疾病和药物因素

腹部和会阴部的伤口疼痛,可抑制便意;肠道感染时肠蠕动增加导致腹泻;长期卧床患者活动减少,肠蠕动减弱而影响排便;神经系统受损可导致大便失禁;长期服用抗生素,可干扰肠道正常菌群而导致腹泻。

(四)异常排便形态

1.便秘

是指排便次数减少,粪质干硬,排便不畅、困难。

2.腹泻

是指频繁排出稀薄不成形的粪便或水样便。

3.粪便嵌塞

指粪便滞留在直肠内,坚硬不能排出。

4.排便失禁

指肛门括约肌不受意识的控制而不自主地排便。

5.肠胀气

指肠道内有过量气体积聚,不能排出,肠壁牵张膨胀。

异常的排便活动形态及其护理是非常实用的知识,可解决临床、生活中很多问题。

二、排便异常的护理

(一)便秘患者的护理

1.心理护理

了解患者心态和排便习惯,消除患者的紧张情绪和顾虑,尽量配合治疗及护理。

2.健康教育

合理安排饮食,多吃蔬菜、水果、粗粮等含水分充足和纤维丰富的食物;多饮水,成人每日摄入水量为 2000～3000mL;养成良好的定时排便习惯;安排适量的活动,促进肠蠕动,有利于排便;如需要绝对卧床休息或某些手术前患者,应有计划地训练其床上使用便盆,以逐渐适应卧床排便的需要。

3.提供适当的排便环境

向患者提供安全隐蔽的排便环境,尽量避开进餐、检查、治疗时间,使患者思想放松,安心排便。

4.采取合适的体位和姿势

如病情允许,应尽量让患者下床排便。如果在床上应用便器,在没有禁忌的情况下,最好给患者抬高床头或采取坐姿排便。

5.腹部按摩

用单手或双手示指、中指、无名指重叠,沿升结肠、横结肠、降结肠、乙状结肠方向做环形按摩,可增加腹压,促进排便。

6.口服缓泻剂

按医嘱可选用蓖麻油、植物油、番泻叶、液体石蜡等口服缓泻剂,可刺激肠蠕动,使粪便中的含水量增加,而引起导泻的作用。但应注意长期使用,可导致肠道依赖其作用,反而造成慢性便秘。

7.简易通便剂

教会患者或家属正确使用简易通便剂。

(1)开塞露是常见通便剂,由甘油或山梨醇制成,装在密封的塑料壳内,成人用量20mL,小儿用量10mL,用时剪去顶端,挤出少量液体润滑开口处,患者取左侧卧位,然后轻轻插入肛门,将药液全部挤入直肠后退出塑料容器,让患者忍耐5～10min后再排便。

(2)甘油栓是用甘油和明胶制成的栓剂,适用于小儿及年老体弱的便秘患者,使用时手垫纱布或戴手套,捏住栓剂底部,嘱患者张口呼吸,轻轻插入肛门至直肠内,并用纱布轻轻按揉,嘱患者忍耐5～10min后再排便。

(二)腹泻患者的护理

1.心理护理

患者常感到不安,肛门、会阴部皮肤会受到排泄物的刺激,因此护士应耐心地解释,细心地护理,以提高患者的自信心。

2.卧床休息

减少肠蠕动及体力的消耗。

3.遵医嘱给药

如止泻剂、抗感染药物,口服补液盐或静脉输液,以维持水及电解质平衡。

4.调整饮食

鼓励饮水,一般给予流质、半流质、清淡、少渣食物,避免油腻、辛辣饮食,病情严重者应禁食。

5.肛周护理

保护肛周皮肤,每次便后用软纸轻擦,温水清洗,肛门周围涂油膏,以保护局部皮肤。

6.观察记录

密切观察患者排便的次数和性状,及时记录,必要时留取标本送检。疑有传染病时,按隔离原则护理。

7.健康教育

向患者讲解有关腹泻的知识,指导患者注意饮食卫生,科学饮食,养成良好的卫生习惯。

(三)粪便嵌塞患者的护理

(1)早期可使用栓剂、口服缓泄剂来润肠通便。

(2)必要时先行油类保留灌肠,2～3h后再做清洁灌肠。

(3)灌肠无效者可进行人工取便。

(四)便失禁患者的护理

1.心理护理

患者常感自卑、窘迫,应充分了解、理解患者心态,尊重患者人格,鼓励患者树立信心。

2.保持室内空气清新

定期开窗通风换气,保持室内空气清新,使患者舒适。

3.加强皮肤护理

及时更换、整理,保持床单的清洁、干燥、平整,保持肛周皮肤的清洁,必要时涂油剂保护。

4.重建患者控制排便的能力

观察患者排便的时间,定时给予便器,让患者自行排便;指导患者进行肛门括约肌、盆底肌收缩运动锻炼,促进恢复肛门括约肌的控制能力。

5.健康教育

指导患者和家属学会排便失禁的护理方法及饮食卫生知识。

(五)肠胀气患者的护理

1.心理护理

向患者介绍肠胀气的相关知识,减轻紧张不安的情绪。

2.适当运动

运动可以促进肠蠕动,减轻肠胀气。卧床患者可变换卧位或做床上运动,病情许可应下床活动。

3.健康教育

向患者及家属介绍,饮食中应少食豆类、糖类等产气食物,少饮用碳酸饮料;养成细嚼慢咽的饮食习惯。

4.促进排气

可进行腹部按摩,热敷或中医针刺疗法,必要时,进行肛管排气。

三、灌肠术

是将一定量的溶液通过肛管,由肛门经直肠灌入结肠的技术,以帮助患者清洁肠道、排便、排气或由肠道供给药物,达到确定诊断和治疗的目的。灌肠可分为不保留灌肠和保留灌肠。

(一)不保留灌肠

不保留灌肠是将一定量的溶液由肛门经直肠灌入结肠,以刺激肠蠕动,清除肠腔内粪便和积气的方法。分为大量不保留灌肠、小量不保留灌肠和清洁灌肠。

1.大量不保留灌肠

(1)操作目的。

解除便秘、肠胀气。

为肠道手术、检查或分娩做准备。

为高热患者降温。

稀释并清除肠道内有害毒物,减轻中毒。

(2)操作准备。

环境准备:环境整洁、安静、明亮。

患者准备:患者体位舒适,方便操作。

用物准备:①治疗盘内备灌肠筒1套(筒内盛灌肠溶液)或一次性灌肠袋(灌肠液需到床前加);②肛管(24~26号)、弯盘、血管钳、软皂、棉签、卫生纸、橡胶单及治疗巾、水温计;③输液架、便盆及便盆巾、屏风;④灌肠溶液:常用 0.1%~0.2%肥皂液、生理盐水。溶液温度为 39~41℃,降温用 28~32℃,中暑用 4℃的生理盐水。一般成人用量每次为 500~1000mL,小儿为 200~500mL,1 岁以下小儿,每次 50~100mL。

2.小量不保留灌肠

(1)操作目的。为年老体弱、幼儿及腹部或盆腔手术后的患者软化粪便,解除便秘;排出肠道内的气体,减轻腹胀。

(2)操作准备。

环境准备:环境整洁、安静、明亮。

患者准备:患者体位舒适,方便操作。

用物准备:①治疗盘内备注洗器、量杯或小灌肠筒、肛管(22~24 号)、温开水 5~10mL、血管钳、软皂、棉签、卫生纸、橡胶单及治疗巾;②便盆及便盆巾、屏风;③常用溶液:"1、2、3"溶液(50%硫酸镁 30mL,甘油 60mL,温开水 90mL)、油剂(甘油或液体石蜡 50mL 加等量温开水)。

3.清洁灌肠

(1)操作目的:彻底清除滞留在结肠中的粪便。适用于直肠、结肠检查和手术前的肠道准备。

(2)操作准备:同大量不保留灌肠。

(3)操作方法:清洁灌肠的操作步骤同大量不保留灌肠,是反复多次大量不保留灌肠的一种方法,第一次用肥皂水,以后用生理盐水,直到排出液清洁无粪质为止。应注意每次溶液量约 500mL,灌肠时液面距肛门的高度不超过 40cm,每次灌肠后让患者休息片刻。

口服高渗溶液清洁肠道:

临床上常用口服高渗性溶液达到清洁肠道的目的,该方法简便易行,且清洁效果好,目前广泛应用于临床患者肠道检查和术前准备中。常用溶液为硫酸镁。具体方法如下:患者术前 3d 进半流质饮食,每晚口服 50%硫酸镁 10~30mL。术前 1d 进流质饮食,术前 1d 下午 2-4 时口服 25%硫酸镁 200mL(50%硫酸镁 100mL+5%葡萄糖盐水 100mL),然后再口服温开水 1000~1500mL。一般服后 15~30min 后,即可反复自行排便,2~3h 内可排便 2~5 次。

4.注意事项

(1)根据医嘱选择正确的灌肠溶液:注意溶液的温度、浓度、压力和量。充血性心力衰竭和水钠潴留的患者禁用生理盐水灌肠;肝昏迷患者禁用肥皂水灌肠;降温患者,应嘱患者保留 30min 后排出,排便后测量体温并做记录;伤寒患者灌肠时灌肠筒内液面不得高于肛门 30cm,液体不得超过 500mL。

(2)严密观察患者的反应:及时和患者沟通,若液体流入受阻,可前后旋转移动肛管或挤捏肛管,使堵塞管内的小粪块脱落;如患者感到腹胀或有便意时,嘱患者张口呼吸,放松腹肌,也可适当降低灌肠筒的高度或夹管暂停片刻,降低腹压;如患者出现面色苍白,出冷汗,剧烈腹痛,心慌气急,应立即停止灌肠,并与医生联系给予处理。

(3)禁忌证:消化道出血、妊娠、急腹症、严重的心血管疾病患者。大肠癌患者一般不宜做术前灌肠。

大肠癌患者术前不宜灌肠插:

随着经济的发达和社会人口老龄化的趋势,大肠癌发病率日趋上升。据法国巴黎癌症研究所报道,大肠癌全世界发病率居第四位,在北美、西欧发病率居第二位。美国每个发病例15万,生在结肠和直肠上的恶性肿瘤。大肠癌患者术前通常要口服流质饮食1~2d,同时,加服泻药及抗生素,以便术时肠腔内较清洁,便于手术分离、肿瘤切除及肠管吻合,也有利于手术后肠道功能的恢复。一般对大肠癌者,术前不宜做灌肠检察和术前清洁灌肠,尤其是直肠、乙状结肠癌或肿瘤较大的,累及肠管大部分管腔造成完全或不完全性肠梗阻的患者。因灌肠可使肠腔内压力升高,促使肿瘤细胞沿淋巴道或血道转移的机会增加,因此,除了有时向肠腔内注入一些化疗药物,如氟尿嘧啶外,一般不宜术前做钡剂灌肠检查和术前清洁灌肠。

(二)保留灌肠

1.操作目的

自肛门灌入药液,保留在直肠或结肠内,通过肠黏膜吸收,达到治疗目的。常用于镇静、催眠及治疗肠道感染。

2.操作准备

(1)环境准备:环境整洁、安静、明亮。

(2)患者准备:患者体位舒适,方便操作。

(3)用物准备。

同小量不保留灌肠,选择较细肛管(20号以下)。

常用溶液:10%水合氯醛用于镇静催眠;2%小檗柴液、0.5%~1%新霉素液、5%大蒜浸液或其他抗生素用于肠道感染。温度39~41℃,溶液量少于200mL。

3.注意事项

(1)保留灌肠前,全面评估患者病情,对灌肠的目的和病变的部位了解清楚,便于正确掌握灌肠的卧位和插管的深度。

(2)灌肠前嘱患者排尿排便,选用的肛管要细,插管要深,液量要小,液面距肛门不超过30cm,使灌入的药液能保留较长时间,以利于药液被充分吸收。

(3)直肠、结肠和肛门等手术后及排便失禁的患者不宜保留灌肠。

四、肛管排气法

是将肛管从肛门插入直肠,以排除肠腔内积气的方法。

(一)操作目的

排出肠腔积气,减轻腹胀。

(二)操作准备

1.环境准备

环境整洁,安静、明亮。

2.患者准备

患者体位舒适,方便操作。

3.用物准备

治疗盘内放肛管(26号)、玻璃接管、橡胶管、玻璃瓶(内盛水3/4满,瓶口系带)、润滑油、棉签、胶布、别针、卫生纸、弯盘、屏风。

(三)注意事项

肛管保留时间不应超过 20min,否则,会降低肛门括约肌的反应能力,导致肛门括约肌的永久性松弛。需要时,2~3h 后再插管排气。

第七章　内科常见症状护理

第一节　发热护理

任何原因引起的产热增多或散热减少，或致热源直接作用于下丘脑的体温调节中枢，或体温调节中枢功能紊乱，使体温升高，超过正常范围，即称之为发热。正常人腋窝温度在 36～37℃，舌下温度比腋窝温度高 0.2～0.3℃，直肠温度比腋窝温度高 0.3～0.5℃。在 24h 内，下午体温较早晨体温稍高，剧烈运动及进餐后体温略高，但一般波动不超过 1℃。妇女在月经前期及妊娠期体温略高。老年人体温相对于青年人低。

一、热型及临床意义

(一)稽留热

体温持续在 39～40℃，达数日或数周，24h 波动范围不超过 1℃，常见于急性传染病，如伤寒。

(二)弛张热

体温在 39℃以上，但波动幅度大，24h 温差在 1℃以上，最低体温仍高于正常水平，常见于败血症。

(三)间歇热

高热与体温正常交替有规律地反复出现，间歇数小时或 1～2d，常见于疟疾。

(四)不规则热

体温在 24h 内变化不规则，持续时间不定，常见于流行性感冒、肿瘤性发热等。

二、护理要点

1.监测体温

(1)体温达到 37.5℃以上者，每日测体温 3 次；体温在 38.5℃以上者，每 4h 测体温 1 次，至体温正常后 3d 每日测体温 1 次。测体温同时观察患者的面色、脉搏、呼吸。如有异常，立即与医生联系。

(2)体温超过 38.5℃，给予物理降温或按医嘱给予药物降温。

2.严密观察

患者发热的时间、热型、伴随症状及其他病情变化，高热患者在退热时或大量出汗时注意有无虚脱现象。

3.卧床休息

鼓励患者多饮水，补充水分成人每日不少于 30000mL，小儿可按每日 80～100mL/kg 计算，并按医嘱记录出入水量。

4.饮食

给予营养丰富易消化的食物,供给热量每日不低于 2400cal。

5.保持皮肤清洁干燥,做好皮肤护理

高热患者在退热过程中往往大量出汗,应及时擦浴和更换床单、衣服,同时注意保暖,以防受凉。

6.加强口腔护理

每日不少于 2 次,口唇干燥者涂以润唇膏。

7.做好心理护理

关心、了解患者的感受,耐心解答各种问题,给予心理上的安慰和支持。

第二节　恶心、呕吐护理

恶心为上腹部不适、欲将胃内容物经口吐出的感觉。呕吐是通过胃的强烈收缩迫使胃或部分小肠的内容物通过食管、口腔逆行排出体外的现象。

一、临床特征

脑膜炎、脑炎、脑瘤及高血压病等颅内压增高引起的呕吐为喷射状,呕吐前无恶心先兆。前庭功能障碍所致的呕吐,常见于晕动病、内耳眩晕病等,其呕吐与头部位置改变有密切关系,常伴有眩晕、眼球震颤、恶心、血压下降、面色苍白、出汗、心悸等自主神经失调的表现。精神性呕吐神经症及条件反射性呕吐,如嗅到厌恶的气味或看到厌恶的食物引起的呕吐,其特点与精神因素有关。呕吐前无恶心,食后立即发生,呕吐常不费力,每次呕吐量不多,吐完后仍可进食。周围性呕吐分为胃源性呕吐和反射性呕吐。各种急性或慢性胃炎,多与进食有关,常先有恶心,吐后症状缓解;幽门梗阻所致的呕吐常在进食后不久发生,瘢痕性幽门梗阻是由于胃扩张与胃潴留所致,呕吐多发生于餐后 6～12h,呕吐量大,常有隔夜宿食。

二、护理要点

(1)实施止吐措施有恶心欲呕吐时,嘱患者用口深呼吸,减轻迷走神经反射;针灸或压迫穴位,如内关、足三里、合谷。

(2)遵医嘱应用镇吐药物,及时补充水和电解质。剧烈呕吐不能进食或严重水、电解质失衡时,主要通过静脉输液予以纠正。口服补液时,应少量多次饮用,以免引起恶心、呕吐。

(3)加强基础护理,摆放舒适体位,以免误吸呕吐物导致吸入性肺炎或窒息。当患者有恶心、呕吐的前驱症状时,协助患者取坐位;如病情重、体力差者,可取侧卧位或仰卧位,脸偏向一边。为减少不良刺激,患者呕吐后要及时漱口、更换衣物、清理污物,开窗通风,保持环境清洁。

第三节　水肿护理

过多液体在组织间隙积聚称为水肿。液体在体内组织间隙弥漫性分布时称为全身性水肿，液体积聚在局部组织间隙时称为局部性水肿。胸膜腔和腹膜腔中液体积聚过多，分别称为胸腔积液和腹腔积液（腹腔积液），是水肿的特殊形式。

一、临床特征

心源性水肿一般为右心衰竭的表现。水肿常出现于人体的最低部位，为对称性、凹陷性，早期可于午后出现踝部水肿，休息后消退，随着病情的进展，水肿会向上蔓延。水肿可随体位改变而改变，如立位时双下肢的踝部明显，半坐位时腰骶部、阴囊、阴唇明显，严重者可引起全身性水肿或伴有浆膜腔积液，常伴有颈静脉怒张、肝大、静脉压升高。颜面一般不水肿。当伴有营养不良或肝功能损害，血浆白蛋白过低时，可出现颜面水肿。肾源性水肿为早期晨起有眼睑及面部水肿，病情进展迅速者可布及全身。局部性水肿包括炎症性水肿、静脉性水肿、淋巴水肿等。

二、护理要点

（一）活动

轻度水肿者限制活动；严重水肿者以及伴有心、肝、肾功能不全者卧床休息，增加肝肾回流，利于水肿消退；胸腔积液、腹腔积液者取坐位或半坐位，改善肺扩张受限及膈肌抬高所致的呼吸困难；下肢水肿者减少站立或坐位时间，抬高下肢。

（二）饮食

水肿患者给予少盐饮食，每日 2～3g 为宜；心源性水肿者一般不限制入水量，肾源性水肿每日尿量＞1000mL 者一般不限，但一般不宜过多饮水，每日尿量＜500mL 应限制液体入量，重者量入为出；肝性水肿者入水量限制在每日 1000mL，低钠者每日 500mL。

（三）皮肤护理

保护皮肤免受损伤，预防皮肤感染；阴囊水肿者用阴囊带托起阴囊以利消肿，同时注意局部皮肤护理，防止破溃。

第四节　意识障碍护理

意识障碍是指人体对周围环境及自身状态的识别和察觉能力障碍的一种精神状态。按程度分为嗜睡、意识模糊、昏睡、昏迷（浅、中、深）。

一、临床表现

意识障碍在临床上有不同程度的表现：

(一)嗜睡

是意识障碍的早期表现,患者陷入持续的睡眠状态,可被唤醒,并能正确回答问题和做出反应,但当停止刺激后又继续入睡。

(二)意识模糊

意识水平轻度下降,较嗜睡为深的一种意识障碍。患者能保持简单的精神活动,但对时间、地点、人物的定向能力发生障碍。

(三)昏睡

患者处于沉睡状态,不易唤醒。在强烈刺激下可被唤醒,但很快入睡。醒时回答问题含糊或答非所问。

(四)昏迷

是意识障碍的严重表现,按其严重程度分为 3 个阶段。

1.浅昏迷

意识完全丧失,无自主运动,对声、光刺激无反应,对强烈的疼痛刺激可表现出痛苦的表情或肢体退缩等防御反应,角膜反射、瞳孔对光反射、眼球运动、吞咽反射等尚可存在。

2.中度昏迷

是对周围事物及各种刺激均无反应,对剧烈刺激的防御反射、角膜反射及瞳孔对光反射减弱,大小便潴留或失禁,生命体征发生变化。

3.深昏迷

对外界任何刺激均无反应,全身肌肉松弛,对各种刺激全无反应,深、浅反射均消失。

二、护理要点

(1)密切观察体温、脉搏、呼吸、血压、瞳孔、意识变化,如有异常及时报告医生。

(2)注意安全防护,严防意外坠床、烫伤等。

(3)抬高床头 30°~45°,保持呼吸道通畅,病员头偏向一侧,并定时翻身拍背、吸痰,以防肺部并发症和窒息。

(4)做好口腔护理,保持口腔内清洁,每日不少于 2 次,如有活动假牙,应予取出以防误吸入气管。

(5)注意皮肤护理,建立翻身卡,每 2~4h 翻身 1 次,并记录。翻身时切勿拖、拉、推,使用便盆时注意抬高臀部,防止便盆损伤皮肤。

(6)保持床单被褥干燥整洁平坦,根据病情选择气垫床、翻身垫或气圈,选择性使用减压物品,防止褥疮发生。

(7)尿潴留、尿失禁患者给予留置尿管,做好尿管护理,记录尿量、性质,防止泌尿系统感染。

(8)保护眼睛,按时滴入生理盐水或涂眼膏,加盖湿纱布,闭合眼睑,以免角膜干燥受伤。

(9)给予高营养饮食,不能进食者按医嘱给予鼻饲,注意胃管通畅,根据胃管使用说明书按时更换胃管。

(10)保持肢体功能位,防止足下垂,每日 2~3 次做四肢关节被动活动及肌肉按摩,防止肢体挛缩和畸形。

第五节　黄疸护理

黄疸是指由于胆红素代谢障碍,致使血清中胆红素升高,胆红素渗入组织,使皮肤、黏膜和巩膜发黄的症状。基本病因分为肝细胞性黄疸、溶血性黄疸和阻塞性黄疸。

一、临床表现

黄疸在巩膜和软腭出现较早,颜面及前胸次之。溶血性黄疸常为浅柠檬色,急性肝细胞性黄疸多为金黄色。胆汁淤积性黄疸为暗黄色,严重时为黄绿色。伴随症状中,如出现食欲缺乏、恶心、呕吐、肝区轻度胀痛,多见于急性病毒性肝炎,体重减轻和恶病质多见于癌症;右上腹阵发性绞痛多见于胆石症;发热、寒战、全身酸痛和酱油色尿液应警惕急性溶血;阻塞性黄疸时可出现脂肪性腹泻、白陶土样粪便、皮肤瘙痒、出血倾向等,肝细胞性和阻塞性黄疸时尿色加深,甚至呈浓茶样。

二、护理要点

(一)病情观察

观察患者皮肤瘙痒、体重、尿色等的情况及动态变化,伴随症状的出现或消除等。

(二)饮食指导

指导患者进低脂易消化饮食,戒烟、酒。

(三)皮肤护理

皮肤瘙痒者注意清洁,常用温水清洗,局部涂擦炉甘石等止痒。严重者遵医嘱给予氯苯那敏、异丙嗪等。及时修剪指甲,以免搔破皮肤。

第六节　腹泻护理

腹泻是指排便次数增加,粪质稀薄或带有黏液、脓血或未消化的食物。腹泻可分为急性和慢性两种,超过 2 个月者属于慢性腹泻。

一、临床表现

(一)起病和病程

急性腹泻起病急、病程短,多为感染或食物中毒所致。慢性腹泻起病缓慢、病程长,多见于非特异性炎症、吸收不良、肠道肿瘤或神经功能紊乱等。

(二)腹泻次数和粪便性状

急性感染性腹泻,每日排便次数多在 10 次以上,如细菌性感染,常有黏液血便或脓血便;阿米巴痢疾的粪便呈暗红色或果酱样。慢性腹泻每日排便可为稀便,亦可带黏液、脓血,可见于慢性痢疾、炎症性肠病及结肠、直肠癌等,粪便中带有黏液而无病理成分者常见于肠易激综合征。

（三）腹泻与腹痛

急性腹泻常有腹痛，分泌性腹泻往往无腹痛。

二、护理要点

（一）病情观察

观察患者腹泻发生的时间、频次、性状、颜色、量、气味、伴随症状、生命体征、神志、尿量、皮肤等。

（二）指导患者合理饮食

给予少渣、易消化食物，避免生冷、多纤维素、刺激性食物。急性腹泻应根据病情和医嘱给予禁食、流质饮食。

（三）活动

急性起病、全身症状明显的患者应卧床休息，并注意保暖，以减弱肠蠕动，减少排便次数；慢性腹痛症状较轻者可适当活动。

（四）皮肤护理

便后用温水清洗肛周，保持清洁干燥，局部涂抹凡士林以防局部糜烂。一旦局部糜烂，可使用红外线照射，同时涂抹凡士林或抗生素软膏。

（五）心理护理

给予充分的解释、鼓励，提高患者对各项检查和治疗的认识，稳定患者情绪。

第七节　便秘护理

便秘是指排便频率减少，7d内排便次数少于2～3次，粪便量少且干硬，并常有排便困难的感觉。

一、临床表现

急性便秘可有原发病的临床表现，多见于各种原因的肠梗阻；慢性便秘多无特殊表现，部分患者诉口苦、食欲减退、腹胀等，排出粪便坚硬，排便时可有左下腹或下腹痉挛性疼痛或下坠感。排便困难严重者可因痔加重或肛裂而有大便带血或便血。

二、护理要点

（一）病情观察

观察伴随症状、体征等，判断便秘的原因。

（二）生活指导

指导患者劳逸结合、精神放松；向患者讲解有关排便的知识，养成良好的排便习惯；锻炼腹肌功能。

（三）探求解决便秘的措施积

极治疗原发病；适当应用药物导泻，但注意口服泻药前必须排除肠梗阻；多食蔬菜、粗粮等富含纤维素的食物和润滑肠道的水果,每日饮水量不低于 1500mL;进行腹部按摩,促进肠道蠕动。上述方法无效者,遵医嘱给予灌肠。

第八节　心悸护理

心悸是患者自称的心慌,是人在静态或休息状态下自觉心脏搏动并有不适感。

一、临床表现

患者自觉心跳或心慌,可描述为心头乱跳或乱蹦、心惊、心脏跳到喉咙口等。通常心率加快时,患者自觉心脏跳动明显,心率缓慢时则感到心脏搏动强烈。常见的伴随症状为胸痛、呼吸困难、晕厥或抽搐、贫血等。心悸的严重程度不一定与病情成正比。心电图可确定有无心律失常。

二、护理要点

(1)观察心悸发生的时间、性质、程度、诱发因素、伴随症状等,监测心电图的变化。

(2)积极与患者沟通,讲解相关知识,减轻患者的焦虑、恐惧等不良心理。

(3)控制诱发因素,限制饮酒、吸烟、饮用刺激性饮料,调整运动强度、工作压力等。

(4)减轻症状,根据心功能症状,适当休息;对严重心律失常患者或器质性心脏病引起心悸伴气急者给予吸氧;心悸明显者卧床时避免左侧卧位,心功能不全患者宜取半坐卧位。

(5)给予易消化的清淡饮食,少量多餐,避免过饱及饮用浓茶、咖啡等刺激性饮料,戒烟、酒。

第九节　呼吸困难护理

呼吸困难是指患者主观上感觉空气不足或呼吸急促,呼吸费力,客观表现为呼吸活动用力,出现呼吸频率、深度或节律的改变,严重时可出现鼻翼扇动、发绀、张口耸肩、端坐呼吸等。

一、临床类型

根据病因可将呼吸困难分为肺源性、心源性、血源性、中毒性、神经性等;根据呼吸困难急缓分为急性和慢性呼吸困难;根据呼吸困难在呼吸周期不同分为吸气性、呼气性和混合性呼吸困难;根据发作特点分为休息时、劳力性、发作性和夜间阵发性呼吸困难;根据发作时的体位分为端坐呼吸、平卧呼吸和转位呼吸困难。

二、护理要点

(1)给氧氧疗是纠正缺氧、缓解呼吸困难最有效的方法。根据患者病情合理用氧:慢性支气管炎、阻塞性肺气肿、肺心病患者低流量(1~2L/min)吸氧,吸氧浓度过高可加重病情,引发肺性脑病;急性左心衰竭者应高浓度(4~6L/min)给氧。

(2)调整体位患者取半卧位或端坐卧位,减轻呼吸困难。

(3)合理安排休息,减少氧的消耗。

(4)给予患者心理安慰,进行必要的解释和沟通,增加巡视次数,缓解患者的紧张情绪。

第十节 发绀护理

发绀是指血液中还原血红蛋白增多,使皮肤黏膜呈青紫的现象。

一、临床表现

由心肺疾病导致的动脉血氧饱和度降低所致的发绀称为中心型发绀,特点为全身性,除四肢及颜面外,黏膜与躯干皮肤均发绀,但皮肤是温暖的;由周围循环血流障碍所致的发绀称为周围型发绀,特点为发绀主要出现在末梢与耳垂、鼻尖等处,这些部位的皮肤是冷的,经按摩和加温后发绀可消失。中心型和周围型发绀并存,可见于全心功能不全时。

二、护理要点

(1)给氧根据病情给予吸氧,通常 2～4L/min,严重缺氧且无二氧化碳潴留者可给予高流量吸氧;急性肺水肿患者可吸入 50％乙醇湿化的氧气。吸氧后患者发绀有无改善可作为临床诊断治疗的参考。

(2)保持呼吸道通畅,及时清除异物或帮助患者将痰液排出。

(3)伴呼吸困难者,采取半卧位或坐位,尤其对已有心功能不全的患者。

(4)密切观察患者的病情变化、伴随症状,及时处理。

第十一节 咳嗽与咳痰护理

咳嗽既是一种保护性反射动作,又是呼吸系统很常见的症状之一。人体借助咳嗽反射能有效地清除呼吸道的分泌物或进入气道的异物。咳痰是通过咳嗽动作将呼吸道内病理性分泌物排出口腔外的病态现象。

一、临床特征

咳嗽的性质、音色、持续时间,痰的色、质、量、气味等因病因不同而异。急性上呼吸道感染的咳嗽多为干咳,伴有发热;支气管肿瘤的咳嗽常为刺激性干咳,肿瘤压迫气管或支气管时咳嗽伴有金属音;慢性支气管的咳嗽多于晨间体位变换时咳白色泡沫样或黏液样痰;支气管扩张和肺脓肿时咳大量黄色脓性痰,并与体位改变有明显关系;急性肺水肿咳粉红色泡沫痰;肺炎球菌肺炎咳铁锈色痰;血痰多见于肺结核和肺癌。久咳患者尤其是夜间咳嗽或咳大量痰液者常感疲倦、失眠、注意力不集中,情绪不稳定。

二、护理要点

(1)密切观察病情,注意咳嗽的性质、时间、音色及有无咯血、呼吸困难等伴随症状。

(2)观察咳痰患者痰的性质,如气味、色、量,放置后是否分层,并准确给予记录及时送检。

(3)避免诱因,注意保暖,保持室内空气流通、适宜温度与湿度。

(4)促进有效咳嗽、排痰,根据医嘱给予祛痰剂,鼓励患者将痰咳出,痰液黏稠难以咳出者给予超声雾化吸入;指导患者有效咳嗽、排痰方法,常变换体位,辅以拍背。

(5)痰多而咳嗽无力,要注意防止呼吸道阻塞,及时清除异物,并且准备好吸痰器及抢救用物,以备急用。

(6)咳脓痰者,加强口腔护理,保持口腔清洁;昏迷患者翻身前后注意吸痰。

(7)给予高蛋白、高维生素、足够热量的饮食,鼓励多饮水,每日饮水量在1500mL以上,促进痰液稀释。

(8)心理护理,给予心理支持与疏导,放松紧张情绪。

第十二节　咯血护理

喉以下呼吸道组织的出血经口咳出,表现为痰中带血到大量咯血。

一、临床特征

一次咯血量小于100mL者为小量咯血,可表现为痰中带血、血痰;100～300mL为中等量咯血,可表现为大口咯血;每次咯血量大于300mL或24h咯血量超过600mL者为大量咯血。咯血前患者常有情绪不稳定、坐卧不安、胸部闷胀等;咯血时患者神情紧张,呼吸、心率加快;反复咯血者则常烦躁不安、焦虑甚至恐慌。大咯血多见于肺结核、支气管扩张症,易发生低血容量性休克和窒息。大咯血时,患者出现咯血不畅、胸闷气促、表情恐怖、张口瞪目、两手乱抓、抽搐、大汗淋漓、牙关紧闭或神志突然丧失,提示发生窒息。

二、护理要点

(一)休息保持

病室安静,避免不必要的交谈。小量咯血者静卧休息,大量咯血者绝对卧床休息,减少翻动。患者取平卧位,头偏向一侧,或取患侧卧位,减少患侧活动。因患侧卧位可减少患侧胸部的活动度,既防止病灶向健侧扩散,同时有利于健侧肺的通气功能。嘱患者咯血切勿咽下及屏气。

(二)饮食

大量咯血时禁食。咯血停止后,可进温凉流质或半流质饮食。多饮水,多食富含纤维素食物,以保持排便通畅,避免排便时腹压增加而引起再度咯血。小量咯血者宜进食少量凉温的饮食,多饮水及多食富含纤维素食物,以保持大便通畅。

(三)对症护理

安排专人护理并安慰患者。保持口腔清洁,咯血后为患者漱口,擦净血迹,防止因口咽部异物刺激引起剧烈咳嗽而诱发咯血。及时清理患者咯出的血块及污染的衣物、被褥,有助于稳定情绪,增加安全感,避免因精神过度紧张而加重病情。

(四)保持呼吸道通畅

痰液黏稠无力咳出者,可经鼻腔吸痰。重症患者在吸痰前后应适当提高吸氧浓度,以防吸痰引起低氧血症。咯血时,轻轻拍击健侧背部,嘱患者不要屏气,以免诱发喉头痉挛,使血液引流不畅形成血块,导致窒息。

(五)密切观察病情变化

如在咯血过程中,突然出现胸闷、烦躁、呼吸困难、大咯血突然中止可能为窒息,立即配合抢救。

(1)取头低足高位,头向下倾斜 45°~60°,以利体位引流。

(2)口内放开口器,取出血块或应用吸引器抽出血块。

(3)轻拍患者背部,促进气管内血块排出,以保持呼吸道通畅。

(4)给予氧气吸入,3~4L/min。

(5)如无效时可行气管插管或气管切开吸出血块。

(六)详细记录咯血量及其性质

(七)观察止血药物的作用及副作用

(八)窒息的抢救

对大咯血及意识不清的患者,应在病床旁备好急救器械,一旦患者出现窒息征象,应立即取头低脚高 45°俯卧位,面向一侧,轻拍背部,迅速排出在气道和口咽部的血块,或直接刺激咽部以咳出血块。必要时用吸痰管进行负压吸引。

第十三节　胸痛护理

胸壁组织病变或肺组织病变累及壁层胸膜时引起胸痛。

一、临床特征

胸痛可呈隐痛、钝痛、刺痛、灼痛、刀割样痛或压榨样痛。胸痛伴高热可考虑肺炎,自发性气胸,可在屏气或剧烈咳嗽时或之后突然发生剧烈胸痛,伴有气急或发绀。肺癌侵及壁层胸膜或肋骨,可出现隐痛,进行性加剧,甚至刀割样痛。胸膜炎呈患侧疼痛,呼吸、咳嗽时疼痛加剧,屏气时减轻。肋间神经痛常沿肋间神经呈带状分布,出现刀割样、灼痛或触电样疼痛。

二、护理要点

(一)放松疗法

嘱患者疼痛时听音乐、看书或聊天,转移注意力。

(二)调整体位

采取坐位或半坐卧位等舒适体位,防止疼痛加剧,胸膜炎患者取患侧卧位,减少局部胸壁与肺的活动,缓解疼痛。

(三)止痛

因胸部疼痛引起剧烈疼痛者,可在呼气末用 15cm 宽胶布固定患侧胸壁,减低呼吸幅度,达到缓解疼痛的目的。

(四)适当应用镇痛和镇静药

第十四节　尿量异常护理

正常人每日尿量为 1000～2000mL。每日尿量少于 400mL 称为少尿,少于 100mL 称为无尿,尿量超过 2500mL 称为多尿。

一、临床特征

急性肾功能不全少尿期持续 2～14d 无尿,慢性肾功能不全后期由少尿逐渐发展至无尿。急性肾功能不全多尿期尿量达 4000mL/d 左右;糖尿病患者常多饮,尿量在 2000～3000 mL/d;尿崩症引起的多尿伴有烦渴与多饮,尿量在 4000mL/d 左右,最多可达 18000mL/d。少尿或无尿可分为肾前性、肾性和肾后性,可导致机体多方面营养代谢紊乱,如血浆尿素氮、尿肌酐升高、高钾血症、体内水分过多、稀释性低钠低氯血症等。多尿可分为肾源性和非肾源性,前者引起的多尿可引起低血钾、高血钠及脱水的表现,带给患者躯体不适和思想负担。

二、护理要点

(1)记录 24h 出入液量、排尿次数及尿量,及时留取标本送检。

(2)饮食:少尿或无尿患者严格控制饮水量和输液量,高血钾患者避免食用含钾高的食物;多尿患者鼓励多饮水。

(3)对肾功能不全、少尿伴有高血钾的患者,需输血时应输入新鲜血液。

第十五节　尿路刺激征护理

由于膀胱受到炎症或理化因素刺激而发生痉挛,引起尿频、尿急、尿痛和排尿不尽感觉者称为尿路刺激征。常由尿路感染引起。

一、临床特征

若排尿次数明显增多,昼夜无区别,尿量不多且有排尿不尽和下腹坠痛感,常为尿路感染所致;白天尿频,夜间排尿次数不增加,多属非器质性病变;夜间排尿次数增加,总尿量也增多,可能为肾小管浓缩功能受损而引起的多尿。尿急伴有尿痛多系炎症或异物刺激所致;尿急不伴有尿痛常由于精神因素、排尿反射不正常所致。如尿液外观浑浊,尿沉渣镜下见红细胞、白细胞或脓细胞,应考虑为尿路感染,可进一步做中段尿培养。

二、护理要点

（1）解除焦虑情绪。

（2）休息保证充分休息，症状严重者卧床休息。

（3）鼓励多饮水，必要时静脉补液使尿量增加，以冲洗尿路、促进细菌和炎性分泌物的排泄，缓解尿路刺激；合理用药，必要时碱化尿液减轻症状。

（4）清洁中段尿培养标本采集留取标本前用肥皂水清洗外阴部，不宜用消毒剂；做中段尿培养，宜在使用抗生素前或停药 5d 后收集标本，不宜多饮水，并保证尿液在膀胱内停留 6～8h，以提高阳性率；中段尿留取在无菌容器内，于 1h 内做培养和细菌计数。

第十六节　血尿护理

正常尿液中无红细胞或偶见个别红细胞，如离心沉淀后的尿液，镜检下每高倍视野有红细胞 3 个以上，即为血尿。轻者尿色正常，须经显微镜检查方能确定，称为镜下血尿。重者尿呈洗肉水样，甚至呈血色，称为肉眼血尿。

一、临床特征

肉眼血尿的改变易被患者本人或家属发现。尿液酸性时，颜色深，呈棕色或暗黑色，尿液碱性时呈红色。尿 3 杯试验可粗略判断血尿的部位：嘱患者一次排尿，将前、中、后三段分别排入 3 个玻璃杯中，如前段尿含血液（初血尿），表面病变位于前尿道；如后段尿含血液（终末血尿），表明病变位于膀胱颈部和三角区或后尿道等部位；如 3 杯尿中均有血液（全程血尿），提示病变在膀胱以上。

二、护理要点

（一）休息

大量血尿时应卧床休息，注意观察血压、脉搏和血红蛋白的情况。

（二）饮食

急性肾炎给予低盐、高维生素饮食，慢性肾炎给予低盐、低脂、优质蛋白、高维生素饮食。

（三）适当多饮水

以冲洗尿路，防止血块堵塞和感染。

第十七节　腹痛护理

腹痛多由于腹腔脏器病变引起，但腹腔脏器以外疾病及全身性疾病也可引起。

一、临床特征

一般腹痛部位位于病变所在部位，如胃、十二指肠疾病和急性胰腺炎，疼痛在中上腹部，胆囊炎、胆石症、肝脓肿等在右上腹部;急性阑尾炎在右下腹麦氏点。胃、十二指肠疾病多为隐痛、灼痛或不适感,伴畏食、恶心、呕吐、嗳气、反酸等,急性胰腺炎常出现上腹部剧烈疼痛,为持续性钝痛、钻痛或绞痛;突发的中上腹剧烈刀割样痛多为胃十二指肠穿孔;持续广泛性剧烈腹痛伴有腹壁肌紧张或板样强直,提示急性弥漫性腹膜炎;隐痛多为内脏性疼痛。胆囊炎或胆石症发作前常有进食油腻食物史;急性胰腺炎发作前常有酗酒、暴饮暴食史。餐后痛可能由于消化性溃疡所致;饥饿痛发作呈周期性、节律性多见于十二指肠溃疡;子宫内膜异位症与月经周期有关。

二、护理要点

(1)减轻疼痛:采取舒适体位,减轻疼痛,如胰腺炎患者取弯腰抱膝位、肝癌患者卧于健侧,采用心理暗示、行为疗法等非药物性方法缓解疼痛;镇痛药物的选择要根据病情、疼痛性质来选择。急性腹痛未明确诊断之前不得随意用药,以免掩盖症状。胆道、胰腺疾病等引起的腹痛慎用吗啡制剂,以免引起括约肌痉挛,加重病情。

(2)腹痛剧烈者要加强巡视观察,做好生活护理。

(3)加强对原发病的护理

第十八节　腰背痛护理

腰背痛的组织,自外向内包括皮肤、皮下组织、肌肉、韧带、脊椎、肋骨、脊髓和脊髓膜等,上述任何一种组织的病变而引起的疼痛,称为腰背痛。

一、临床特征

局部病变疼痛是由于感觉神经末梢受刺激所致,主要表现为深部痛;胸腔、腹腔、盆腔内脏器官病变引起的腰背痛,主要由于牵涉痛所致。急性胆囊炎除引起右上腹痛外,还可放射至右肩胛下区;十二指肠后壁穿孔或急性胰腺炎常向背部放射。神经根痛常表现为放射性,如坐骨神经痛,除腰痛外,常放射至臀部、大腿后部及小腿后外侧,甚至足背部。

二、护理要点

(1)对轻度腰肌劳损或肌纤维炎引起的腰痛,可给予休息、理疗、口服抗炎止痛药物等。

(2)保持正确的姿势是治疗腰背痛的重要环节,睡姿多取侧卧位,髋膝关节自然弯曲,枕头高度适中,睡木板床;坐位时膝盖高于臀部,坐姿端正,有靠背,忌久坐;久站易因腰背肌肉紧张而发生酸痛,如需久站,可轮番把一只脚踩在垫高的物体上。

第八章　外科常见症状护理

第一节　休克护理

休克是机体受到有害因素的强烈侵袭,迅速导致神经、内分泌、体液代谢和循环功能障碍,全身有效循环血量明显下降,引起组织器官灌注量急剧减少,导致组织细胞缺氧以及器官功能障碍的临床病理生理过程。有效循环血量明显下降和组织器官低灌注是休克的血流动力学特征。组织缺氧,以致造成毛细血管交换功能障碍和细胞受损是休克的本质。

一、病因和分类

(一)心源性休克

心源性休克是由于心脏泵功能衰竭、心排血量下降、动脉系统血流量减少、静脉系统回流受阻、心脏前负荷增加等,导致左侧心力衰竭,出现急性肺水肿。常见于心肌收缩力减弱,如大范围急性心肌梗死(梗死范围超过左心室体积的40%)、重症心肌炎;心脏机械结构异常,如心脏压塞、严重二尖瓣关闭不全;严重心律失常,尤其是室性心律失常。

(二)低容量性休克

因各种原因导致的患者血管内容量不足是这类休克的主要临床病理生理改变。快速大量失血、大面积烧伤所致的大量血浆丧失、大量出汗、严重腹泻或呕吐、内脏器官破裂、穿孔等情况,都可引起血容量急剧减少而导致低血容量休克。失血性休克、创伤性休克属于这一类。

(三)分布性休克

这类休克的共同特点是外周血管扩张及使回心血量锐减,血液在毛细血管和(或)静脉中潴留,或以其他形式重新分布,而微循环中有效灌注不足。引起血管扩张的因素包括感染、过敏、中毒、脑损伤、脊髓损伤、剧烈疼痛等。过敏性休克、神经源性休克、内分泌性休克、感染性休克都属于这一类。

(四)阻塞性休克

这类休克的基本发病机制是血流的主要通道受阻,根据梗阻的部位分为心内梗阻性和心外梗阻性休克。临床见于主干内肺栓塞、原发性肺动脉高压、主动脉夹层动脉瘤等。阻塞性休克的血流动力学特点因梗阻的部位不同而不同,但基本改变大都是血液回流或输出受阻,导致心排血量减少、氧输送量减少、组织灌注不足、缺血、缺氧。

二、护理要点

(1)建立静脉通路,根据医嘱合理补液、补充血容量、恢复有效循环血量。

(2)严密观察病情变化。每15～30min测脉搏、呼吸、血压1次,观察意识、面唇色泽、肢端皮肤颜色、温度及尿量变化。

(3)准确记录出入量。

（4）根据病情取休克卧位，将患者头和躯干抬高 20°～30°，下肢抬高 15°～20°。

（5）吸氧，保持呼吸道通畅，观察呼吸形态，了解缺氧程度。

（6）密切观察体温变化，注意保暖。对高热患者给予物理降温。

（7）加强基础护理，预防皮肤受损和意外受伤。

（8）遵医嘱给予镇静镇痛药物。

（9）做好心理护理，使患者情绪稳定，配合治疗。

第二节　水和钠代谢紊乱护理

钠离子构成细胞外液渗透微粒的 90%，其浓度失调就表现为低钠血症或高钠血症。正常血钠浓度为 135～145mmol/L。等渗性缺水是指水和钠成比例丧失，血清钠和细胞外液渗透压维持在正常范围，因可造成细胞外液量（包括循环血量）迅速减少，又称急性缺水或混合性缺水。外科患者最易发生该种缺水。低渗性缺水又称慢性或继发性缺水。水和钠同时丢失，但失钠多于失水，血清钠低于 135mmol/L，细胞外液呈低渗状态。高渗性缺水又称原发性缺水。水和钠同时缺失，但缺水多于缺钠，故血清钠高于正常范围，高于 150mmol/L，细胞外液呈高渗状态。水中毒是指机体摄水量超过排水量，水潴留体内使血浆渗透压下降和循环血量增多，又称稀释性低钠血症，较少见。

一、等渗性缺水护理

（一）维持适当的液体容积

（1）观察并记录患者的生命体征、中心静脉压、意识状态、出入量，以及尿量、尿比重的变化，以作为液体补充的根据。

（2）补液时监测是否出现循环负荷过重，如颈静脉怒张、中心静脉压过高、呼吸困难、肺部听诊有湿啰音、心搏过速等，若出现上述表现须立刻通知医生并控制输液速度。

（二）避免直立性低血压造成身体创伤

（1）观察患者的情绪状态，确定意识状态和病情变化。

（2）加强意识混乱及定向力障碍患者的保护措施，如移除环境中的危险因素，拉起床栏，加强室内灯光，安排护理人员照顾。

（3）定时监测患者的血压，血压过低时应遵医嘱补充液体。

（4）提醒血压低的患者或家属，凡从床上坐起或下床等改变姿势的动作，均应缓慢小心，以免造成眩晕而跌倒受伤。

（三）维持皮肤和黏膜的完整性

（1）定时观察患者皮肤和黏膜的完整情况。

（2）预防压疮：加强生活护理，保持皮肤清洁干燥，维持床单位整洁，定时给予患者翻身。

（3）预防口腔炎：指导患者养成良好的卫生习惯，对有口腔黏膜炎症者，定时给予口腔护理。

二、低渗性缺水护理

(一)维持适当体液容积及减轻水肿

(1)每日测量水肿程度并记录体重、出入量、生命体征、尿比重。

(2)限制液体摄入，避免导致血中钠离子浓度下降。

(3)避免使用过量清水灌肠或低张溶液进行鼻饲管灌洗，而应使用生理盐水溶液。

(4)给予患者口服含电解质的液体。

(5)静脉输注高张溶液或等张溶液。

(二)增加肺部气体交换功能

(1)使患者处于半坐卧位，以利静脉血液的回流并减轻呼吸困难。

(2)指导患者深呼吸、腹式呼吸及有效咳嗽技巧。

(3)持续监测呼吸频率、深度、呼吸音及呼吸困难的状态，必要时遵医嘱给予机械辅助呼吸。

(三)避免受伤及减轻头痛

(1)注意患者有无意识混乱、疲倦、定向力丧失、昏迷、抽搐发作等影响患者安全的因素。

(2)移除环境中的危险因素。

(3)保持环境的安静，减少噪声及其他刺激，避免患者因受影响而烦躁不安。

(4)监测患者脑水肿的情况，定时测量血压，若患者有头痛不适，遵医嘱给予必要的处理。

(四)密切监测血钠值并观察症状改善情况。

三、高渗性缺水护理

1.维持适当的体液容积

观察并记录患者生命体征、中心静脉压、意识状态、出入量，以及尿量、尿比重的变化；当尿量<30mL/h时，立即报告医生；鼓励患者多饮水，经胃管或静脉补充液体；输液速度勿过快，防止出现循环负荷过重；渗透性利尿药会造成钾离子流失，低钾血症患者应补充钾离子；静脉注射葡萄糖者，需监测患者的血糖状况，避免出现高血糖。

2.维持皮肤黏膜的完整性

3.防止因跌倒造成的创伤

4.水中毒

(1)纠正体液量过多。①去除病因和诱因：停止可能继续增加体液量的各种治疗，如应用大量低渗液或清水洗胃、灌肠等；②对易引起抗利尿激素分泌过多的高危患者，如疼痛、失血、休克、创伤、大手术或急性肾功能不全者，严格按治疗计划补充液体，切忌过量和过速；③严格控制水的摄入量，每日限制摄水量在700～1000mL；④对重症水中毒，遵医嘱给予高渗溶液，如5%氯化钠溶液，以迅速改善体液的低渗状态和减轻脑细胞肿胀；同时注意观察病情的动态变化和尿量；⑤对需经透析治疗以排出体内过多水分的患者予以透析护理。

(2)减少受伤害的危险。

(3)加强观察。严密观察病情变化，及时评估脑水肿或肺水肿进展程度。

第三节　钾代谢异常护理

钾是机体重要的矿物质之一,体内钾总含量的 98％存在于细胞内,细胞外液的含钾量仅是总量的 2％,正常血清钾浓度为 3.5～5.5mmol/L。钾的代谢异常分为低钾血症和高钾血症。

一、低钾血症(血钾浓度低于 3.5mmol/L)护理

(1)鼓励患者多摄取富含钾的饮食,如柳橙、香蕉等。

(2)经口补充钾盐时,注意患者有无胃肠道刺激反应。

(3)根据医嘱由静脉补充钾离子。

1)限制总量:每日补氯化钾的量应为 6～8g。

2)速度不宜过快:输注氯化钾一般<1.5g/h,避免引起高钾血症或心室颤动。

3)浓度不宜过高:氯化钾浓度一般不超过 3g/L,绝对禁止静脉推注氯化钾,以免导致心搏骤停。

4)见尿补钾:尿量超过 500mL/d 或 30mL/h 才可补钾。肾功能欠佳而必须补钾者,应严密监测。

5)应用大剂量钾静脉滴注时,需采用心电监护,并密切监测血清钾的浓度。

6)使用洋地黄或利尿药的患者,密切监测血清钾的变化,防止血钾过低引起洋地黄中毒(中毒征象为恶心、呕吐、心律失常及视力障碍)。

(4)密切监测患者心电图的变化,有无心律失常或心排血量减少情况,如低血压、面色苍白、眩晕、盗汗、呼吸困难等。

(5)与患者讨论适当的活动项目与时间,协助患者床上被动活动和下床活动,移除环境中的危险物品,避免患者因肌肉乏力导致跌倒等意外伤害。

二、高钾血症(血钾浓度高于 5.5mmol/L)护理

(1)暂停一切含钾溶液或药物的输入,避免摄入高钾的食物。

(2)密切监测患者心率、心律及心电图波形的变化,以及血清钾值的变化。

(3)遵医嘱给患者输注胰岛素和葡萄糖、碳酸氢钠注射液,口服或保留灌肠离子交换树脂,血液透析或腹膜透析治疗,以降低血清钾浓度。由于离子交换树脂会导致便秘,必要时遵医嘱给予通便药物。

(4)根据医嘱给予患者静脉注射葡萄糖酸钙溶液,以对抗高钾对心肌的抑制作用。近期和拟用洋地黄治疗的患者慎用钙剂,因其可增加洋地黄的毒性。

第四节 钙代谢异常护理

人体内钙绝大部分(99％)储存在骨骼中,细胞外液中钙含量很少。血清钙浓度为2.25～2.75mmol/L,其中50％的钙以离子形式存在。钙有维持神经肌肉稳定性的作用。依血清钙浓度不同,钙代谢异常可分低钙血症、高钙血症,以前者多见。

一、低钙血症(血清钙浓度低于 2.25mmol/L)护理

(1)密切监测血钙,遵医嘱及时补充钙剂。

(2)密切观察患者是否出现肌肉强直现象,建立安全的活动模式和防护措施,避免患者因手足抽搐而受伤。

(3)防止窒息,加强观察呼吸频率和节律,必要时做好气管切开的准备。

(4)遵医嘱输注氯化钙或葡萄糖酸钙溶液,输注时须注意下列事项。

1)速度应缓慢,以避免发生低血压或心律失常。

2)不可与碳酸盐或磷酸盐混合使用,避免出现沉淀反应。

3)禁止使用肌内注射,静脉注射时需注意勿使药液渗至皮下,以防引起组织坏死。

4)若同时使用洋地黄制剂需监测心律的变化。

二、高钙血症(血清钙浓度高于 2.75mmol/L)护理

(1)加强对血清钙水平的监测,遵医嘱积极给予对症治疗。

(2)鼓励患者多饮水和多食膳食纤维丰富的食物,以利于排便,对严重便秘者,可通过导泻或灌肠等方式缓解便秘。

(3)对于有高钙血症危险性的患者,须限制钙剂及维生素 D 的摄取量。

(4)移动患者及为患者摆放体位时需小心,以防发生病理性骨折。

第五节 镁代谢异常护理

体内的镁 50％以上存在于骨骼中,其余几乎都在细胞内,细胞外液中镁不超过总量的1％。正常血清镁浓度为 0.7～1.1mmol/L。镁在控制神经活动、传递神经肌肉的兴奋性、维持肌肉收缩及心脏激动性等方面均有重要作用。镁代谢异常主要指细胞外液中镁浓度变化,包括低镁血症和高镁血症。

一、低镁血症(血清镁浓度低于 0.75mmol/L)护理

(1)密切监测生命体征、意识状态、血清镁变化。

(2)轻度缺镁者,可由饮食或口服镁剂来补充。

(3)肌内注射镁剂时应做深部注射,且经常更换注射部位,以防局部形成硬结。

(4)静脉注射硫酸镁注意事项:静脉用镁要观察尿量及肾功能变化;给药速度需缓慢,以免

发生镁中毒和心搏骤停;给药后密切监测有无呼吸抑制、血压下降及腱反射减弱等情况,早期发现镁中毒。一旦出现,可用葡萄糖酸钙来治疗。

(5)因完全纠正镁缺乏需较长时间,加之低镁血症所致的神经、肌系统功能障碍,患者容易出现精神紧张和激动,护士应加强对其鼓励和安慰,帮助其调整情绪,面对疾病。

二、高镁血症(血清镁浓度高于1.25mmol/L)护理

(1)立即停止镁制剂的摄入。

(2)密切监测生命体征、意识状态、血清镁值及心电图变化。

(3)遵医嘱注射钙剂,补水。

(4)必要时协助患者进行腹膜透析或血液透析治疗。

(5)告知肾功能减退的患者定期监测血镁浓度。

第六节 肠内营养(EN)护理

肠内营养(EN)是经胃肠道提供代谢需要的营养物质及其他各种营养素的营养支持方式。胃肠道功能存在(或部分存在)但不能经口正常摄食的重症患者,应优先考虑给予肠内营养。肠梗阻、肠道缺血或腹腔间室综合征的患者不宜给予肠内营养,主要是肠内营养增加了肠管或腹腔内压力,易引起肠坏死、肠穿孔,增加反流与吸入性肺炎的发生率。

胃肠道不仅可以消化吸收营养物质,还具有内分泌和免疫防御功能。在生理情况下,胃肠道黏膜是防止肠腔内细菌越过肠壁进入循环的有效屏障。肠腔内存在食物是胃肠道黏膜细胞增殖最重要的刺激;停止进食,或使用肠外营养支持时,可导致肠黏膜因失用而引起绒毛萎缩、细胞量减少及酶活性降低。因此,肠内营养支持不仅价格低廉、实施方便,而且有利于维护胃肠道的结构与功能。常用的营养输入途径有鼻胃管、鼻十二指肠空肠管、胃造瘘、空肠造口。

一、一般护理

(1)妥善固定鼻(胃)肠管,翻身、活动时防止滑脱移位。鼻饲前检查鼻(胃)肠管刻度,判断位置是否正确,以保证正确实施肠内营养。

(2)经喂养管注入药物时,必须碾碎,彻底溶解后方可注入。

(3)经鼻胃管或胃造口输注时,患者取半坐位或抬高床头30°～45°,以防反流,引起误吸。经鼻肠管或肠造口输注时,可取随意卧位。

(4)经鼻置管者每日清洁鼻腔,避免出现鼻腔黏膜压力性损伤。

(5)做好胃造瘘或空肠造瘘口护理,避免感染等并发症发生。胃或空肠造口处应2～3d换药1次,注意检查有无消化液流出腐蚀皮肤。

(6)鼻饲饮食前后要用20～40mL生理盐水冲洗鼻饲管,保持管道通畅,避免堵塞,持续给予肠内营养的患者每6h以温开水冲洗管道1次,防止营养液残留堵塞管腔,每日更换肠内营养输液器。

(7)熟练掌握营养泵使用方法,及时处理故障。

（8）肠内营养液应现用现配，配制过程保持清洁无菌。一次配制量不超过 500mL，配制好的营养液最多冷藏保留 24h。

（9）连续滴注容器及输注管 24h 更换 1 次，尽可能采用匀速持续滴注的方式。新开启的肠内营养液有效期不超过 24h，并注明开启时间及责任人。

（10）室温下保持的营养液，若患者耐受，可以不加热，直接使用，在冷藏柜中保持的营养液应加热到 38～40℃再使用。

（11）使用注射器分次胃注肠内营养液的患者，保持器具清洁无污染，每次胃注量不超过 250mL，间隔时间不少于 2h，保证每日计划喂养量满足需要。

（12）使用营养泵输注。控制输注速度，一般初始速度为 20～30mL/h，如无不适，每日可按 20mL/h 的速度递增，最大不超过 120mL/h。一般 3～4d 可达到全量。后根据患者耐受和医嘱进行调节。

（13）输注护理。肠内营养液的浓度与总量应逐渐增加，速度可从慢到快，先以 50mL/h 的速度开始，如果患者耐受性良好，则可以 25mL/h 的速度递增，每 4～6h 检查患者的耐受性，调整输注速度。

（14）不需要常规监测胃残留量；如果胃残留量＜500mL，且没有其他不耐受表现，应避免停用肠内营养。

（15）观察、询问患者有无腹胀、腹泻、误吸、返流等现象，发现问题及时通知医生。

（16）定期检查肝、肾功能及白蛋白的变化，观察患者的血糖、血脂的变化。

（17）并发症预防护理。

机械性并发症。①黏膜损伤：可因喂养管质地过硬或管径过粗可导致鼻咽食管损伤，置管操作时或置管后对局部组织的压迫而引起黏膜水肿、糜烂或坏死；②喂养管堵塞：最常见的原因是膳食残渣或粉碎不全的药片黏附于管壁腔所致；③喂养管脱出：喂养管固定不牢、暴力牵拉、患者躁动不安和严重呕吐等均可导致喂养管脱出。预防措施是加强监护，熟练掌握操作技术，选择直径细、质地软的喂养管。鼻腔置管的患者，置管期间评估插管位置有无发红，患者吞咽时有无咽痛，评估黏膜有无干燥。鼓励患者用鼻呼吸，如医嘱许可，鼓励其进食、水，也可以通过含服口含片来刺激唾液分泌。鼻腔置管的患者，每日进行口腔护理，定时漱口，以保持口腔清洁，防止口腔感染。必要时用液状石蜡润滑鼻腔。

胃肠道并发症。如恶心、呕吐、腹泻、便秘等。根据不同情况进行处理：①管饲前翻身、拍背、吸痰、清理呼吸道，以减少喂养过程中因呼吸问题引起的恶心呕吐。发生呕吐时，应立即停止管饲，记录残留量，并将患者头偏向一侧，清理分泌物，同时监测呼吸、心率、血氧饱和度变化。对肠内营养耐受不良（胃潴留＞200mL、呕吐）的患者，可给予促胃肠动力药物，在喂养管末端使用加温器，也有助于患者肠内营养的耐受。②腹泻时应记录粪便性质、排便次数和量。注意肛周皮肤的清洁。输注营养液时注意输注速度，肠内营养液新鲜配制和低温保存，一旦腹泻应降低营养液浓度，减慢输注速度，在饮食中加入抗痉挛或收敛药物以控制腹泻。③出现便秘时要记录 24h 水的出入量，适当补充温开水和粗纤维食物。若病情允许，喂食后鼓励患者轻微活动，以促进消化。

代谢性并发症。包括水、电解质、糖、维生素和蛋白质代谢的异常。常见有高血糖、水过多、脱水、低血糖、低/高血钠、低/高血钾及脂肪酸缺乏。应每日记录出入量。定期监测全血细胞计数、凝血酶原时间、血糖、尿素、肌酐、电解质、血清胆红素、谷丙转氨酶、谷草转氨酶、碱性磷酸酶。监测氮平衡情况。

吸入性肺炎。每次喂食前评估患者的意识状态,有无咽反射;输注食物前评估管道位置是否正确。输注过程中,监测呼吸状态,咳嗽、呼吸短促都是误吸的指征。喂食期间或喂食后半小时抬高床头 30°,以促进食物借重力通过胃十二指肠括约肌,减少误吸的危险。监测胃潴留情况,如果潴留量>200mL,应暂时停止输注或降低输注速度。呼吸道原有病变时,应考虑行空肠造口。如果患者有气管内插管或气管切开插管,在喂食时应保持气囊膨胀。一旦误吸发生,可采取以下措施:停止输注食物,通知医生,抬高床头 30°,将胃内容物吸净。即使小量误吸,也应鼓励患者咳嗽,咳出气管内液体。如有食物颗粒进入气管,应立即行气管镜检查并清除。应用抗生素治疗肺内感染,行静脉输液及皮质激素消除肺水肿。记录喂食停止时间、患者表情以及呼吸状态的改变。

二、病情观察

(1)严密观察有无感染性并发症:吸入性肺炎是肠内营养最严重和致命的并发症,一旦发生误吸应立即停止肠内营养,促进患者气道内的液体与食物微粒排出。必要时应通过纤维支气管镜吸出。

(2)严密观察有无并发症。

(3)严密观察有无恶心、呕吐、腹泻、腹胀。

(4)对于接受肠内营养的患者,应加强对其血糖监测,严密观察有无高血糖或低血糖。

三、护理质量评价标准

(1)鼻饲管路及器具清洁。

(2)患者无相关并发症发生。

(3)仪器故障及时处理。

第七节　肠外营养护理

肠外营养(TPN)是指用完全的营养要素由胃肠外途径直接输入到血液中,起到营养支持作用。肠外营养必须包括所有必需营养素(氨基酸、碳水化合物、脂肪、水、电解质、维生素及微量元素)。肠外营养支持适合胃肠道功能障碍的患者;由于手术或解剖问题胃肠道禁止使用的患者;存在尚未控制的腹部情况,如腹腔感染、肠梗阻、肠瘘的患者等。输入途径有外周静脉营养和中心静脉营养。

一、一般护理

(1)妥善固定输注导管,翻身、活动前先保护好导管,避免扯脱。

(2)按医嘱配制营养液,配制时严格无菌操作,现配现用;暂时不输者,应保存在 2~8℃冷藏箱内。12~24h 内滴注最佳,24h 不用则废弃掉。

（3）使用中心静脉导管进行输注的患者，按中心静脉导管的护理常规。在输注过程中，静脉导管尽量不做临时抽血、输血、给药、测量中心静脉压等他用，不与其他药物同时同管输注，以免影响肠外营养液的输入，保证肠外营养治疗的有效实施。

（4）每日更换输液器，营养液内不宜加入抗生素、皮质激素等。输血时须用另外的静脉通道，以免纤维蛋白堵塞静脉导管。

（5）根据输液量掌握输液速度，要求 24h 内匀速点滴，以免血液渗透压波动过大。

（6）准确记录液体出入量，定时观察体温、脉搏、呼吸、血压、意识状态及其他反应，如皮疹、恶心、呕吐等。

（7）定时监测血糖、电解质。

（8）做好并发症的观察与护理。

二、肠外营养通路及并发症护理

（一）肠外营养液输入通路的建立与维护

1.外周静脉

营养支持过程中，注意观察有无血栓性浅静脉炎发生。由于外周静脉管径细小，高渗营养液会使血管内皮受到化学性损伤，其次置有导管的静脉跨越关节时导管与静脉壁的碰触，使静脉受到机械性损伤。发生静脉炎时输注部位的静脉呈条索状变硬、红肿、触痛，一般不发热。若发生静脉炎，应更换输液部位，患肢抬高制动，局部湿热、贴渗液吸收贴等。

2.中心静脉

（1）置管过程中应注意的问题。①气胸：置管过程中或置管后患者出现胸闷、胸痛、呼吸困难、置管侧呼吸音减弱等，应考虑气胸的发生，立即报告医生。对依靠机械通气的患者，应密切观察。②血管损伤：在同一部位反复穿刺所致，表现为局部出血或血肿形成等，发现后应立即退针并压迫局部。③多发生于左侧锁骨下静脉穿刺时，穿刺时可见清亮的淋巴液渗出，应立即退针或拔出导管，报告医生。④空气栓塞：因置管过程中或输液过程中导管脱落断开所致，若大量空气进入可立即致死。置管过程中应安置患者于平卧位，嘱患者屏气；置管成功后及时连接输液管道，牢固连接。一旦怀疑空气进入，立即置患者于左侧卧位，取头低脚高位。如果空气已进入心脏，这种卧位可使空气贴附在右心房或右心室的右侧，减少进入肺动脉的机会，出现此情况应立即报告医生。

（2）置管后输液期间应注意的问题。①导管移位：表现为输液不畅或患者感觉到颈、胸部酸胀不适；X线透视可明确导管位置。一旦发生导管移位，应立即停止输液并拔出导管，立即报告医生。②每班记录导管刻度，出现移位或脱出应拔除。每日更换输液管道及静脉营养袋，定时更换透明敷料，并记录更换日期。

（3）监测患者有无感染的症状和体征，如体温、血白细胞等。如果可疑有与管道有关的感染发生，协助医生在新的部位重新进行静脉穿刺。使用新的静脉营养液、管道和滤器，并对导管尖端做细菌培养及药敏测试。同时遵医嘱输入抗生素。

（4）不要在配好的静脉营养液中添加任何成分。不要通过静脉营养液输入管道输入其他药物、输血或测中心静脉压。

(二)营养液的配制和输入

(1)营养液应现配现用,24h 内输完。保存时应放置于 4℃冰箱内,最长不超过 24h,以免导致混合物中多种物质分解,使营养素的生物利用度下降。输注前 0.5～1h 从冰箱取出、置室温下复温后再输。

(2)营养支持过程中对患者进行准确的营养评估,记录患者每日摄入的准确热量、出入量,评估患者有无体液不足或体液过多的症状、体征,监测肝肾功能、血浆蛋白、酸碱平衡、电解质等。

(3)合理安排输液种类和顺序,开始输注肠外营养液时,应慢速输注。针对已出现体液不足者,应先补充部分平衡盐溶液后再输注静脉营养液;已有电解质紊乱者,输注静脉营养液前,先予以纠正。尽量使用输液泵控制营养液输入速度,因为输入过慢,患者营养不足,过快则可因胰岛素分泌赶不上血糖的增加而产生高血糖危象。

(4)若病情允许,患者在输入静脉营养的同时可经口进食,以维持消化道功能。

(三)代谢性并发症的预防和护理

1.低血糖症

易发生于不用脂肪乳剂、仅输入高浓度葡萄糖、突然中断输液或减慢输液速度时,由于内源性胰岛素水平较高,而葡萄糖相对不足所致。低血糖发作时症状多样且可致死。怀疑低血糖时,可让患者口服葡萄糖,或遵医嘱静脉输注葡萄糖。

2.高渗性非酮性昏迷

主要是因为给隐性糖尿病患者和严重应激的患者短时间内输入大量高张糖所致。由于血糖过高,血浆渗透压显著升高,造成渗透性利尿。患者表现为多尿、口渴、头痛,甚至昏迷。此时,应立即停止营养液的输入,用 1/2 浓度的生理盐水加用胰岛素纠正脱水,并监测血糖变化直至正常。预防高渗性非酮性昏迷,应根据患者年龄与耐受程度调节输液速度并决定是否需要外源性胰岛素。定时监测尿糖。

3.氨基酸水平异常

对长期输注肠外营养的患者应注意补充某些不足的氨基酸,如谷氨酸、半胱氨酸、牛磺酸和卡尼汀。

4.低磷血症

磷在葡萄糖和胰岛素存在的条件下向细胞内转移。此外,蛋白质合成时,磷的需要量增加。临床上可见到中度营养不良的患者,接受一段时间的静脉营养时,一般状态稍有改善后逐渐出现肢体疼痛、晨颤、腱反射减弱、意识淡漠、呼吸困难等,这是未补充磷或补充不足引起低磷血症所致。

5.肝功能损害

使用全肠外营养超过 2 周,部分患者出现转氨酶升高、脂肪肝、瘀胆,甚至黄疸,这是目前全肠外营养尚不能克服的缺陷,多在停用后数周内恢复正常,极少成为迁延性病变。过量输入脂肪可造成肝素沉积症。脂肪肝与过多输入葡萄糖有关,瘀胆与过量氨基酸输入有关。

6.其他

脂代谢异常、电解质失衡、微量元素缺乏、代谢性酸中毒等。

三、病情观察

(1)严密观察有无气胸、血胸、皮下气肿、血管与神经损伤等置管操作相关并发症。

(2)输注过程中密切观察有无多尿、神志改变或出现心率增快、面色苍白、四肢湿冷症状等糖代谢紊乱的表现。

(3)严密观察有无导管堵塞情况。

(4)严密观察在置管、输液及拔管过程中有无空气栓塞发生。

四、护理质量评价标准

(1)及时观察记录患者生命体征。

(2)遵医嘱调节输液速度。

(3)无并发症发生。

第二篇　临床常见疾病护理

第九章 呼吸系统疾病护理

第一节 呼吸系统常见症状的护理

一、咳嗽与咳痰

(一)定义

咳嗽是呼吸系统最常见的症状之一。咳嗽是一种反射性防御动作,通过咳嗽可以有效清除呼吸道内分泌物和进入气道内的异物。咳嗽是由于延髓咳嗽中枢受刺激引起的。但咳嗽也有不利的一面,它可使呼吸道内感染扩散,剧烈的咳嗽可导致呼吸道出血,甚至诱发自发性气胸等。因此,若长期、频繁、剧烈咳嗽影响工作、休息,则为病理状态。

咳痰是气管、支气管的分泌物或肺泡内的渗出液,借助咳嗽将其排出。

(二)护理评估

1.病因评估

(1)呼吸道疾病:从鼻咽部至小支气管整个呼吸道黏膜受到刺激时,可引起咳嗽。咽喉炎、喉结核、喉癌等可引起干咳,气管-支气管炎,支气管扩张,支气管哮喘,支气管内膜结核及各种物理(包括异物)、化学、过敏因素对气管、支气管的刺激以及肺部细菌、结核菌、真菌、病毒、支原体或寄生虫感染以及肺部肿瘤均可引起咳嗽和(或)咳痰。呼吸道感染是引起咳嗽、咳痰最常见的原因。

(2)胸膜疾病:如各种原因所致的胸膜炎、胸膜间皮瘤、自发性气胸或胸腔穿刺等均可引起咳嗽。

(3)心血管疾病:当二尖瓣狭窄或其他原因所致左心衰竭引起肺瘀血、肺水肿,或因右心及体循环静脉栓子脱落引起肺栓塞时,肺泡及支气管内漏出物或血性渗出物,刺激肺泡壁及支气管黏膜,引起咳嗽。

(4)中枢神经因素:从大脑皮质发出冲动传至延髓咳嗽中枢,可随意引起咳嗽或抑制咳嗽反射,脑炎、脑膜炎时也可出现咳嗽。

2.症状评估

(1)咳嗽的性质:咳嗽无痰或痰量甚少,称干性咳嗽,见于急性或慢性咽喉炎、急性支气管炎初期、喉癌、气管受压、支气管异物、支气管肿瘤、原发性肺动脉高压、二尖瓣狭窄以及胸膜炎等;咳嗽伴有痰液称湿性咳嗽,见于慢性支气管炎、肺炎、支气管扩张、肺脓肿和空洞型肺结核等。

(2)咳嗽的时间和节律:突然出现的发作性咳嗽,常见于吸入刺激性气体所致急性咽喉炎、气管与支气管异物、百日咳、气管或支气管分叉部受压迫等,少数支气管哮喘也可表现为发作性咳嗽。长期慢性咳嗽,多见于慢性呼吸道疾病,如慢性支气管炎、支气管扩张、慢性肺脓肿、肺结核等。此外,慢性支气管炎、支气管扩张和肺脓肿等病,咳嗽往往于清晨或夜间变动体位时加剧,并伴咳痰。左心衰竭、肺结核夜间咳嗽明显。

(3)咳嗽的音色:指咳嗽声音的特点。咳嗽声音嘶哑,多见于声带炎、喉炎、喉结核、喉癌和喉返神经麻痹等;金属音调咳嗽,见于纵隔肿瘤、主动脉瘤或支气管癌压迫气管;鸡鸣样咳嗽,表现为连续阵发性剧咳伴有高调吸气回声,多见于百日咳、会厌、喉部疾患或气管受压;咳嗽声音低微或无声,见于严重肺气肿、极度衰弱或声带麻痹患者。

(4)痰的性质和量:痰的性质可分为黏液性、浆液性、脓性和血性等。黏液性痰多见于急性支气管炎、支气管哮喘及大叶性肺炎的初期,也可见于慢性支气管炎、肺结核等。浆液性痰见于肺水肿。脓性痰见于化脓性细菌性下呼吸道感染。血性痰是由于呼吸道黏膜受侵害、损害毛细血管或血液渗入肺泡所致。急性呼吸道炎症时痰量较少,痰量增多常见于支气管扩张、肺脓肿和支气管胸膜瘘,且排痰与体位有关,痰量多时静置后出现分层现象:上层为泡沫,中层为浆液或浆液脓性,下层为坏死组织。恶臭痰提示有厌氧菌感染。铁锈色痰为典型肺炎球菌肺炎的特征;黄绿色或翠绿色痰,提示铜绿假单胞菌感染;痰白黏稠且牵拉成丝难以咳出,提示有真菌感染;大量稀薄浆液性痰中含粉皮样物,提示棘球蚴病(包虫病);粉红色泡沫痰是肺水肿的特征。日咳数百或上千毫升浆液泡沫样痰,应考虑弥漫性肺泡癌的可能。

3.心理-社会状况

评估患者的精神状况、情绪状态,有无疲乏、失眠、焦虑、抑郁、情绪不稳、注意力不集中等,以及患病以来对生活、学习、工作的影响及程度。

(三)护理措施

1.环境

提供整洁、舒适的病房环境,减少不良刺激,尤其避免尘埃和烟雾的刺激。保持室内空气新鲜、洁净,经常开窗通风,保持室内适宜的温度(18~22℃)和湿度(50%~70%)。

2.饮食

给予高蛋白、高维生素饮食,避免油腻辛辣等刺激性食物。适当补充水分,一般饮水1500mL/d以上,使呼吸道黏膜湿润和修复,利于痰液稀释和排出。

3.促进有效排痰

(1)指导患者有效咳嗽:适用于神志清醒能咳嗽的患者,有效咳嗽的方法为患者取舒适的坐位或卧位,先行5~6次深而慢的呼吸,于深吸气末屏气,身体前倾,做2~3次短促咳嗽,将痰液咳至咽部,再迅速用力将痰咳出;或用自己的手按压上腹部,帮助咳嗽;或患者取仰卧屈膝位,可借助膈肌、腹肌收缩增加腹压,有效咳出痰液。

(2)湿化和雾化疗法:适用于痰液黏稠不易咳出者,目的是湿化气道、稀释痰液。常用的湿化剂有蒸馏水、生理盐水、低渗盐水。临床上常在湿化剂中加入药物(如痰溶解剂、支气管舒张剂、激素等)以雾化的方式吸入,以达到祛痰、消炎、止咳、平喘的作用。但在气道湿化时应注意以下几点。

防止窒息:干结的分泌物湿化后膨胀易阻塞支气管,应帮助患者翻身、拍背,及时排痰,尤其是体弱、无力咳嗽者。

避免湿化过度:过度湿化有利于细菌生长,加重呼吸道感染,还可引起气道黏膜水肿、狭窄、阻力增加,甚至诱发支气管痉挛,严重时可导致体内水潴留,加重心脏负荷。要注意观察患者的情况,湿化时间不宜过长,一般以 10～20min 为宜。

控制湿化温度:温度过高引起呼吸道灼伤,温度过低可致气道痉挛、寒战反应,一般应控制湿化温度在 35～37℃。

防止感染:定期进行装置、病房环境消毒,严格无菌操作。

观察各种吸入药物的不良反应,激素类药物吸入后应指导患者漱口,避免霉菌性口腔炎发生。

(3)胸部叩击与胸壁震荡:适用于久病体弱、长期卧床、排痰无力的患者,禁用于未经引流的气胸、肋骨骨折及有病理性骨折史、咯血、低血压及肺水肿等患者。

胸壁叩击法:患者取侧卧位或在他人协助下取坐位,叩击者右手的手指指腹并拢,使掌侧呈杯状,以手腕力量,由肺底自下向上、由外向内、迅速而有节律地叩击胸壁,震动气道,每一肺叶叩击:1～3min,120～180 次/min,叩击时发出一种空而深的拍击音则表明手法正确。

胸壁震荡法:操作者双手掌重叠,并将手掌置于欲引流的胸廓部位,吸气时,手掌随胸廓扩张慢慢抬起,不施加任何压力,从吸气末开始,在整个呼气期手掌紧贴胸壁,施加一定压力并做轻柔的上下抖动即快速收缩和松弛手臂和肩膀(肘部伸直),以震荡患者胸壁 5～7 次,每一部位重复 6～7 个呼吸周期。震荡法只在呼气末进行,且紧跟叩击后进行。操作力度、时间和病情观察:力量适中,以患者不感到疼痛为宜,每次叩击和(或)震荡时间以 5～15min 为宜,应安排在餐后 2h 至餐前 30min 完成,操作时要注意观察患者的反应。操作后护理:在患者休息时,协助患者排痰,做好口腔护理,祛除痰液气味;询问患者的感受,观察痰液情况,复查生命体征、肺部呼吸音及湿啰音变化。

(4)体位引流:是利用重力作用使肺、支气管内分泌物排出体外,又称重力引流。适用于支气管扩张、肺脓肿、慢性支气管炎等痰液较多者。禁用于呼吸衰竭、有明显呼吸困难和发绀者、近 1～2 周曾有大咯血史、严重心血管疾病或年老体弱不能耐受者。

(5)机械吸痰:适用于无力咳出黏稠痰液、意识不清或排痰困难者。经患者的口、鼻腔、气管插管或气管切开处进行负压吸痰。注意事项:每次吸引时间少于 15s,两次抽吸间隔时间大于 3min;吸痰动作要迅速、轻柔,将不适感降至最低;在吸痰前、中、后适当提高吸入氧的浓度,避免吸痰引起低氧血症;严格无菌操作,避免呼吸道交叉感染。

4.正确留取痰标本

(1)一般检查应以清晨第一口痰为宜,采集时应先漱口,然后用力咳出气管深处痰液,盛于清洁容器内送检。

(2)细菌培养,需用无菌容器留取并及时送检。

(3)做 24h 痰量和分层检查时,应嘱患者将痰吐在无色广口瓶内,需要时可加少许苯酚以防腐。

(4)做浓集结核杆菌检查时,需留 12～24h 痰液送检。

5.健康教育

(1)病情缓解、咳嗽症状消失后,应向患者讲解预防原发病复发的具体措施。

(2)指导患者加强身体锻炼,增加机体所需营养,提高自身的抗病能力,预防疾病。

(3)如原发病复发应及时就诊治疗。

二、咯血

(一)定义

咯血是指喉及喉以下呼吸道任何部位的出血,经口腔排出。咯血须与口腔、鼻、咽部出血及上消化道出血引起的呕血象鉴别。

(二)护理评估

1.病因评估

(1)支气管疾病:常见的有支气管扩张症、支气管肺癌、支气管结核和慢性支气管炎等;较少见的有支气管结石、支气管腺瘤、支气管非特异性溃疡等。

(2)肺部疾病:常见的有肺结核、肺炎、肺脓肿,较少见的有肺淤血、肺梗死、肺真菌病、肺吸虫病、肺泡炎等。

(3)心血管疾病:较常见的是二尖瓣狭窄。某些先天性心脏病如房间隔缺损、动脉导管未闭等引起的肺动脉高压,也可发生咯血。

(4)其他:血液病(如血小板减少性紫癜、白血病、血友病、再生障碍性贫血等),急性传染病(如流行性出血热、肺出血型钩端螺旋体病等),风湿病(如结节性动脉周围炎、系统性红斑狼疮、Wegener 肉芽肿、白塞病)或气管、支气管子宫内膜异位症等均可引起咯血。

2.症状评估

(1)年龄:青壮年咯血多见于肺结核、支气管扩张症、风湿性心瓣膜病(二尖瓣狭窄)等。40岁以上,有长期吸烟史者,要高度警惕支气管肺癌。

(2)咯血量:每日咯血量在 100mL 以内为小量,100~500mL 为中等量,500mL 以上(或一次咯血 100~500mL)为大量。大量咯血主要见于空洞性肺结核、支气管扩张症和慢性肺脓肿。支气管肺癌咯血主要表现为持续或间断痰中带血,少有大咯血。慢性支气管炎和支原体肺炎咳嗽剧烈时,可偶见痰中带血或血性痰。

(3)颜色和性状:肺结核、支气管扩张症、肺脓肿、支气管结核、出血性疾病,咯血颜色鲜红;铁锈色血痰主要见于肺炎球菌(大叶)性肺炎、肺吸虫病和肺泡出血;砖红色胶冻样血痰主要见于克雷白杆菌肺炎。二尖瓣狭窄肺瘀血咯血一般为暗红色,左心衰竭肺水肿时咯浆液性粉红色泡沫样血痰,并发肺梗死时常咯黏稠黯红色血痰。

(4)伴随症状:常伴有发热、胸痛、咳嗽、脓痰、皮肤黏膜出血、黄疸等。

(5)大咯血窒息先兆:患者出现情绪紧张、面色灰暗、喉头痰鸣、咯血不畅。

(6)大咯血窒息的表现:患者表情恐怖、张口瞪目、大汗淋漓、唇指发绀、意识丧失等。

3.心理-社会状况

患者一旦咯血,无论咯血量多少,都会情绪紧张、呼吸心跳加快,反复咯血者常有烦躁不安、焦虑、恐惧等心理反应。

(三)护理措施

1.环境

保持病室安静,减少不良刺激。

2.休息

避免不必要的谈话,减少肺部活动。小量咯血者静卧休息,大量咯血者绝对卧床休息,不宜随意搬动。协助患者取患侧卧位或平卧位头偏向一侧,嘱其尽量将血轻轻咯出,绝对不要屏气,以免诱发喉头痉挛,造成呼吸道阻塞而发生窒息。

3.饮食

大量咯血者暂禁食,小量咯血者宜进少量凉或温的饮食。多饮水及多食含纤维素食物,保持大便通畅。

4.用药护理

遵医嘱应用止血药物,如垂体后叶素,并注意观察疗效及不良反应。垂体后叶素有收缩小动脉的作用,故高血压、冠心病及孕妇忌用。注射过快可引起恶心、便意、心悸、面色苍白等不良反应。

5.防止窒息的护理

发现窒息先兆时,立即通知医生,置患者于侧卧头低足高位,轻拍背部以利血块排出,并尽快用吸引器吸出或用手指套上纱布清除口、咽、鼻部血块,必要时用舌钳将舌牵出,清除积血。及时为患者漱口,擦净血迹,保持口腔清洁、舒适,以免因口腔异味刺激引起再度咯血。床边备好吸痰器、鼻导管、气管插管和气管切开包等急救用品,以便协助医生及时抢救。

6.心理护理

大咯血患者易产生恐惧、焦虑的心情,应守护在患者身边,安慰患者,轻声、简要解释病情,减轻患者的紧张情绪,消除恐惧感,告知患者心情放松,有利止血,并配合治疗。

三、胸痛

(一)定义

胸痛是由于胸内脏器或胸壁组织病变引起的胸部疼痛。因痛阈个体差异性大,故胸痛的程度与原发疾病的病情轻重并不完全一致。

(二)护理评估

1.病因评估

(1)胸壁疾病:急性皮炎、皮下蜂窝织炎、带状疱疹等。

(2)心血管疾病:心绞痛、急性心肌梗死、肺梗死等。

(3)呼吸疾病:胸膜炎、胸膜肿瘤、自发性气胸、肺炎、急性气管支气管炎、肺癌等。

(4)纵隔疾病:纵隔炎、纵隔肿瘤等。

(5)其他:膈下脓肿、肝脓肿、脾梗死等。

2.症状评估

(1)发病年龄:青壮年胸痛,多为胸膜炎、自发性气胸、心肌病、风湿性心脏病。老年人则应注意心绞痛与心肌梗死。

(2)胸痛部位:胸壁的炎症性病变,局部可有红、肿、热、痛表现;带状疱疹是成簇的水疱沿一侧肋间神经分布伴神经痛,疱疹不超过体表中线。非化脓性肋骨软骨炎多侵犯第一、第二肋软骨,呈单个或多个隆起,有疼痛但局部皮肤无红肿表现。食管及纵隔病变,胸痛多在胸骨后。心绞痛及心肌梗死的疼痛多在心前区及胸骨后或剑突下。自发性气胸、胸膜炎及肺梗死的胸痛多位于患侧的腋前线及腋中线附近。

(3)胸痛性质:带状疱疹呈刀割样痛或灼痛。食管炎则多为烧灼痛。心绞痛呈绞窄性并有窒息感。心肌梗死则疼痛更剧烈而持久并向左肩和左臂内侧放射。干性胸膜炎常呈尖锐刺痛或撕裂痛。肺癌常有胸部闷痛。肺梗死则表现为突然的剧烈刺痛、绞痛,并伴有呼吸困难与发绀。

(4)持续时间:平滑肌痉挛或血管狭窄缺血所导致疼痛为阵发性;炎症、肿瘤、栓塞或梗死所导致疼痛呈持续性。如心绞痛发作时间短暂,而心肌梗死疼痛持续时间很长且不易缓解。

(5)影响疼痛的因素:包括发生诱因、加重与缓解因素。劳累、体力活动、精神紧张可诱发心绞痛。休息、含服硝酸甘油可使心绞痛缓解,而对心肌梗死则无效。胸膜炎和心包炎的胸痛则可因深呼吸与咳嗽而加剧。

(6)伴随症状:胸痛伴吞咽困难者提示食管疾病(如反流性食管炎)。伴有咳嗽或咯血者提示为肺部疾病,可能为肺炎、肺结核或肺癌。伴随呼吸困难者提示肺部较大面积病变,如大叶性肺炎或自发性气胸、渗出性胸膜炎,以及过度换气综合征。

3.心理-社会评估

胸痛发作时,患者常烦躁不安、坐卧不宁,因对疾病的担心而情绪抑郁、焦虑,甚至恐惧,而影响休息和睡眠。

(三)护理措施

1.一般护理

保持病房环境安静、舒适,协助患者采取舒适的体位,部分患者采取患侧卧位,以减少胸壁与肺的活动,缓解疼痛。

2.对症护理

指导患者在咳嗽、深呼吸或活动时,用手按压疼痛的部位制动,用以减轻疼痛。对疼痛剧烈者,遵医嘱使用镇痛药物,观察并记录疗效及不良反应。教会患者采用减轻疼痛的方法,如放松技术、局部按摩、穴位按压及欣赏音乐等,以转移对疼痛的注意力,延长镇痛药用药的间隔时间,减少对药物的依赖和成瘾。

3.心理护理

及时向患者说明胸痛的原因及治疗护理措施,取得患者的信任。与患者及家属讨论疼痛发作时分散注意力的方法,保持情绪稳定,注意休息,配合治疗。

四、肺源性呼吸困难

(一)定义

呼吸困难:是指患者主观感觉空气不足、呼吸费力,客观表现为呼吸活动用力,并伴有呼吸频率、深度与节律异常。肺源性呼吸困难是由于呼吸系统疾病引起肺通气和(或)肺换气功能障碍,导致缺氧和(或)二氧化碳潴留。

(二)护理评估

1.病因评估

(1)呼吸道和肺部疾病:有感染、气道炎症、气道阻塞或狭窄、肿瘤、肺动脉栓塞等,如肺炎、慢性阻塞性肺疾病、支气管哮喘、支气管肺癌等。

(2)胸廓疾患:气胸、大量胸腔积液,严重胸廓、脊柱畸形和胸膜肥厚等。

2.症状评估

(1)吸气性呼吸困难:特点是吸气显著困难,重者由于呼吸肌极度用力,胸腔负压增大,吸气时胸骨上窝、锁骨上窝和肋间隙明显凹陷,称"三凹征",常伴有干咳及高调吸气性喉鸣。

(2)呼气性呼吸困难:特点是呼气费力,呼气时间延长而缓慢,常伴有哮鸣音。

(3)混合性呼吸困难:特点是吸气与呼气均感费力,呼吸频率增快、变浅,常伴有呼吸音异常(减弱或消失),可有病理性呼吸音。

(4)伴随症状:发作性呼吸困难伴哮鸣音,伴一侧胸痛、发热、咳嗽、咳脓痰、意识障碍等。

3.心理-社会状况

了解患者的心理反应,如有无紧张、疲乏、注意力不集中、焦虑、抑郁或恐惧,以及睡眠障碍和行为改变。

(三)护理措施

1.环境

提供安静舒适、空气洁净的病房环境,温度、湿度适宜,避免刺激性的气体吸入。

2.休息

协助患者采取舒适的体位,如抬高床头或半卧位。严重呼吸困难者应尽量减少活动和不必要的谈话,减少耗氧量。

3.饮食

保证每日摄入足够的热量,给予富含维生素、易消化的食物。张口呼吸者给予足够的水分,摄入量在 1500～2000mL/d,做口腔护理 2～3 次/d。

4.对症护理

(1)遵医嘱给予抗感染药、支气管扩张药、祛痰药等。气道分泌物较多者,协助患者有效排痰,保证气道通畅。

(2)遵医嘱给予合理氧疗,纠正缺氧,缓解呼吸困难。

(3)指导患者采取有效的呼吸技巧,如教会慢性阻塞性肺气肿患者做缓慢深呼吸、缩唇呼吸、腹式呼吸等,训练呼吸肌,增加肺活量。

5.心理护理

医护人员应陪护患者,适当安慰患者,做好心理疏导,增强患者安全感,减轻紧张、焦虑情绪,缓解症状,有利于休息和睡眠。

第二节　急性呼吸道感染

急性呼吸道感染通常包括急性上呼吸道感染和急性气管-支气管炎。急性上呼吸道感染是鼻腔、咽或喉部急性炎症的总称。一般病情较轻,病程较短,预后良好。但由于发病率高,具有一定的传染性,应积极防治。急性气管-支气管炎是由生物、物理、化学刺激或过敏等因素引起的气管-支气管黏膜的急性炎症,可由急性上呼吸道感染蔓延而来。本病全年皆可发病,但寒冷季节或气候突变时多发。

一、病因及发病机制

1.急性上呼吸道感染

70％～80％的由病毒引起。常见病毒有流感病毒、副流感病毒、鼻病毒、腺病毒、呼吸道合胞病毒等。由于感染病毒类型较多,又无交叉免疫,人体产生的免疫力较弱且短暂,同时在健康人群中有病毒:携带者,故一个人可有多次发病。细菌感染可伴发或继病毒感染之后发生,常见溶血性链球菌,其次为流感嗜血杆菌、肺炎球菌和葡萄球菌等。偶见革兰阴性杆菌。当全身或呼吸道局部防御功能降低时,尤其是老幼体弱或有慢性呼吸道疾病者更易患病,原已存在于上呼吸道或从外入侵的病毒或细菌迅速繁殖,通过含有病毒的飞沫或被污染的用具传播,引起发病。

2.急性气管-支气管炎

(1)感染:导致急性气管-支气管炎的主要原因为上呼吸道感染的蔓延,感染可由病毒或细菌引起,也可为衣原体和支原体感染。

(2)物理、化学性刺激:如过冷的空气、粉尘、刺激性气体或烟雾的吸入使气管-支气管黏膜受到急性刺激和损伤,引起炎症反应。

(3)过敏反应:吸入花粉、有机粉尘、真菌孢子等致敏原,或对细菌蛋白质过敏,均可引起气管-支气管炎症反应。

二、临床表现

(一)急性上呼吸道感染

1.普通感冒

以鼻咽部卡他症状为主要表现,俗称"伤风",又称急性鼻炎或上呼吸道卡他。起病较急,早期有咽干、咽痒或烧灼感,同时或数小时后有打喷嚏、鼻塞、流清水样鼻涕,2～3d后分泌物变稠,伴咽痛、耳咽管炎、流泪、味觉迟钝、声嘶、少量咳嗽、低热不适、轻度畏寒和头痛。检查可见鼻腔黏膜充血、水肿、有分泌物,咽部轻度充血。本病常能自限,一般经5～7d痊愈。

2.病毒性咽炎和喉炎

临床特征为咽部发痒和灼热感、声嘶、讲话困难、咳嗽时胸骨下疼痛,咳嗽、无痰或痰呈黏液性,有发热和乏力,可闻及干性或湿性啰音。伴有咽下疼痛时,常提示有链球菌感染。体检发现咽部明显充血和水肿、局部淋巴结肿大且触痛,提示流感病毒和腺病毒感染,腺病毒咽炎可伴有眼结膜炎。

3.疱疹性咽峡炎

常为柯萨奇病毒A引起,夏季好发。临床表现有明显咽痛、发热,病程约1周。可见咽充血,软腭、腭垂、咽及扁桃体表面可见灰白色疱疹和浅表溃疡,周围有红晕。多见于儿童,偶见于成人。

4.咽结膜热

主要由柯萨奇病毒、腺病毒等引起。常发生于夏季,多与游泳有关,儿童多见。表现为发热、咽痛、畏光、流泪、咽及结膜明显充血。病程4～6d。

5.细菌性咽-扁桃体炎

常见为溶血性链球菌感染所致,其次为流感嗜血杆菌、肺炎球菌、葡萄球菌等引起。起病迅速,咽痛明显、畏寒发热,体温可高达 39℃ 以上。检查可见咽部明显充血,扁桃体充血肿大,其表面有黄色点状渗出物,颌下淋巴结肿大、压痛,肺部无异常体征。

本病可并发急性鼻窦炎、中耳炎、急性气管-支气管炎。部分患者可继发心肌炎、肾炎、风湿性关节炎等。

(二)急性气管-支气管炎

起病急,常先有上呼吸道感染的表现,全身症状一般较轻,可有发热,38℃ 左右,多于 3～5d 降至正常。咳嗽、咳痰为最常见的症状,常为阵发性咳嗽,先为干咳或少量黏液性痰,随后可转为黏液脓性或脓性痰液,痰量增多,咳嗽加剧,偶可痰中带血。咳嗽、咳痰可延续 2～3 周才消失,如迁延不愈,则可演变为慢性支气管炎。呼吸音常正常,两肺可听到散在干、湿性啰音。

三、辅助检查

1.血常规

病毒感染者白细胞正常或偏低,淋巴细胞比例升高;细菌感染者白细胞计数和中性粒细胞百分比增高,可有核左移现象。

2.病原学检查

可做病毒分离和病毒抗原的血清学检查,确定病毒类型,以区别病毒和细菌感染。做细菌培养及药物敏感试验,可判断细菌类型,并可指导临床用药。

3.X 线检查

胸部 X 线多无异常改变。

四、处理要点

(一)对症治疗

选用抗感冒复合剂或中成药减轻发热、头痛,减少鼻、咽充血和分泌物,如对乙酰氨基酚(扑热息痛)、银翘解毒片等。干咳者可选用右美沙芬、喷托维林(咳必清)等;咳嗽有痰可选用复方氯化铵合剂、溴己新(必嗽平),或雾化祛痰。咽痛者可含服喉片或草珊瑚片等。气喘者可用平喘药,如特布他林、氨茶碱等。

(二)抗病毒药物

早期应用抗病毒药有一定疗效,可选用利巴韦林、奥司他韦、金刚烷胺、吗啉胍和抗病毒中成药等。

(三)抗菌药物

如有细菌感染,最好根据药物敏感试验选择有效抗菌药物治疗,常可选用大环内酯类、青霉素类、氟喹诺酮类及头孢菌素类。

五、常见护理诊断及医护合作性问题

(一)舒适的改变

鼻塞、流涕、咽痛、头痛。与病毒和(或)细菌感染有关。

(二)体温过高

与病毒和(或)细菌感染有关。

(三)清理呼吸道无效

与呼吸道感染、痰液黏稠有关。

(四)睡眠形态紊乱

与剧烈咳嗽、咳痰影响休息有关。

(五)潜在并发症

鼻窦炎、中耳炎、心肌炎、肾炎、风湿性关节炎。

六、护理措施

(一)一般护理

注意呼吸道患者的隔离,减少探视,防止交叉感染,患者咳嗽或打喷嚏时应避免对着他人。多饮水,补充足够的热量,给予清淡易消化、富含营养的食物。嘱患者适当卧床休息,特别是在发热期间。部分患者往往因剧烈咳嗽而影响正常的睡眠,可给患者提供容易入睡的休息环境,保持病室空气流通、适当的温度和湿度,周围环境安静,关闭门窗。指导患者运用促进睡眠的方式,如睡前泡脚、听音乐等。必要时可遵医嘱给予镇咳、祛痰或镇静药物。

(二)病情观察

注意疾病流行情况、鼻咽部发生的症状、体征及血常规和 X 线胸片改变。警惕并发症,如耳痛、耳鸣、听力减退、外耳道流脓等提示中耳炎;如发热、头痛剧烈、伴脓涕、鼻窦有压痛等提示鼻窦炎;如恢复期出现胸闷、心悸、眼睑水肿、腰酸和关节痛等提示心肌炎、肾炎或风湿性关节炎,应及时就诊。

(三)对症护理

1.高热护理

密切监测体温,体温超过 37.5℃,应每 4h 测体温 1 次,注意观察体温过高的早期症状和体征,体温突然升高或骤降时,应随时测量和记录,并及时报告医生。体温＞39℃时,应采取物理降温,如在额头上冷敷湿毛巾、温水擦浴、酒精擦拭、冰水灌肠等。如降温效果不好可遵医嘱选用适当的解热剂进行降温。患者出汗后应及时更换衣服和被褥,保持皮肤的清洁和干燥,并注意保暖。鼓励多饮水。

2.保持呼吸道通畅

保持呼吸道通畅,清除气管、支气管内分泌物,减少痰液在气管、支气管内的聚积。应指导患者采取舒适的体位,运用深呼吸进行有效咳嗽。注意咳痰情况,如痰的颜色、性状、量、气味及咳嗽的频率及程度。如痰液较多且黏稠,可嘱患者多饮水,或遵医嘱给予雾化吸入治疗,以湿润气道,利于痰液排出。

(四)用药护理

应根据医嘱选用药物,并告知患者药物的作用、可能发生的不良反应和服药的注意事项,如按时服药;应用抗生素者,注意观察有无迟发过敏反应发生;对于应用解热镇痛药者注意避免大量出汗引起虚脱等。发现异常及时就诊等。

（五）心理护理

急性呼吸道感染预后良好，多数患者于1周内康复，仅少数患者可因咳嗽迁延不愈而发展为慢性支气管炎，患者一般无明显心理负担。但如果咳嗽较剧烈，加之伴有发热，可能会影响患者的休息、睡眠，进而影响工作和学习，使患者产生急于缓解咳嗽等症状的焦虑情绪。护理人员应与患者进行耐心、细致的沟通，通过对病情的客观评价，解除患者的心理顾虑，去除不良心理反应，树立治疗疾病的信心。

（六）健康指导

1.疾病知识指导

指导患者及其家属了解引起疾病的诱发因素及本病的有关知识。机体抵抗力低，易咳嗽、咳痰的患者，寒冷季节或气候骤然变化时，应注意保暖，外出时可戴口罩，避免寒冷空气对气管、支气管的刺激。积极预防和治疗上呼吸道感染，症状改变或加重时应及时就诊。

2.生活指导

平时应加强耐寒锻炼，增强体质，提高机体免疫力。生活要有规律，避免过度劳累。保持室内空气新鲜、阳光充足。少去人群密集的公共场所。戒烟、酒。

第三节　急性气管-支气管炎

急性气管-支气管炎是由生物、物理、化学刺激或过敏等因素引起的急性气管-支气管黏膜炎症，多为散发，无流行倾向，年老体弱者易患。临床表现主要为咳嗽和咳痰。多见于寒冷季节或气候突变时。

一、护理评估

（一）健康史

询问患者有无急性上呼吸道感染病史；有无接触过敏源史，如花粉、有机粉尘、真菌孢子、动物毛发、排泄物或细菌蛋白质等；是否受寒冷天气影响等。

（二）身体评估

1.症状

全身症状较轻，可伴低热、乏力、头痛及全身酸痛等，一般3～5d后消退。咳嗽、咳痰，先为干咳或咳少量黏液性痰，随后转为黏液脓性痰，痰量增多，咳嗽加剧，偶可痰中带血。咳嗽、咳痰可延续2～3周才消失，如迁延不愈，可演变为慢性支气管炎。如支气管发生痉挛，可出现程度不等的气促、喘鸣和胸骨后发紧感。

2.体征

两肺呼吸音粗糙，可闻及散在干、湿性啰音，啰音部位常不固定，咳嗽后可减少或消失。

（三）心理-社会状况

评估患者对疾病的重视程度；评估是否掌握疾病预防知识及注意事项；注意患者所伴随的相应的心理反应，如呼吸道症状导致的患者社会适应能力的改变，胸闷、气短所引起的紧张和焦虑等心理状态改变。

(四)辅助检查

(1)血常规检查：白细胞总数及分类大多正常，细菌感染较重时，白细胞计数和中性粒细胞百分比可增高。

(2)痰涂片或培养可发现致病菌。

(3)X线胸片检查多为正常，或仅有肺纹理增粗。

二、治疗原则

治疗原则是止咳、祛痰、平喘和控制感染。

(一)抗菌治疗

如有细菌感染，应及时应用抗生素。可以首选大环内酯类、青霉素类，也可选用头孢菌素或喹诺酮类等药物。

(二)对症治疗

对发热头痛者，选用解热镇痛药；咳嗽无痰者，可用止咳药；痰液黏稠不易咳出者，可用祛痰药，也可以用雾化吸入法祛痰，如有支气管痉挛，可用支气管扩张药。

三、护理措施

(一)环境

提供整洁舒适、阳光充足的环境，保持室内空气新鲜，定时通风，但应避免对流，以免患者受凉，维持适宜的温、湿度。

(二)饮食护理

提供高蛋白、高维生素、高热量的清淡饮食，禁食辛辣、有刺激性和过于油腻的食物。鼓励患者多饮水，每日保证饮水在1500mL以上，充足的水分可保证呼吸道黏膜的湿润和病变黏膜的修复，有利于痰液的稀释和排出。

(三)避免诱因

注意保暖；避免尘埃、烟雾等不良刺激；适当休息，避免疲劳。如有发热，发热期间应卧床休息。

(四)用药护理

按医嘱正确、及时给予祛痰、止咳、解痉、平喘药及抗生素，注意观察药物的疗效和不良反应，如使用抗生素可引起过敏反应及大便秘结，祛痰药可致胃部不适及食欲减退等。

(五)病情观察

注意观察体温的变化及咳嗽、咳痰情况，注意有无胸闷、气促等症状，详细记录痰液的色、量、质及气味。指导患者正确留取痰液标本并及时送检，为诊断与治疗提供可靠的依据。

(六)促进有效排痰

指导有效咳痰、排痰。痰液黏稠不易咳出时，可按医嘱予以雾化吸入。年老、体弱者协助翻身，拍背。

(七)心理护理

关心体贴患者，解除患者的焦虑情绪。

四、健康教育

(一)宣教

向患者及家属讲解有关病因及诱因、发病过程、预后知识,以稳定其情绪;帮助患者了解本病的治疗要点,强调多喝水的重要性,指导合理饮食、休息与活动,保证足够的营养、充足的睡眠,避免疲劳,有利于疾病的恢复;指导患者遵医嘱用药,帮助患者了解所用药物的作用及不良反应;告知患者如 2 周后症状仍持续存在,应及时就诊。

(二)避免诱因指导

保持居室空气新鲜、流通,适宜的温度和湿度,注意保暖,防治感冒;做好劳动保护,加强环境卫生,避免粉尘、刺激性气体及烟雾等有害因素的刺激;避免过度劳累;吸烟者劝其戒烟。

(三)活动与运动指导

平时生活要有规律,进行适当的耐寒训练,开展体育锻炼,以增强体质。

第四节　慢性支气管炎

慢性支气管炎是气管、支气管黏膜及其周围组织的慢性非特异性炎症。临床上以咳嗽、咳痰或伴有喘息及反复发作为主要症状,每年发病持续 3 个月,连续 2 年或 2 年以上,排除具有咳嗽、咳痰、喘息症状的其他疾病(如肺结核、肺尘埃沉着症、肺脓肿、心脏病、心功能不全、支气管扩张、支气管哮喘、慢性鼻咽炎、食管反流综合征等疾患)。

本病是常见病,多见于中老年人,随着年龄的增长,患病率递增,50 岁以上的患病率高达 15%。本病流行与吸烟、地区和环境卫生等有密切关系。吸烟者患病率远高于不吸烟者。北方气候寒冷,患病率高于南方。工矿地区大气污染严重,患病率高于一般城市。

一、护理评估

(一)健康史

询问患者起病的原因及诱因,有无呼吸道感染及吸烟等病史,有无过敏原接触史;询问患者的工作生活环境,有无有害气体、烟雾、粉尘等的吸入史。有无受凉、感冒、过度劳累而引起急性发作或加重。

(二)身体评估

1.症状

缓慢起病,病程长,反复急性发作而病情加重。主要症状为咳嗽、咳痰,或伴有喘息。急性加重系指咳嗽、咳痰、喘息等症状突然加重。急性加重的主要原因是呼吸道感染,病原体可以是病毒、细菌、支原体和衣原体等。

(1)咳嗽:一般晨间咳嗽为主,睡眠时有阵咳或排痰。

(2)咳痰:一般为白色黏液和浆液泡沫痰,偶见痰中带血。清晨排痰较多,起床后或体位变动后可刺激排痰。伴有细菌感染时,则变为黏液脓性痰,痰量亦增加。

(3)喘息或气急:喘息明显者称为喘息性支气管炎,部分可能伴支气管哮喘。若伴肺气肿时可表现为劳动或活动后气急。

2.体征

早期多无异常体征。急性发作期可在背部或双肺底听到干、湿啰音,咳嗽后可减少或消失。如并发哮喘可闻及广泛哮鸣音并伴呼气期延长。

3.分型

分为单纯型和喘息型两型。单纯型的主要表现为咳嗽、咳痰;喘息型除有咳嗽、咳痰外尚有喘息,常伴有哮鸣音,喘鸣于睡眠时明显,阵咳时加剧。

4.分期

按病情进展分为 3 期。

(1)急性发作期:指 1 周内出现脓性或黏液脓性痰,痰量明显增加,或伴有发热等炎症表现,或指 1 周内"咳""喘""痰"症状中任何 1 项明显加剧。

(2)慢性迁延期:患者有不同程度的"咳""痰""喘"症状,迁延达 1 个月以上。

(3)临床缓解期:经治疗或临床缓解,症状基本消失或偶有轻微咳嗽,痰液量少,持续 2 个月以上者。

(三)心理-社会状况

慢性支气管炎患者早期由于症状不明显,尚不影响工作和生活,患者往往不重视,感染时治疗也不及时。由于病程长,反复发作,患者易出现烦躁不安、忧郁、焦虑等情绪,易产生不利于恢复呼吸功能的消极因素。

(四)辅助检查

1.血液检查

细菌感染时偶可出现白细胞总数和(或)中性粒细胞增多。

2.痰液检查

可培养出致病菌涂片,发现革兰阳性菌或革兰阴性菌,或大量破坏的白细胞和已破坏的杯状细胞。

3.胸部 X 线检查

早期无异常。反复发作引起支气管壁增厚,细支气管或肺泡间质炎症细胞浸润或纤维化。

4.呼吸功能检查

早期无异常,随病情发展逐渐出现阻塞性通气功能障碍,其表现为:第一秒用力呼气量占用力肺活量比值(FEV_1/FVC)<60%,最大通气量(MBC)<80%预计值等。

二、治疗原则

急性发作期和慢性迁延期患者,以控制感染及对症治疗(祛痰、镇咳、平喘)为主;临床缓解期,以加强锻炼,增强体质,避免诱发因素,预防复发为主。

(一)急性加重期治疗

1.控制感染

根据病原菌类型和药物敏感情况选择药物治疗。

2.镇咳、祛痰

常用药物有氯化铵、溴己新、喷托维林等。

3.平喘

有气喘者可加用解痉平喘药，如氨茶碱和茶碱缓释剂，或长效 β_2 激动剂加糖皮质激素吸入。

(二)缓解期治疗

(1)戒烟，避免有害气体和其他有害颗粒的吸入。

(2)增强体质，预防感冒。

(3)反复呼吸道感染者，可试用免疫调节剂或中医中药。

三、护理措施

(一)环境

保持室内空气流通、新鲜，避免感冒受凉。

(二)饮食

合理安排食谱，给予高蛋白、高热量、高维生素、易消化的食物，多吃新鲜蔬菜、水果，避免过冷过热及产气食物，以防腹胀影响膈肌运动。注意食物的色、香、味。水肿及心力衰竭患者要限制钠盐的摄入，痰液较多者忌用牛奶类饮料，以防引起痰液黏稠不易排出。

(三)用药护理

遵医嘱使用抗炎、祛痰、镇咳药物，观察药物的疗效和不良反应。对痰液较多或年老体弱者以抗炎、祛痰为主，避免使用中枢镇咳药，如可卡因，以免抑制咳嗽中枢，加重呼吸道阻塞，导致病情恶化。可待因有麻醉性中枢镇咳作用，适用于剧烈干咳者，有恶心、呕吐、便秘等不良反应，应用不当可能成瘾；喷托维林是非麻醉性中枢镇咳药，用于轻咳或少量痰液者，无成瘾性，有口干、恶心、头痛等不良反应；溴己新使痰液中黏多糖纤维断裂，痰液黏度降低，偶见恶心、转氨酶升高等不良反应，胃溃疡者慎用。

(四)保持呼吸道通畅

要教会患者排痰技巧，指导患者有效咳嗽的方法。每日定时给予胸部叩击或胸壁震颤，协助排痰。并鼓励患者多饮水，根据机体每日需要量、体温、痰液黏稠度，估计每日水分补充量，每日至少饮水 1500mL，使痰液稀释，易于排出。痰多黏稠时可予雾化吸入，湿化呼吸道以促使痰液顺利咳出。

(五)改善呼吸状况

缩唇腹式呼吸；肺气肿患者可通过腹式呼吸以增强膈肌活动来提高肺活量，缩唇呼吸可减慢呼气，延缓小气道陷闭而改善呼吸功能，因而缩唇腹式呼吸可有效地提高患者的呼吸功能。患者取立位，亦可取坐位或卧位，一只手放在前胸，另一只手放在腹部，先缩唇，腹内收，胸前倾，由口徐徐呼气，此时切勿用力，然后用鼻吸气，并尽量挺腹，胸部不动。呼、吸时间之比为 2：1或 3：1，7～8 次/min，每日锻炼 2 次，10～20min/次。

(六)心理护理

对年老患者应加强心理护理，帮助其克服年老体弱的悲观情绪。患者病程长加上家人对患者的支持也常随病情进展而显得无力，患者多有焦虑、抑郁等心理障碍。护士应聆听患者的倾诉，做好患者与家属的沟通、心理疏导，让患者进行适当的文体活动。引导其进行循序渐进的锻炼,如气功、太极拳、户外散步等,将有助于增强老年人的机体免疫能力,为患者创造有利于治疗、康复的最佳心理状态。

四、健康教育

(一)指导患者及其家属

了解疾病的相关知识,积极配合康复治疗。

(二)加强管理

1.环境因素

消除及避免烟雾、粉尘和刺激性气体的吸入,避免接触过敏原或去空气污染、人多的公共场所;生活在空气清新、适宜温湿度、阳光充足的环境中,注意防寒避暑。

2.个人因素

制订有效的戒烟计划;保持口腔清洁;被褥轻软、衣服宽大合身,沐浴时间不宜过长,防止晕厥等。

3.饮食营养

足够的热量、蛋白质、维生素和水分,增强食欲。

(三)加强体育锻炼,增强体质,提高免疫能力

锻炼应量力而行、循序渐进,以患者不感到疲劳为宜;可进行散步、慢跑、太极拳、体操、有效的呼吸运动等。

(四)防止感染

室内用食醋 $2\sim10mL/m^2$,加水 $1\sim2$ 倍稀释后加热蒸熏,1h/次,每日或隔天 1 次,有一定的防止感冒作用。劝告患者在发病季节前应用气管炎疫苗、核酸等,从而增强免疫功能,以减少患者感冒和慢性支气管炎的急性发作。

(五)帮助患者加强身体的耐寒锻炼

耐寒锻炼需从夏季开始,先用手按摩面部,后用冷水浸毛巾拧干后擦头面部,渐及四肢。体质好、耐受力强者,可全身大面积冷水摩擦,持续到 9 月,以后继续用冷水按摩面颈部,最低限度冬季也要用冷水洗鼻部,以提高耐寒能力,预防和减少本病发作。

第五节 支气管哮喘

一、疾病概要

(一)概述

支气管哮喘简称哮喘,是一种以嗜酸性粒细胞、肥大细胞和 T 淋巴细胞等多种炎症细胞参与的气道慢性炎症性疾病。其炎症导致气道反应性增加,通常引起广泛性、可逆性的呼吸道阻塞症状。其表现特点为反复发作的喘息、呼气性呼吸困难,伴哮鸣音、胸闷、咳嗽等症状,可自行缓解或经治疗后缓解。

支气管哮喘是全球最常见的慢性病之一,全球约有 3 亿患者,我国的患病率为 $1\%\sim4\%$。

成人男女患病率大致相同,儿童发病率高于成人,发达国家高于发展中国家,城市高于农村。约 40% 的患者有家族史。

(二)诊断及治疗要点

1.诊断要点

(1)反复发作喘息、咳嗽、气促、胸闷,多与接触变应原、冷空气,呼吸道感染及运动等有关,常在夜间和(或)清晨发作或加剧。

(2)发作时在双肺可闻及散在或弥漫性、以呼气相为主的哮鸣音。

(3)上述症状、体征经抗哮喘治疗有效或自行缓解。

2.治疗要点

(1)消除病因:过敏者脱离变应原,感染者控制感染。

(2)药物治疗:支气管舒张剂,主要用于缓解哮喘发作。主要作用是舒张支气管平滑肌,使痉挛的气道松弛、扩张,同时也具有抗炎等作用。①β_2受体激动剂:通过选择性刺激气道内的β_2肾上腺素能受体,松弛气道平滑肌,改善气道阻塞,是控制急性发作的首选药物。短效药,如沙丁胺醇、硫酸特布他林等,吸入后 1~5min 即可出现效应,疗效持续时间 4~6h;长效药,如盐酸丙卡特罗片、沙美特罗等,疗效持续时间 12~24h,适用于夜间哮喘。②茶碱类药物:通过抑制磷酸二酯酶,拮抗腺苷受体;刺激肾上腺素分泌,增强膈肌收缩,同时使支气管平滑肌松弛、气道扩张,减轻或缓解哮喘。常用氨茶碱。③抗胆碱药物:通过阻断胆碱能神经释放的乙酰胆碱而松弛支气管平滑肌、扩张气道,缓解哮喘;还具有抑制肥大细胞释放炎性介质、阻止炎症反应和抑制迷走神经兴奋引起的黏膜分泌增加作用,减少气道内的分泌物,减轻气道的堵塞。常用溴化异丙托品。

抗炎药:主要用于控制或预防哮喘发作。①糖皮质激素:通过抑制炎症细胞的迁移和活化,抑制细胞因子的生成和炎症介质的释放,具有抗炎、抗过敏、抗渗出等作用。吸入剂有氟替卡松;常用口服片剂,醋酸泼尼松龙片等;重症患者静脉滴注地塞米松或氢化可的松,待病情控制后逐渐减量,改为口服和吸入剂维持给药。糖皮质激素是目前最有效的抗炎药物。②色甘酸钠:是一种非糖皮质激素抗炎药,部分抑制肥大细胞释放介质,对其他炎症细胞释放介质亦有选择性地抑制。

其他药物:抗白三烯药物能够抑制白三烯的合成,阻断其生物活性,是一种安全有效的抗炎、抗哮喘药物,作为糖皮质激素吸入的替代疗法,治疗轻度持续性哮喘。

3.重症哮喘治疗

(1)持续雾化吸入 β_2 受体激动剂等;氧疗;病情恶化缺氧不能纠正时,机械通气,必要时行气管切开,通畅气道。

(2)静脉滴注氨茶碱和糖皮质激素,如氢化可的松 100~300mg/d,待病情控制和缓解后激素再逐渐减量,改为口服维持给药。

(3)注意维持水、电解质平衡,纠正酸碱平衡失调;控制感染。

二、疾病护理

(一)护理评估

1.健康史

询问患者过敏原接触史、感染史、个人史和家族史。了解患者有无吸入花粉、尘螨、动物皮屑,食人鱼、虾、蟹,服用盐酸普萘洛尔、阿司匹林药物等情况;了解患者有无感染、气候变化、运动、精神刺激等诱发因素;了解患者既往发作的情况;了解患者家族中有无哮喘等过敏性疾病史,以及本次发病经过、诊断和治疗情况。

2.身体状况

(1)症状:哮喘发作前常有干咳、呼吸紧迫感、连打喷嚏、流泪等先兆表现;典型表现为发作性呼气性呼吸困难、伴胸闷和咳嗽,严重者被迫坐起或呈端坐呼吸,有哮鸣音。哮喘多在夜间或凌晨发作,也可在接触过敏原、病毒感染或情绪波动后迅速发作。哮喘症状可自行缓解或经治疗后缓解,缓解后无任何症状。可反复发作,每次发作短者仅数分钟,长者达数日或更长。哮喘根据其临床特点可分为内源性哮喘、外源性哮喘。

(2)体征:哮喘发作时,胸部视诊可见颈静脉怒张,胸廓饱满呈吸气状;触诊语颤可减弱;叩诊呈过清音;听诊两肺可闻及哮鸣音,并发感染者闻及湿啰音。严重哮喘发作时,可见唇、指(趾)发绀,大汗淋漓,脉搏增快,奇脉,两肺满布哮鸣音。当患者处于危重状态时,由于呼吸无力或气道有严重阻塞时,哮鸣音则不明显,亦称为寂静胸或沉默胸。

(3)重症哮喘:亦称哮喘持续状态,指严重哮喘发作持续24h以上,经一般支气管扩张剂治疗不能缓解。诱发重症哮喘的因素有:感染未控制、过敏原未消除、失水使痰液黏稠阻塞细支气管、治疗不当或突然停用糖皮质激素、精神过度紧张、并发自发性气胸或肺功能不全等。患者发作时表现为张口呼吸、端坐呼吸、发绀明显、大汗淋漓、烦躁不安。如病情不能控制,会出现呼吸衰竭和循环衰竭。

(4)分期:急性发作期,哮喘症状突然发生或加剧,呼吸困难,常因接触变应原或治疗不当所致。病情加重可在数小时内出现,严重者可在数分钟内危及生命。慢性持续期,哮喘症状持续间断存在。缓解期,哮喘症状消失,肺功能恢复,并持续4周以上。

(5)并发症:哮喘发作时,可发生自发性气胸、纵隔气肿、肺不张或肺炎;长期反复发作和感染,并发慢性支气管炎、肺气肿、支气管扩张和肺源性心脏病。

3.心理-社会状况

哮喘发作时出现呼吸困难,造成患者焦虑、烦躁不安;若连续发作,则患者易对医护人员、家人和平喘药物产生依赖心理;若出现重症哮喘,患者易产生濒死感、恐惧感。哮喘缓解后,患者担心哮喘复发、不能痊愈而影响工作和生活;反复发作者易对治疗失去信心。

4.辅助检查

(1)血常规检查:嗜酸性粒细胞升高,感染时白细胞总数和中性粒细胞百分比增高。

(2)肺功能检查:FEV、FEV_1/FVC、呼气峰流速(PEER)均显著减少,症状缓解后,上述指标明显改善。家庭中常用简易峰流速仪检测肺功能。

(3)动脉血气分析:哮喘发作时可有缺氧,表现为低氧血症并发代谢性酸中毒。由于过度通气,二氧化碳不潴留,可表现为呼吸性碱中毒。

(4)痰液检查:痰涂片可见较多嗜酸性粒细胞、尖棱结晶、黏液栓。

(5)胸部X线检查:哮喘发作期两肺透明度增高,呈过度充气状态;缓解期无异常;并发呼吸道感染,可见肺纹理增强和炎症浸润阴影。

(6)变应原检测:在缓解期,用可疑变应原做皮肤划痕或皮内试验,帮助寻找变应原,但应注意防止过敏反应。

(二)护理诊断与合作性问题

1.低效性呼吸形态

与支气管狭窄、呼吸道阻塞有关。

2.焦虑/恐惧

与哮喘;发作时出现极度呼吸困难、濒死感、健康状态不佳有关。

3.潜在并发症(呼吸衰竭)

与呼吸道阻塞等致缺氧和二氧化碳潴留有关。

(三)护理措施

1.一般护理

(1)环境:保持室内空气流通、新鲜,维持室温在 $18\sim22℃$、湿度在 $50\%\sim70\%$;避免环境中的过敏原,不宜在室内放置花草及用羽毛枕头;避免房间内尘埃飞扬,避免吸入刺激性物质而导致哮喘发作。

(2)体位:发作时协助患者采取半卧位、坐位或端坐位,以利呼吸和减轻体力消耗。

(3)饮食:提供清淡、易消化、足够热量的饮食,避免进食硬、冷、油腻食物,不宜食用鱼、虾、蟹等易过敏食物。多饮水,保持大便通畅。

2.病情观察

观察患者神志、面容、出汗、发绀、呼吸困难的程度等;了解病情和治疗效果。重症哮喘患者有专人护理,严密观察病情变化,监测动脉血气分析结果和肺功能指标等。

3.配合治疗护理

(1)吸氧:哮喘发作时,PaO_2 有不同程度的下降,遵医嘱给予吸氧,$2\sim4L/min$,伴有高碳酸血症时,低流量($1\sim2L/min$)低浓度吸氧。吸氧时注意呼吸道的湿化和通畅,避免气道干燥和寒冷气流的刺激而导致气道痉挛。

(2)补充体液、促进排痰:补液是纠正失水、稀释痰液、促进排痰、改善通气的最有效方法。若无心、肾功能不全,鼓励患者饮水 $2\sim3L/d$。重症哮喘者静脉补液,纠正失水,一般补液量为 $2\sim3L/d$,滴速以 $30\sim50$ 滴/min 为宜,避免单位时间内输液过多而诱发心力衰竭。若痰液黏稠不易排出时,用雾化吸入,辅以拍背,促进痰液排出;但不宜用超声雾化吸入,因颗粒过小使较多的雾滴进入肺泡,或过饱和的雾液进入支气管,刺激支气管痉挛,加重哮喘症状。

(3)用药护理:常用给药方法有吸入法、口服给药和静脉注射。由于吸入法给药药物直接作用于局部,起效快、全身不良反应小,常作为首选用药方法。

使用气雾剂吸入治疗是治疗哮喘的有效方法之一,吸入治疗的效果与吸入装置及正确的使用方法有关。

压力定量气雾吸入器(MDI):由药物、推进剂、表面活性物质或润滑剂 3 种成分组成。使用此种吸入装置的气雾剂有硫酸沙丁胺醇气雾剂、硫酸特布他林气雾剂、异丙托溴铵气雾剂、丙酸倍氯米松气雾剂、丙酸氟替卡松吸入气雾剂、布地奈德气雾剂等。使用方法为:①移去套口的盖,使用前轻摇储药罐使之混匀;②头略后仰并缓慢地呼气,尽可能呼出肺内空气;③将吸入器吸口紧紧含在口中,并屏住呼吸,以示指和拇指紧按吸入器,使药物释出,并同时做与喷药同步的缓慢深吸气,最好大于5s(有的装置带笛声,没有听到笛声则表示未将药物吸入);④尽量屏住呼吸5～10s,使药物充分分布到下气道,以达到良好的治疗效果;⑤盖子套回喷口上;⑥用清水漱口,去除上咽部残留的药物。干粉吸入器:是通过使用者主动吸入空气的动能分散药物微粒,干雾颗粒的流速与使用者的吸气流速相吻合。国内常用的干粉吸入器有3种:第一种为储存剂量型涡流式干粉吸入器,俗称都保,如布地奈德都保、富马酸福莫特罗粉吸入剂。第二种为旋蝶式干粉吸入器,如必酮碟和喘宁碟。第三种为准纳器,如舒利迭。

都保的使用方法:①旋转并移去瓶盖;②检查剂量指示窗,看是否还有足够剂量的药物;③一手拿都保,另一手握住底盖,先向右转到底再向左转到底,听到"咔"一声,即完成一次剂量的充填;④吸入之前,先轻轻地呼出一口气(勿对吸嘴吹气),将吸嘴含于口中,并深深地吸口气,即完成一次吸入动作;⑤吸药后屏气5～10s;⑥用完后将瓶盖盖紧。

旋蝶式干粉吸入器的使用方法:此类吸入装置是专为吸入使用而设,配备一个蝶式吸纳器。必酮碟和喘宁碟的每个小泡内盛有非常细微的相应药物,由双层箔片保护着,8个小泡有规律地分布在蝶上。使用时将蝶片放入旋蝶式干粉吸入器内,吸入器上的刺针会刺穿蝶片上的一个小泡,将里面的药物粉末放在蝶式吸入器里,患者只需轻轻一吸(使吸气速率极低),便可以将药物送到肺部。这对儿童和老年人来说也是很容易操作的。

准纳器的使用方法:①一只手握住准纳器外壳,另一只手拇指向外推准纳器的滑动杆直至发出咔嗒声,表明准纳器已做好吸药的准备;②握住准纳器并使远离嘴,在保证平稳呼吸的前提下,尽量呼气;③将吸嘴放入口中,深深地平稳地吸气,将药物吸入口中,屏气约10s;④拿出准纳器,缓慢恢复呼气,关闭准纳器(听到"咔嗒"声表示关闭)。

药物不良反应:①β_2受体激动剂。出现头痛、头昏、心悸或心律失常等不良反应,特别在用量大或静脉滴注速度快时出现,停药后消失。患者按需用药,不宜长期用药,以免出现药物耐受。使用气雾剂时,指导患者在用药时深吸气,吸气后屏气几秒,使药物吸入细小支气管以发挥更好的效果。原发性高血压病、糖尿病、甲状腺功能亢进、心肌缺血、心功能不全及老年人慎用或不用。②茶碱类药物。常见不良反应是恶心、呕吐、头痛、兴奋、失眠、心悸、严重心律失常等,其反应有很大的个体差异,患者应以常规剂量为基准,根据个体反应稍做调整。③糖皮质激素。部分患者吸入后出现声音嘶哑、口腔念珠菌感染或咽喉肿痛等,指导患者在喷药后及时、充分漱口;长期口服激素引起或加重消化道溃疡、骨质疏松等,应注意预防。

4.心理护理

哮喘发作时患者精神紧张、烦躁、恐惧,而不良情绪常会诱发或加重哮喘发作。应提供良好的心理支持,尽量守护在患者床旁,或允许患者家属陪伴,多安慰患者,使其产生信任和安全感;发作时常伴有背部发胀、发凉感觉,采用背部按摩法使患者感觉通气轻松,并通过暗示、诱导或现身说法等方式使患者身心放松,情绪稳定,有利于症状缓解。

(四)护理目标及评价

患者呼吸困难减轻,能有效咳痰,保持呼吸道通畅,情绪稳定,无并发症发生。

三、健康教育

(一)疾病知识指导

向患者说明避免接触或吸入过敏原的重要性,减少与空气中变应原的接触。戒烟、避免被动吸烟和预防上呼吸道感染。教会患者正确使用定量气雾吸入器和超声波雾化吸入器。

（二）生活指导

避免食用易诱发哮喘发作的食物，如牛奶、鱼、虾等；鼓励多饮水；锻炼身体，增强体质；保持乐观情绪，避免身心过劳。

（三）用药指导

指导患者熟悉哮喘发作的先兆及相应的处理方法；了解支气管舒张剂的作用和不良反应。

第六节　支气管扩张

支气管扩张是指直径大于 2mm 的支气管由于管壁的肌肉和弹性组织破坏引起的慢性异常扩张。主要由于支气管及其周围组织的慢性炎症和支气管阻塞，引起支气管管壁肌肉和弹性组织的破坏，导致支气管管腔扩张和变形。临床上主要表现为慢性咳嗽伴大量脓痰和（或）反复咯血。

婴幼儿麻疹、百日咳、支气管肺炎等感染，是支气管-肺组织感染和阻塞所致的支气管扩张最常见的原因。随着人民生活水平的提高，麻疹、百日咳疫苗的预防接种，以及抗生素的临床应用，使本病的发病率大为降低。

一、护理评估

（一）健康史

详细询问患者既往是否有麻疹、百日咳、支气管肺炎迁延不愈；有无反复发作的呼吸道感染病史。

（二）身体状况

1.主要症状

（1）慢性咳嗽、大量脓痰：咳嗽、咳痰与体位改变有关，晨起及晚间卧床改变体位时咳嗽明显、痰量增多。感染急性发作时，黄绿色脓痰明显增加，一日达数百毫升；如有厌氧菌混合感染时，痰有恶臭味，呼吸有臭味。痰液收集于玻璃瓶中静置后分为 4 层：上层为泡沫，下悬脓性成分，中层为浑浊黏液，下层为坏死组织沉淀物。

（2）反复咯血：50％～70％的患者反复咯血，量不等，从痰中带血至大咯血，咯血量与病情程度、病变范围不一致。部分患者仅有反复咯血，临床上称为"干性支气管扩张"，常见于结核性支气管扩张，病变多发生在引流良好的上叶支气管，且不易感染。

（3）反复肺部感染：其特征是同一肺段反复发生肺炎并迁延不愈。这是由于扩张的支气管清除分泌物的功能丧失，引流差，易于反复发生感染。

（4）全身中毒症状：反复的肺部感染引起全身中毒症状，出现间歇发热或高热、乏力、食欲减退、盗汗、消瘦、贫血等，严重者出现气促或发绀。

2.体征

早期或干性支气管扩张无异常肺部体征。典型体征是在两肺下方持续存在的粗、中湿啰音，咳嗽、咳痰后啰音可暂时消失，以后又出现。结核引起的支气管扩张，湿啰音多位于肩胛间区;有时可伴哮鸣音。部分慢性患者可出现杵状指(趾)、贫血,肺功能严重下降的患者活动后可出现发绀等。

(三)心理-社会状况

支气管扩张是长期反复感染的慢性疾病,病程长,发病年龄较轻,给患者的学习、工作,甚至婚姻问题带来影响,尤其病情迁延反复,检查治疗收效不显著,患者出现悲观、焦虑情绪;痰多、有口臭的患者,在心理上产生极大压力,表现为自卑、孤独、回避。若突然大咯血时,又可出现精神紧张、恐惧等表现。

(四)辅助检查

1.胸部 X 线检查

早期轻者有一侧或双侧肺纹理增多、增粗现象;典型 X 线表现为粗乱肺纹理中有多个不规则的蜂窝状透亮阴影,或沿支气管的卷发状阴影,感染时阴影内出现液平面。

2.胸部 CT 检查

显示管壁增厚的柱状扩张,或成串成簇的囊样改变。

3.支气管造影

是诊断支气管扩张的主要依据,可确诊本病,确定病变部位、性质、范围、严重程度,为治疗或手术切除提供重要参考依据。

4.纤维支气管镜检查

明确出血、扩张或阻塞部位,还可进行活检、局部灌洗、局部止血,取冲洗液做微生物检查。

5.实验室检查

继发肺部感染时白细胞总数和中性粒细胞增多。痰涂片或培养发现致病菌。

二、治疗原则

其原则是控制呼吸道感染,保持呼吸道引流通畅,处理咯血,必要时手术治疗。

(一)控制感染

是急性感染期的主要治疗措施。急性感染时根据病情、痰培养及药物敏感试验选用合适抗生素控制感染。

(二)加强痰液引流

痰液引流和抗生素治疗同样重要,可保持气道通畅,减少继发感染和减轻全身中毒症状。主要治疗方法有物理治疗法、药物祛痰法、纤维支气管镜吸痰法等。

(三)手术治疗

适用于病灶范围较局限,全身情况较好,经药物治疗仍有反复大咯血或感染者。根据病变范围行肺段或肺叶切除术;病变范围广泛或伴有严重心、肺功能障碍者不宜手术治疗。

(四)咯血处理

少量咯血给予药物止血;大量咯血时常用垂体后叶素缓慢静脉注射,经药物治疗无效者,行支气管动脉造影,根据出血小动脉的定位,注入吸收性明胶海绵或聚乙烯醇栓,或行栓塞止血。

三、护理措施

(一)一般护理

(1)急性感染或病情严重者卧床休息;保持室内空气流通,维持适宜的温度、湿度,注意保暖;使用防臭、除臭剂,消除室内异味。避免到空气污染的公共场所,戒烟,避免接触呼吸道感染患者。

(2)加强营养,摄入总热量以不低于 3000kcal/d 为宜,指导患者多进食肉类、蛋类、豆类及新鲜蔬菜、水果等高蛋白、高热量及富含维生素和矿物质的饮食,增强机体抵抗力;高热者给予物理降温,鼓励患者多饮水,保证摄入足够的水分,饮水量在 1.5～2L/d,利于痰液稀释,易于咳出。大咯血时应暂禁食。

(二)病情观察

观察患者咳痰的量、颜色、黏稠度及痰液的气味,咳嗽、咳痰与体位的关系;有无咯血,以及咯血的量、性质;有无胸闷、气急、烦躁不安、面色苍白、神色紧张、出冷汗等异常表现,并密切观察患者体温、心率、呼吸、血压的变化,警惕窒息的发生。

(三)体位引流护理

体位引流是利用重力作用促使呼吸道分泌物流入支气管、气管排出体外。有助于排除积痰,减少继发感染和全身中毒症状。对痰多、黏稠而不易排出者,其作用有时不亚于抗生素,具体措施如下。

(1)引流前向患者说明体位引流的目的及操作过程,消除顾虑,取得患者的合作。

(2)根据病变部位及患者自身体验,采取相应体位。原则上抬高患肺位置,使引流支气管开口向下,同时辅以拍背,以借重力作用使痰液流出。

(3)引流宜在饭前进行,以免饭后引流导致呕吐。引流 1～3 次/d,15～20min/次,时间安排在早晨起床时、晚餐前及睡前。

(4)引流过程中鼓励患者做深呼吸及有效咳嗽,以利于痰液排出;同时注意观察患者反应,如出现咯血、头晕、发绀、呼吸困难、出汗、疲劳等症状,及时停止。

(5)对痰液黏稠者,先用生理盐水超声雾化吸入或服用祛痰药(氯化铵、溴己新等),以稀释痰液,提高引流效果。

(6)引流完毕,给予清水漱口,去除痰液气味,保持口腔清洁,记录排出的痰量和性质,必要时送检。引流过程中应有护士或家人的协助。

(四)预防咯血窒息的护理

(1)嘱少量咯血患者卧床休息,大咯血者绝对卧床休息,取侧卧位或头侧平卧位,避免窒息。

(2)准备好抢救物品(如吸引器、氧气、气管插管、气管切开包、鼻导管、喉镜、止血药、呼吸兴奋剂、升压药及备血等)。

(3)如果发现患者咯血时突然出现胸闷、气急、发绀、烦躁、神色紧张、面色苍白、冷汗、突然坐起等,应怀疑患者发生了窒息,立即通知医生;同时让患者侧卧取头低脚高位,轻拍背部,协助将血咯出;无效时可直接用鼻导管抽吸,必要时行气管插管或气管切开,以解除呼吸道梗阻。

(4)发生大咯血时,安慰患者,嘱其保持镇静,不能屏气,将血轻轻咯出。

(五)心理护理

以尊重、亲切的态度,多与患者交谈,给予心理支持,帮助患者树立治疗信心,消除紧张、焦虑情绪;发生大咯血时,守护在患者身边,安慰患者,轻声、简要解释病情,减轻患者的紧张情绪,消除恐惧感,告知患者心情放松有利止血,并配合治疗。

四、健康教育

(1)做好麻疹、百日咳等呼吸道传染性疾病的预防接种工作,积极防治支气管肺炎、肺结核等呼吸道感染;治疗上呼吸道的慢性病灶,如扁桃体炎、鼻窦炎、龋齿等,减少呼吸道反复感染的机会。急性感染期,选用有效的抗生素,以防止病情加重。注意口腔清洁卫生,用复方硼酸溶液漱口,一日数次。痰液经灭菌处理或焚烧。

(2)锻炼身体,避免受凉,减少刺激性气体吸入,务必戒烟。

(3)教会患者体位引流的方法和选择体位的原则,如两上肺叶的病变,选择坐位或头高脚低的卧位;中、下肺叶的病变,选择头低脚高的健侧卧位。体位的选择不宜刻板,患者还可根据自身体验(有利于痰液排除的体位)选择最佳的引流体位。指导患者和家属掌握有效咳嗽、雾化吸入的方法,观察感染,咯血等症状,以及引流过程中不良反应的处理,一旦症状加重,及时就诊。

(4)向患者说明咯血量的多少与病情程度不一定成正比,咯血时不要惊慌,及时就诊。

(5)对合并肺气肿者应进行呼吸功能锻炼。

第十章　消化系统疾病护理

第一节　胃食管反流病

胃食管反流病(GERD)是一种因胃和(或)十二指肠内容物反流入食管引起胃灼热、反流、胸痛等症状和(或)组织损害的综合征,包括食管综合征和食管外综合征。食管综合征有典型反流综合征、反流胸痛综合征及伴食管黏膜损伤的综合征,如反流性食管炎(RE)、反流性狭窄、Barett食管(BE)及食管腺癌。食管外综合征有反流性咳嗽综合征、反流性喉炎综合征、反流性哮喘综合征及反流性蛀牙综合征,还可能有咽炎、鼻窦炎、特发性肺纤维化及复发性中耳炎。

根据内镜下表现的不同,GERD可分为非糜烂性反流病(NERD)、RE及BE,我国60%～70%的GERD表现为NERD。

一、病因及发病机制

与GERD发生有关的机制包括抗反流防御机制的削弱、食管黏膜屏障的完整性破坏及胃十二指肠内容物反流对食管黏膜的刺激等。

(一)抗反流机制的削弱

抗反流机制的削弱是GERD的发病基础,包括下食管括约肌(LES)功能失调、食管廓清功能下降、食管组织抵抗力损伤、胃排空延迟等。

1.LES功能失调

LES功能失调在GERD发病中起重要作用,其中LES压力降低、一过性下食管括约肌松弛(TLESR)及裂孔疝是引起GERD的三个重要因素。

LES正常长3～4cm,维持10～30mmHg的静息压,是重要的抗反流屏障。当LES压力<6mmHg时,即易出现胃食管反流。即使LES压力正常,也不一定就没有胃食管反流。近来的研究表明,TLESR在GERD的发病中有重要作用。TLESR是指非吞咽情况下LES发生自发性松弛,可持续8～10s,常于吞咽时LES松弛,并常伴胃食管反流。TLESR是正常人生理性胃食管反流的主要原因,目前认为TLESR是小儿胃食管反流的最主要因素,胃扩张(餐后、胃排空异常、空气吞入)是引发TLESR的主要刺激因素。裂孔疝破坏了正常抗反流机制的解剖和生理,使LES压力降低并缩短了LES长度,削弱了膈肌的作用,并使食管蠕动减弱,故食管裂孔疝是胃食管反流重要的病理生理因素。

2.食管、胃功能下降

(1)食管:健康人食管借助正常蠕动可有效清除反流入食管的胃内容物。GERD患者由于食管原发和继发蠕动减弱,无效食管运动发生率高,如硬皮病样食管,致食管廓清功能障碍,不能有效廓清反流入食管的胃内容物。

(2)胃:胃轻瘫或胃排空功能减弱,胃内容物大量潴留,胃内压增加,导致胃食管反流。

(二)食管黏膜屏障

食管黏膜屏障是食管黏膜上皮抵抗反流物对其损伤的重要结构,包括食管上皮前(黏液层、静水层和黏膜表面 HCO_3^- 所构成的物理化学屏障)、上皮(紧密排列的多层鳞状上皮及上皮内所含负离子蛋白和 HCO_3^- 可阻挡和中和 H^+)及上皮后(黏膜下毛细血管提供 HCO_3^- 中和 H^+)屏障。当屏障功能受损时,即使是正常反流亦可致食管炎。

(三)胃十二指肠内容物反流

胃食管反流时,含胃酸、胃蛋白酶的胃内容物,甚至十二指肠内容物反流入食管,引起胃灼热、反流、胸痛等症状,甚至导致食管黏膜损伤。难治性 GERD 常伴有严重的胃食管反流。Vaezi 等发现,混合反流可导致较单纯反流更为严重的黏膜损伤,两者可能存在协同作用。

流行病学:

GERD 是一种常见病,在世界各地的发病率不同,欧美发病率为 $10\%\sim20\%$,在南美约为 10%,亚洲发病率约为 6%。无论在西方还是在亚洲,GERD 的发病率均呈上升趋势。

三、病理

RE 的病理改变主要有食管鳞状上皮增生,黏膜固有层乳头向表面延伸,浅层毛细血管扩张、充血和(或)出血,上皮层内中性粒细胞和淋巴细胞浸润,严重者可有黏膜糜烂或溃疡形成。慢性病变可有肉芽组织形成、纤维化以及 Barrett 食管改变。

四、临床表现

GERD 的主要临床表现包括以下内容。

(一)食管表现

1.胃灼热

是指胸骨后的烧灼样感觉,是 GERD 最常见的症状。胃灼热的严重程度不一定与病变的轻重程度一致。

2.反流

反流指胃内容物反流入口中或下咽部的感觉,此症状多在胃灼热、胸痛之前发生。

3.胸痛

胸痛作为 GERD 的常见症状,日渐受到临床的重视。可酷似心绞痛,对此有时单从临床很难做出鉴别。胸痛的程度与食管炎的轻重程度无平行关系。

4.吞咽困难

指患者能感觉到食物从口腔到胃的过程发生障碍,吞咽困难可能与咽喉部的发胀感同时存在。引起吞咽困难的原因很多,包括与反流有关的食管痉挛、食管运动功能障碍、食管瘢痕狭窄及食管癌等。

5.上腹痛

也可以是 GERD 的主要症状。

(二) 食管外表现

1.咽喉部表现

如慢性喉炎、慢性声嘶、发音困难、声带肉芽肿、咽喉痛、流涎过多、癔球症、颈部疼痛、牙周炎等。

2.肺部表现

如支气管炎、慢性咳嗽、慢性哮喘、吸入性肺炎、支气管扩张、肺脓肿、肺不张、咯血及肺纤维化等。

五、相关检查

(一) 上消化道内镜

对 GERD 患者,内镜检查可确定是否有 RE 及病变的形态、范围与程度;同时可取活体组织进行病理学检查,明确有无 BE、食管腺癌;还可进行有关的治疗。但内镜检查不能观察反流本身,内镜下的食管炎也不一定都由反流引起。

洛杉矶分级是目前国际上最为广泛应用的内镜 RE 分级方案,根据内镜下食管黏膜破损的范围和形状,将 RE 划分为 A~D 级。

A:一处或几处≤5mm 的食管黏膜破损,病变之间无融合。

B:处或几处＞5mm 的食管黏膜破损,病变之间无融合。

C:一处或几处食管黏膜破损,病变之间相互融合,但未超过食管环周的 75%。

D:一处或几处食管黏膜破损,病变之间相互融合,至少累及食管环周的 75%。

(二) 其他检查

1.24 小时食管 pH 监测

是最好的定量监测胃食管反流的方法,已作为 GERD 诊断的金标准。最常使用的指标是 pH＜4 总时间(%)。该方法有助于判断反流的有无及其和症状的关系,以及疗效不佳的原因。其敏感性与特异性分别为 79%~90% 和 86%~100%。该检查前 3~5d 停用改变食管压力的药物(胃肠动力剂、抗胆碱能药物、钙通道阻断剂、硝酸盐类药物、肌肉松弛剂等)、抑制胃酸的药物(PPI、H, RA、抑酸药)。近年无绳食管 pH 胶囊(bravo 胶囊)的应用使食管 pH 监测更为方便,易于接受,且可行食管多部位(远端、近端及下咽部等)及更长时间(48~72h)的监测。

2.食管测压

可记录 LES 压力、显示频繁的 TLESR 和评价食管体部的功能。单纯用食管压力来诊断胃食管反流并不十分准确,其敏感性约 58%,特异性约 84%。因此,并非所有的 GERD 患者均需做食管压力测定,仅用于不典型的胸痛患者或内科治疗失败考虑用外科手术抗反流者。

3.食管阻抗监测

通过监测食管腔内阻抗值的变化来确定是液体或气体反流。目前食管腔内阻抗导管均带有 pH 监测通道,可根据 pH 和阻抗变化进一步区分酸反流(pH＜4)、弱酸反流(pH 在 4~7)以及弱碱反流(pH＞7),用于 GERD 的诊断,尤其有助于对非酸反流为主的 NERD 患者的诊断、抗反流手术前和术后的评估、难治性 GERD 病因的寻找、不典型反流症状的 GERD 患者的诊断以及确诊功能性胃灼热患者。

4.食管胆汁反流测定

用胆汁监测仪(Bilitec-2000)测定食管内胆红素含量,从而了解有无十二指肠胃食管反流。现有的 24h 胆汁监测仪可得到胆汁反流次数、长时间反流次数、最长反流时间和吸收值≥0.14 的总时间及其百分比,从而对胃食管反流做出正确的评价。因采用比色法检测,必须限制饮食中的有色物质。

5.上胃肠道 X 线钡餐

对观察有无反流及食管炎均有一定的帮助,还有助于排除其他疾病和发现有无解剖异常,如膈疝,有时上胃肠道钡餐检查还可发现内镜检查没有发现的、轻的食管狭窄,但钡餐检查的阳性率不高。

6.胃-食管放射性核素闪烁显像

此为服用含放射性核素流食后以 γ 照相机检测放射活性反流的技术。本技术有 90% 的高敏感性,但特异性低,仅为 36%。

7.GERD 诊断问卷

让疑似 GERD 患者回顾过去 4 周的症状以及症状发作的频率,并将症状由轻到重分为 0~5 级,评估症状程度,总分超过 12 分即可诊断为 GERD。

8.质子泵抑制剂(PPI)试验

对疑似 GERD 的患者,可服用标准剂量 PPI,每日 2 次,用药时间为 1~2 周。患者服药后 3~7d,若症状消失或显著好转,本病诊断可成立。其敏感性和特异性均可达 60% 以上。但本试验不能鉴别恶性疾病,且可因用 PPI 而掩盖内镜所见。

9.超声诊断

超声诊断直观性好,诊断敏感性高,并且对患者的损伤性小。B 超诊断 GERD 标准为至少在 2 次不同时间内观察到反流物充满食管下段和胃与食管间液体来回移动。

六、诊断

由于 GERD 临床表现多种多样,症状轻重不一,有的患者可能有典型的反流症状,但内镜及胃食管反流检测无异常;而有的患者以其他器官系统的症状为主要表现,给 GERD 的诊断造成一定的困难。因此,GERD 的诊断应结合患者的症状及实验室检查综合判断。

(一)RE 的诊断

有胃食管反流的症状,内镜可见累及食管远端的食管炎,排除其他原因所致的食管炎。

(二)NERD 的诊断

有胃食管反流的症状,内镜无食管炎改变,但实验室检查有胃食管反流的证据,如:①24h 食管 pH 监测阳性;②食管阻抗监测、食管胆汁反流测定、静息放射性核素检查或钡餐检查显示胃食管反流;③食管测压示 LES 压力降低或 TLESR,或食管体部蠕动波幅降低。

七、治疗

胃食管反流病的治疗目标为充分缓解症状,治愈食管炎,维持症状缓解和胃镜检查的缓解,治疗或预防并发症。

(一)GERD 的非药物治疗

非药物治疗指生活方式的指导,避免一切引起胃食管反流的因素等。如要求患者饮食不宜过饱;忌烟、酒、咖啡、巧克力、酸食和过多脂肪;避免餐后立即平卧。对仰卧位反流,抬高床头 10cm 就可减轻症状。对于立位反流,有时只要患者穿宽松衣服,避免牵拉、上举或弯腰就可减轻。超重者在减肥后症状会有所改善。某些药物能降低 LES 的压力,导致反流或使其加重,如抗胆碱能药物、钙通道阻断剂、硝酸盐类药物、肌肉松弛剂等,对 GERD 患者尽量避免使用这些药物。

(二)GERD 的药物治疗

1.抑酸药

抑酸药是治疗 GERD 的主要药物,主要包括 PPI 和 H_2 受体拮抗剂(H_2RA)。PPI 症状缓解最快,对食管炎的治愈率最高。虽然 H_2RA 疗效低于 PPI,但在一些病情不是很严重的 GERD 患者中,采用 H_2RA 仍是有效的。

2.促动力药

促动力药可用于经过选择的患者,特别是作为酸抑制治疗的一种辅助药物。对大多数 GERD 患者,目前应用的促动力药不是理想的单一治疗药物。

(1)多巴胺受体拮抗剂:此类药物能促进食管、胃的排空,增加 LES 的张力。此类药物包括甲氧氯普胺和多潘立酮,常用剂量为 10mg,每日 3~4 次,睡前和餐前服用。前者如剂量过大或长期服用,可导致锥体外系神经症状,故老年患者慎用;后者长期服用亦可致高催乳素血症,产生乳腺增生、泌乳和闭经等不良反应。

(2)非选择性 5-HT_4 受体激动剂:此类药能促进肠肌丛节后神经释放乙酰胆碱而促进食管、胃的蠕动和排空,从而减轻胃食管反流。目前常用的为莫沙必利,常用剂量为 5mg,每日 3~4 次,饭前 15~30min 服用。

(3)伊托必利:此类药可通过阻断多巴胺 D_2 受体和抑制胆碱酯酶的双重功能,起到加速胃排空、改善胃张力和敏感性、促进胃肠道动力的作用。该药消化道特异性高,对心脏、中枢神经系统、泌乳素分泌的影响小,在 GERD 治疗方面具有长远的优势。常用剂量为 50mg,每日 3~4 次,饭前 15~30min 服用。

3.黏膜保护剂

对控制症状和治疗反流性食管炎有一定疗效。常用的药物有硫糖铝 1g,每日 3~4 次,饭前 1h 及睡前服用;铝碳酸镁 1g,每日 3~4 次,饭前 1h 及睡前服用,具有独特的网状结构,既可中和胃酸,又可在酸性环境下结合胆汁酸,对于十二指肠胃食管反流有较好的治疗效果。枸橼酸铋钾盐(TDB),480mg/d,分 2~4 次于饭前及睡前服用。

4.γ-氨基丁酸(GABA)受体抑制剂

由于 TLESR 是发生胃食管反流的主要机制,因此 TLESR 成为治疗的有效靶点。对动物及人类研究显示,GABA 受体抑制剂巴氯芬(baclofen)可抑制 TLESR,可能是通过抑制脑干反射而起作用的。巴氯芬对 GERD 患者既有短期作用,又有长期作用,可显著减少反流次数和缩短食管酸暴露时间,还可明显改善十二指肠胃食管反流及其相关的反流症状,是目前控制 TLESR 发生率最有前景的药物。

5.维持治疗

因为 GERD 是一种慢性疾病,持续治疗对控制症状及防止并发症是适当的。

(三)GERD 的内镜抗反流治疗

为了避免 GERD 患者长期需要药物治疗及手术治疗风险大的缺点,内镜医生在过去的几年中在内镜治疗 GERD 方面做出了不懈的努力,通过这种方法改善 LES 的屏障功能,发挥其治疗作用。

1.胃镜下腔内折叠术

该方法是将一种缝合器安装在胃镜前端,于直视下在齿状线下缝合胃壁组织,形成褶皱,增加贲门口附近紧张度、"延长腹内食管长度"及形成褶皱,以阻挡胃肠内容物的反流。包括黏膜折叠方法或全层折叠方法。

2.食管下端注射法

指内镜直视下环贲门口或食管下括约肌肌层注射无活性低黏度膨胀物质,增加 LES 的功能。

3.内镜下射频治疗

该方法是将射频治疗针经活检孔道送达齿状线附近,刺入食管下端的肌层进行热烧灼,使肌层"纤维化",增加食管下端张力。

内镜治疗 GERD 的安全性及可能性已经多中心研究所证明,且显示大部分患者可终止药物治疗,但目前仍缺乏严格的大样本多中心对照研究。

(四)GERD 的外科手术治疗

对 GERD 患者行外科手术治疗时,必须掌握严格的适应证,主要包括:①需长期用药维持,且用药后症状仍然严重者;②出现严重并发症,如出血、穿孔、狭窄等,经药物或内镜治疗无效者;③伴有严重的食管外并发症,如反复并发肺炎、反复发作的难以控制的哮喘、咽喉炎,经药物或内镜治疗无效者;④疑有恶变倾向的 BE;⑤严重的胃食管反流而不愿终生服药者;⑥仅对大剂量质子泵抑制剂起效的年轻患者,如有严重并发症(出血、狭窄、BE)。

临床应用过的抗反流手术方法较多。目前治疗 GERD 的手术常用 Nissen 胃底折叠术、Belsey 胃底部分折叠术。各种抗反流手术治疗的效果均应通过食管 24h 的 pH 测定、内镜及临床表现进行综合评价。

近十几年来,腹腔镜抗反流手术得到了长足的发展。腹腔镜胃底折叠术是治疗 GERD 疗效确切的方法,是治疗 GERD 的主要选择之一,尤其对于年轻、药物治疗效果不佳、伴有裂孔疝的患者。与常规开放手术相比较,腹腔镜手术具有创伤小、术后疼痛轻和患者恢复快的优点,特别适用于年老体弱、心肺不佳的患者。但最近的研究显示,术后并发症高达 30%,包括吞咽困难、不能打嗝、腹泻及肛门排气等。约 62% 的患者在接受抗反流手术 10 年后仍需服用 PPI 治疗。因此,内科医生在建议 GERD 患者行腹腔镜胃底折叠术前应注意这些并发症,严格选择患者。

(五)并发症的治疗

1.食管狭窄的治疗

早期给予有效的药物治疗是预防 GERD 患者食管狭窄的重要手段。内镜扩张疗法是治疗食管狭窄所致吞咽困难的有效方法。扩张疗法所需食管扩张器有各型探条、气囊、水囊及汞橡胶扩张器等。常将食管直径扩张至 14mm 或 44F。患者行有效的扩张食管治疗后,应用

PPI 或 H_2RA 维持治疗,避免食管再次狭窄。手术是治疗食管狭窄的有效手段。常在抗反流术前或术中同时使用食管扩张疗法。

2.BE 的治疗

(1)药物治疗:长期 PPI 治疗不能缩短 BE 的病变长度,但可促进部分患者鳞状上皮再生,降低食管腺癌发生率。选择性 COX-2 抑制剂有助于减少患食管癌,尤其是腺癌的风险。

(2)内镜治疗:目前常采用的内镜治疗方法有各种方式的内镜消融治疗和内镜下黏膜切除术等。

适应证为伴有异型增生和黏膜内癌的 BE 患者,超声内镜检查有助于了解病变的深度,有助于治疗方式的选择。

(3)手术治疗:对已证实有癌变的 BE 患者,原则上应手术治疗。手术方法同食管癌切除术,胃肠道重建多用残胃或结肠,少数用空肠。

(4)抗反流手术:包括外科手术和内镜下抗反流手术。虽然能在一定程度上改善 BE 患者的反流症状,但不能影响其自然病程,远期疗效有待证实。

八、护理评估

(一)健康史

询问患者症状出现的时间、频率和严重程度;了解患者饮食习惯,如有无进食高脂食物、含咖啡因饮料等;有无烟酒嗜好;有无肥胖及其他疾病,是否服用对下食管括约肌压力有影响的药物等。

(二)身体评估

胃食管反流病的临床表现多样,轻重不一。

1.反流症状

如反酸、反食、嗳气等。常于餐后特别是饱餐后、平卧时发生,有酸性液体或食物从胃及食管反流到口咽部。反酸常伴胃灼热,是胃食管反流病最常见的症状。

2.反流物刺激食管引起的症状

如胃灼热、胸痛、吞咽痛等。胃灼热是一种胸骨后发热、烧灼样不适,常于餐后(尤其是饱食或脂肪餐)1h 出现,躯体前屈或用力屏气时加重,站立或坐位时或服用抗酸药物后可缓解。一般认为是由于酸性反流物刺激食管上皮下的感觉神经末梢所致。反流物也可刺激机械感受器引起食管痉挛性疼痛,严重者可放射到颈部、后背、胸部,有时酷似心绞痛症状。部分患者可有吞咽痛和吞咽困难,常为间歇性发作,系食管动力异常所致,晚期可呈持续性进行性加重,常提示食管狭窄。

3.食管以外刺激的临床表现

如咽部异物感、咳嗽、咽喉痛、声音嘶哑等。部分患者以咳嗽、哮喘为主要症状,系因反流物吸入呼吸道,刺激支气管黏膜引起炎症和痉挛;或因反流物刺激食管黏膜感受器,通过迷走神经反射性引起支气管痉挛所致。

4.并发症

(1)上消化道出血:由于食管黏膜炎症、糜烂和溃疡所致,多表现为黑便,呕血较少。

(2)食管狭窄:重度反流性食管炎可因食管黏膜糜烂、溃疡,使纤维组织增生,瘢痕形成致食管狭窄,患者表现为渐进性吞咽困难,尤以进食固体食物时明显。

(3)Barrett 食管:食管黏膜因受反流物的慢性刺激,食管与胃交界处的齿状线 2cm 以上的鳞状上皮被化生的柱状上皮替代,称为 Barrett 食管,是食管腺癌的主要癌前病变。

(三)辅助检查

1.内镜检查

内镜检查是诊断反流性食管炎的最准确方法,并能判断反流性食管炎的严重程度和有无并发症。内镜下可见食管下段黏膜充血、水肿、糜烂,伴有浅表性溃疡和渗出物,晚期可见瘢痕形成和狭窄。

2.食管 X 线钡餐检查

可见食管蠕动变弱,食管下段黏膜皱襞粗乱,有时可见小龛影及狭窄现象;头低位时可显示胃内钡剂反流入食管。其对胃食管反流病诊断的敏感性及特异性均较内镜检查低。

3.24h 食管 pH 监测

有助于明确在生理活动状态下有无过多的胃食管反流,且有助于明确患者的症状是否与酸反流有关,也可以用来监测正在治疗中的患者酸反流的控制情况。目前常用的观察指标是 24h 食管内 pH<4 的百分比、pH<4 的次数、持续 5min 以上的反流次数以及最长反流持续时间。胆汁反流可用 24h 胆汁,监测仪(Bilitec-2000)测定。

4.食管内测压

正常人下食管括约肌压力为 10～30mmHg,下食管括约肌压力低于 10mmHg 提示可能出现胃食管反流。

5.质子泵抑制剂(PPI)试验性治疗

PPI 试验是应用较高剂量 PPI 在较短时间内对怀疑胃食管反流病的患者进行诊断性治疗。PPI 试验的敏感性与 pH 监测相似,可达 80%。

(四)心理-社会评估

重点评估患者的心理状况、工作及生活中的压力及其对生理、心理状况的影响。如有无严重的焦虑或抑郁,对疾病知识的了解程度等。精神紧张、情绪变化和抑郁等均可影响食管动力和感觉功能,并影响患者对症状和疾病行为的感知能力,从而表现出焦虑、抑郁和躯体化精神症状。

九、护理措施

(一)指导患者改变不良生活方式和饮食习惯

(1)卧位时将床头抬高 10～20cm,避免餐后平卧和睡前 2h 进食。

(2)少量多餐,避免过饱;食物以高蛋白、高纤维、低脂肪、易消化为主,应细嚼慢咽;避免进食可使下食管括约肌压降低的食物,如高脂肪、巧克力、咖啡、浓茶等;戒烟酒。

(3)避免剧烈运动以及使腹压升高的因素,如肥胖、紧身衣、束腰带等。

(4)避免使用使下食管括约肌压降低的药物,如 β 肾上腺素能激动剂、α 肾上腺素能受体阻断剂、抗胆碱能制剂、钙离子通道阻滞剂、茶碱等。

(二)用药指导

抑制胃酸是胃食管反流病治疗的主要手段,根据医嘱给患者进行药物治疗,注意观察疗效及不良反应。常用药物有以下几项。

1.抑制胃酸药物

质子泵抑制剂（如奥美拉唑 20mg 每日 2 次,兰索拉唑 30mg 每日 1 次,泮托拉唑 40mg 每日 2 次,雷贝拉唑 10mg 每日 2 次或埃索美拉唑 40mg 每日 2 次）可有效抑制胃酸分泌,最快速地缓解症状。每日 1 次应用 PPI 的患者应该在早餐前服用,而睡前服用 PPI 可更好控制夜间酸分泌,通常疗程在 8 周以上,部分患者需要长期服药。也可选用 H_2 受体阻断剂,如西咪替丁、雷尼替丁、法莫替丁等,疗程 8~12 周。适用于轻、中症患者。

2.促动力药物

可增加下食管括约肌压力,改善食管蠕动功能,促进胃排空,减少胃食管反流,改善患者症状,可作为抑酸剂的辅助用药。常用药物有甲氧氯普胺或多潘立酮,餐前半小时服用,服药期间注意观察有无腹泻、便秘、腹痛、恶心等不良反应。

3.黏膜保护剂

可以在食管黏膜表面形成保护性屏障,吸附胆盐和胆汁酸,阻止胃酸、胃蛋白酶的侵蚀,防止其对食管黏膜的进一步损伤。常用药物包括硫糖铝、铋剂、铝碳酸镁等。硫糖铝片须嚼碎后成糊状,餐前半小时用少量温开水冲服,但长期使用可抑制磷的吸收而致骨质疏松。

(三)手术治疗患者的护理

手术治疗的目的是使食管下段形成一个高压带,提高下食管括约肌的压力,阻止胃内容物的反流。适应证包括:①由于不良反应,患者不能耐受长期 PPI 治疗;②PPI 疗效不佳;③患者因不愿长期服药要求手术;④并发出血、狭窄、Barrett 食管等;⑤反流引起严重呼吸道疾病等。通常采用胃底折叠术,近年来开展了腹腔镜下胃底折叠术和内镜下贲门黏膜缝扎术,均取得较好的近期疗效。

1.术前护理

术前评估患者的生命体征和临床症状、营养状态、心理状态及患者手术有关的知识和术后配合的知识的了解程度;讲解手术操作方法、各项检查目的、配合方法,使患者树立战胜疾病的信心,更好地配合治疗。

2.术后护理

指导患者深呼吸、有效咳嗽,避免呼吸道并发症;密切观察病情,若观察到胸骨后及上腹部剧烈疼痛、发热等情况,考虑手术并发症的可能,应及时与医生联系。

(四)心理护理

关心体贴患者,告知其疾病与治疗有关的知识,消除患者紧张情绪,避免一些加重本病的刺激因素,使患者主动配合治疗,保持情绪稳定。

第二节 食管癌

一、病因及发病机制

关于食管癌的发病因素,近年来有许多深入的研究和调查,但尚无公认的结论。一般认为可能与饮食习惯、吸烟、饮酒、营养、食管慢性炎症、口腔卫生不佳和遗传易感性有关。食物的物理刺激如粗、硬、烫的饮食,吸烟、饮酒、吃酸菜、咀嚼烟叶、槟榔被认为可反复刺激食管,引起慢性炎症,最终发生恶变。在我国食管癌高发区,人们喜爱食用腌制的蔬菜,这些食品常被真菌污染,真菌除产生毒素外,与亚硝胺的合成有密切关系。亚硝胺是致癌物质,大量存在于饮水和食物中,也能在体内合成。根据国内外研究,水及饮食中缺乏钼、锌、钛等微量元素,可能使植物中硝酸盐聚集,为合成亚硝胺提供前生物,从而直接或间接与食管癌的发生有关系。此外口腔、食管的长期慢性炎症,导致上皮增生,最后可能发生癌变。扩散途径可通过直接扩散、淋巴道转移和血行转移。

二、临床表现与诊断

食管癌可发生在食管任何位置,但中段最多,约占 50%;下段次之,占 30%;上段最少,占 20%。

(一)症状与体征

食管癌早期有大口进硬食时的梗阻感、进食后食管异物感、吞咽时食管内疼痛及胸骨后闷胀不适感,这些症状时轻时重,呈进行性加重,但进展缓慢。食管癌中期有以进行性吞咽困难为特征的典型症状。有些患者梗阻较重会出现进食后呕吐。晚期食管癌多为癌肿的并发症和压迫症状,表现为压迫气管导致咳嗽、呼吸困难;癌肿侵犯气管发生气管漏时,有进食呛咳、发热、咳脓痰、肺炎和肺脓肿形成;侵犯喉返神经出现声音嘶哑;侵犯膈神经导致膈肌麻痹时出现呼吸困难、膈肌反常运动;癌肿远处转移时,则出现锁骨上淋巴结肿大、肝大、黄疸、腹腔肿块及腹腔积液等。身体多处持续性疼痛,应考虑骨骼转移可能;出现恶病质,表现为极度消瘦和衰竭。

(二)诊断

1.X 线检查

早期食管的病变仅侵犯食管黏膜或黏膜下层。早期食管癌的 X 线征象为:局限性食管黏膜皱襞增粗、中断,潜在的龛影,小的充盈缺损。晚期则为充盈缺损、管腔狭窄和梗阻。

按食管癌形态特点可分为 5 型。①髓质型,约占 60%,肿瘤累及食管壁的全层,向腔内外生长,伴有中重度梗阻,食管造影显示明显的充盈缺损,晚期可见肿瘤的软组织阴影。②蕈伞型,占 15%~20%,肿瘤向腔内突出,呈扁平状肿块,累及食管壁一部分,梗阻症状轻,食管造影显示部分管壁呈不对称的龛影充盈缺损。③溃疡型,占 10%~15%,肿瘤在食管壁上呈大小不等的溃疡,梗阻症状轻,食管造影显示较大的溃疡龛影。④缩窄型,占 10%左右,肿瘤呈环形或短管形狭窄,食管造影显示对称性高度梗阻,梗阻以上的食管显著扩张。⑤腔内型,约占 2%,瘤体呈管腔内巨大包块,可有蒂,息肉状,表面可有溃疡,食管壁浸润不明显病变段食管明显扩张,腔内可见椭圆形或腊肠状肿块阴影。

2.细胞学检查

检查工具为带网的气囊,拉网获取食管脱落细胞,做脱落细胞巴氏染色检查,两次阳性结果才能确诊。

3.食管镜检查

早期食管癌在食管镜下显示黏膜充血水肿、糜烂或小的菜花样突起。

4.CT 检查

了解食管癌向腔外扩展情况和有无腹腔内器官或淋巴结转移,对决定手术有参考价值。

三、治疗原则

食管癌的治疗包括外科治疗、放射及药物治疗以及手术加放射和药物综合治疗。

(一)手术治疗

1.根治性切除手术

适于早期病例,可彻底切除肿瘤,以胃、结肠或空肠做食管重建术。

2.姑息性切除手术

多为中晚期病例,虽可切除肿瘤,但不易彻底切净。

3.姑息性手术

晚期肿瘤不能切除的病例,为减轻患者的吞咽困难,可采用食管腔内置管术、胃造口术、食管胃转流或食管结肠转流吻合术,这些手术对延长患者生存时间效果不大。

(二)放射治疗

1.术前放疗加手术

术前放疗可使癌肿缩小,减少淋巴结转移,可提高手术切除率,减少术中癌肿扩散。病例选择的标准是食管中段或上中段癌,根据病史、食管造影所见手术切除可能性小,一般情况好,可进半流质饮食者,放疗后休息2～3周再行手术。

2.单纯放疗

病理选择的标准是颈、上胸段食管癌及其他不宜手术的中晚期食管癌,一般情况较好。放疗的危险性较小,常见并发症有放射性肺炎、放疗后狭窄、气管食管漏、放射性骨髓炎、出血等。

(三)药物治疗

可用于缓解晚期癌肿患者的症状,常与其他疗法综合应用,但食管癌化疗效果不佳。

四、常见护理问题

(一)疼痛

1.相关因素

①手术后各种管道的刺激。②手术造成的组织及神经末梢的损伤,物理切割等引起的炎症反应。③手术后患者深呼吸、咳嗽及主动或被动变换体位等的基本活动牵拉震荡胸廓及胸壁伤口。

2.临床表现

患者自诉疼痛,一般在术后1～3d内显著,以后逐日递减,疼痛性质多为刺痛或刀割样疼痛,呈持续性或阵发性加重,常在深呼吸、咳嗽或变换体位后加剧,疼痛剧烈时可放射到同侧的肩部或背部。

3.护理措施

(1)向患者及其家属解释疼痛的原因、持续时间和治疗护理措施,解除患者的顾虑,稳定其情绪。

(2)协助患者采取舒适卧位,并定时调整,协助患者进行呼吸训练和有效咳嗽。

(3)避免外界不良刺激,为患者提供安静、舒适的休息、睡眠环境。

(4)妥善固定胸腔闭式引流管,防止牵拉引起疼痛,患者有明显刺激疼痛时,应及时调整其位置。

(5)做各项治疗护理操作时,动作要轻柔,避免牵拉伤口引起疼痛。

(6)鼓励患者描述疼痛的部位、性质、程度、范围和自我耐受力,观察患者疼痛情况,正确评估疼痛,必要时遵医嘱应用镇静或止痛药物。

(7)教会并指导患者及其家属正确使用分散注意力的方法来降低患者对疼痛的敏感性。

(二)清理呼吸道无效

1.相关因素

①开胸手术后伤口剧烈疼痛致使患者惧怕咳嗽。②全身麻醉后引起呼吸道分泌物增多,纤毛运动减弱。③全身麻醉使膈肌受抑制,术后患者疲乏无力,排痰困难。

2.临床表现

患者呼吸急促,胸闷,发绀,听诊呼吸音减弱或消失并伴有干湿啰音;患者咳嗽无效或没有咳嗽。

3.护理措施

(1)戒烟:术前应戒烟 3 周以上,指导患者进行深呼吸训练,教会其有效咳痰的方法:咳嗽时让患者采取坐位,深吸气后屏气 3～5s 后用力从胸部深处咳嗽,不要从口腔后面或咽喉部咳嗽,也可轻轻进行肺深部咳嗽,将痰引至大气管处,再用力咳出。

(2)术前雾化吸入:术前行雾化吸入能有效排除肺底部分泌物,预防术后肺炎、肺不张的发生。

(3)体位引流:对痰量多的患者,在病情许可的情况下可采用体位引流的方法,使患侧肺朝上,引流支气管开口朝下,2～3 次/d,每次 5～10min,同时鼓励患者深呼吸及有效咳嗽,减少肺部并发症的发生。

(4)指导并协助患者深呼吸、有效咳嗽:有效咳痰方法如下。①叩拍胸背震动支气管内痰液,使其松动,以利排出:护士应协助患者采取坐位或患侧朝上的侧卧位,五指并拢,掌指关节屈曲,有节律地由下至上、由外至内叩拍患者胸背部。叩拍时用力适度,避免在肋骨、伤口、乳房等处拍打,以免引起患者损伤或剧烈疼痛。②扶持前胸后背:护士站在非手术侧,从前后胸壁扶持术侧胸廓,轻压伤口,以不限制胸廓膨胀为宜。嘱患者深吸气后用力咳嗽。③腹部加压:护士站在手术侧,双手扶住患者的左上腹,在患者咳嗽的同时辅以压力,可增加膈肌作用力,促进排痰。

(5)术后雾化吸入:2～4 次/d,常用的雾化吸入药物有庆大霉素 8 万 U、糜蛋白酶 5mg、地塞米松 5mg、异丙托溴铵 500μg 等加入生理盐水 5mL。氧气驱动雾化吸入调节氧流量为 6～

8L/min,每次 15～20min。

(6)合理止痛:准确评估患者的疼痛程度,主动及时给予止痛,减轻患者的疼痛和不适,有利于患者休息和恢复体力,主动咳嗽和排痰。

(7)其他:保持病室内适宜的温湿度,防止患者黏膜干燥,注意保暖,防止上呼吸道感染引起呼吸道分泌物增多而影响痰液的排出。

(三)低效型呼吸形态

1.相关因素

①疼痛。②手术操作对肺部的牵拉。③麻醉后呼吸功能的障碍。④胸腔积液或积气。

2.临床表现

①呼吸浅快。②脉搏增快。③端坐呼吸。

3.护理措施

(1)评估患者的呼吸形态(频率、节律、幅度及呼吸音等情况),观察患者有无胸闷、气急、口唇发绀等缺氧症状。

(2)指导并鼓励患者进行有效的呼吸、深呼吸及腹式呼吸,每 2～4h 行有效咳痰,及时排除呼吸道分泌物,保持呼吸道通畅。腹式呼吸的方法:患者取仰卧位,双手置于腹部,吸气时保持胸部不动,腹部上升鼓起,呼气时尽量将腹壁下降呈舟腹状,呼吸缓慢均匀,频率 8～12 次/min。

(3)向患者解释低效型呼吸形态的原因、呼吸锻炼和有效咳嗽的重要性,解除顾虑,使其主动配合。

(4)移动体位或咳嗽时给予有效的胸部保护,减轻胸部疼痛,必要时应用镇静或止痛药物。

(5)遵医嘱给予吸氧 2～4L/min,血压平稳后取半卧位。

(6)痰液黏稠不易咳出者,给予雾化吸入 2～4 次/d,以促进痰液排出。

(7)保持室内适宜的温湿度,定时开窗通风。

(8)必要时配合医生行胸腔穿刺或胸腔闭式引流,解除积液和积气。

(四)生活自理能力缺陷

1.相关因素

①疼痛;②手术创伤;③活动耐力下降;④术后留置多根管道。

2.临床表现

①自我进食缺陷;②沐浴自理缺陷;③穿衣自理缺陷;④如厕自理缺陷;⑤使用器具自理缺陷。

3.护理措施

(1)评估患者自理缺陷的项目、程度、范围,制订生活护理计划,满足患者需求。

(2)做好与患者的沟通工作,解释说明加强自我护理对促进康复的意义,鼓励患者主动参与自理活动。

(3)与患者及其家属共同讨论患者能够自理的范围、程度,制订自我护理计划,促进自理能力的恢复。

(4)妥善固定各引流管道,为患者活动提供方便。

(5)观察患者活动时有无呼吸困难、心悸、发绀等症状,掌握其自理能力的恢复情况,及时给予帮助和支持。

(五)潜在并发症:出血

1.相关因素

与手术创面大、患者凝血功能障碍或肿瘤破裂有关。

2.临床表现

引流液呈血性、量多,患者烦躁不安、皮肤黏膜苍白、末梢湿冷、脉搏快而细数、血压下降、尿量减少等血容量不足的表现。

3.护理措施

(1)观察胃肠减压引流液的颜色、性状及量,并做好24h总结。食管癌术后一般6~12h可从胃管内引流少量血性胃液,术后第一个24h引流量100~200mL,术后48h引流量约300mL,如引流大量血性液,应考虑有活动性出血,应减小负压吸引力,并及时报告医生,及时处理。

(2)观察胸腔闭式引流液的颜色、性状及量,并做好24h总结。食管癌术后一般24h引流量约为500mL,如术后胸腔引流液突然增多,呈鲜红色,超过200mL/h,且呈递增趋势,连续3h,患者表现为面色苍白、表情淡漠、心率加快,应考虑胸腔内活动性出血可能,应立即报告医生,遵医嘱给予止血及补充血容量等措施,必要时做好开胸止血的准备。

(3)严密监测生命体征,观察神志、皮肤黏膜、末梢情况,发现异常及时处理。

(4)定时观察切口渗血情况。

(5)保持引流管通畅,定时挤压,防止血凝块阻塞管道,影响病情观察,延误抢救时机。

(6)妥善固定胃管,每日检查胃管固定情况,防止因胃管压迫鼻腔黏膜引起损伤或出血。

(六)潜在并发症:感染

1.相关因素

与手术创伤、呼吸道分泌物增加、使用侵入性插管、抵抗力降低、皮肤受损有关。

2.临床表现

①体温升高。②脉搏增快。③白细胞计数升高。④引流液浑浊。⑤胸痛、胸闷。⑥乏力、食欲缺乏。⑦伤口感染可见脓性分泌物,局部红、肿、热、痛。

3.护理措施

(1)密切观察体温的变化。

(2)指导患者注意保暖,预防感冒。

(3)指导并协助患者进行有效的深呼吸及咳痰,彻底清除呼吸道分泌物,预防肺部感染。

(4)术前当日认真备皮,切勿损伤皮肤,预防切口感染。

(5)注意保持伤口敷料清洁、干燥,定期换药,观察切口愈合情况,发现感染迹象及时处理。

(6)保持胸腔闭式引流管通畅,防止阻塞;妥善固定,防止引流管口及衔接处脱落;水封瓶液面应低于胸腔60cm左右,搬动患者或更换胸腔闭式引流瓶时须夹闭胸管,防止引流液倒流引起逆行感染。胸腔闭式引流装置要求:密闭、通畅、无菌。其装置组成:水封瓶的橡皮盖上插有两根长短不一的玻璃管,长管插入瓶内,并没入水面下2~3cm,上端接引流管排液或排气;

短管一端通大气另一端插入引流瓶内 4～5cm,将引流的气体排出。

目前临床上使用的一次性胸腔引流调压水封贮液瓶,由贮液仓、水封仓和调压仓三部分组成。该装置优点有:①密闭性能好,能有效防止脱管、倒吸,使用方便,可悬挂于床边,易于转运患者;②贮液仓容量大、标有刻度,便于护士临床观察和记录引流液量;③引流瓶只需每周更换1 次,减少了感染机会,同时也大大减少了护理工作量。

(7)引流管一旦滑出或脱管,应立即用凡士林纱布封闭伤口,再做进一步处理。

(8)严格掌握拔管指征,术后 48～72h,引流液＜50mL/d,且颜色变淡,无渗血倾向时,即可拔除。拔管时嘱患者深吸气并屏住呼吸后快速拔除胸管,用无菌凡士林纱布覆盖伤口;拔管后应注意观察患者呼吸情况,有无胸痛、呼吸困难等症状,观察局部伤口有无渗血、渗液和漏气,并定时更换敷料直至伤口愈合。

(9)严格各项无菌操作,遵医嘱合理使用抗生素。

(10)提供高蛋白、高热量、高维生素营养支持,提高机体抵抗力。

(七)潜在并发症:食管吻合口漏

1.相关因素

与感染、营养不良、手术操作不当、过早进食有关。

2.临床表现

①持续性的体温升高;②脉搏增快;③白细胞计数升高;④胸腔穿刺或胸腔引流液中可见浑浊、带臭味液体,混有食物残渣;⑤胸痛、胸闷、呼吸困难、频繁刺激性咳嗽;⑥听诊术侧肺呼吸音明显减弱或消失;⑦严重者出现黄疸、休克,甚至菌血症。

3.护理措施

(1)保持持续有效的胃肠减压,充分引流胃内液体及气体,降低吻合口张力,促进吻合口愈合。

(2)妥善固定胃管,并在胃管出鼻尖处做好标记,防止脱出。一旦脱出,不可盲目插入,以免损伤吻合口。

(3)指导并监督患者按规定正确饮食或禁食:胃肠减压期间禁食水,做好口腔护理。胃肠功能恢复后可少量饮水,次日起进半量流质 3d,再改为全量流质 3d,然后给予半流质饮食,2周后可进软食。护士应注意观察患者进食后有无腹胀、腹痛、恶心、呕吐等不适。

(4)有颈部吻合口的患者避免过早采取半坐卧位,并限制颈部过早、过多活动。

(5)遵医嘱给予静脉高营养或空肠营养治疗,增加机体抵抗力。空肠营养的应用:以往食管癌术后肠外营养应用比较广泛,但目前食管癌术后早期肠内营养越来越受到人们的重视。具体方法:将十二指肠营养管的顶端插入胃管的第一个侧孔,并用丝线做两处固定,术前留置胃管同时经鼻孔将双管送进胃内,术中切除食管后,分离胃管和营养管,用弯卵圆钳送入幽门以下。

(6)遵医嘱给予抗感染治疗。

(7)严密观察生命体征,胸腔闭式引流液的颜色、性质及量,认真听取患者主诉,如出现胸部剧痛及全身中毒症状时,应及时报告,加强护理。

(8)一旦确诊发生吻合口漏,应及早做闭式引流,应用大剂量抗生素控制感染及输血、输液等全身支持治疗。同时停止口服,改经胃管或做空肠造瘘供给营养。

(八)潜在并发症:胃动力障碍

1.相关因素

①手术切除迷走神经引起胃动力减弱。②手术使胃提入胸腔,解剖位置发生变化。③手术创伤抑制胃液分泌。④电解质紊乱、营养不良。⑤不完全性机械性幽门梗阻。

2.临床表现

①胸闷、气短。②上腹饱胀。③溢出性呕吐。④胃肠减压量$>500mL/d$。⑤X线检查示胃内有较高液平面。⑥透视胸胃无蠕动或蠕动微弱。

3.护理措施

(1)指导患者术后正确饮食,少量多餐,避免暴饮暴食,餐后保持半坐或站立位,并适当活动,借助重力加速胃排空。

(2)保持水、电解质平衡,避免电解质紊乱和营养不良等诱发因素;一旦出现胃动力障碍,应积极纠正水、电解质和酸碱紊乱。

(3)护士应注意观察患者进食后有无腹胀、腹痛、恶心、呕吐等不适,及时发现病情变化。

(4)及时禁食、水,留置胃管,充分胃肠减压,充分引流胃内液体及气体,解除胃潴留。

(5)加强营养,遵医嘱给予静脉高营养或空肠营养。

(6)遵医嘱给予胃动力药物的使用,如多潘立酮、甲氧氯普胺等以增强胃动力,促进胃排空。

(九)潜在并发症:胃食管反流

1.相关因素

与胃食管接合部解剖位置的改变、去神经化影响与体位不当有关。

2.临床表现

①胃灼热。②进食后胸痛。③反胃。④间歇性吞咽困难(炎症刺激所致)。⑤食管外症状(咽炎、声嘶、呛咳、吸入性肺炎)。

3.护理措施

(1)指导患者合理正确的进食方法,少量多餐,忌食巧克力、咖啡等高脂、高糖饮食,戒烟,避免过量饮酒,餐后保持半坐或站立位,并适当活动,睡前 $2\sim3h$ 勿进食,尽量采用低坡卧位($30°$)睡眠。

(2)遵医嘱使用制酸和胃动力药如雷尼替丁、西咪替丁、奥美拉唑等。

(十)尿潴留

1.相关因素

①全身麻醉的影响。②尿道损伤。③镇痛药物的使用。④排尿习惯的改变。⑤心理因素。

2.临床表现

患者主诉下腹胀痛、排尿困难,体检见耻骨上膨隆,叩诊呈实音。

3.护理措施

(1)做好心理护理,做好解释和安慰工作,解除患者的焦虑和不安。

（2）妥善留置尿管,避免损伤尿道引起排尿困难。

（3）术前 3d 进行床上排尿的训练,以免因排尿姿势不习惯而导致尿潴留。

（4）拔除尿管前,予夹闭尿管 4～6h,待膀胱充盈患者有尿意后开放,以训练膀胱收缩功能。

（5）病情许可的情况下应尽早拔除尿管,防止泌尿系统感染的发生,对留置导尿者应注意观察患者有无尿道口红、肿、痛、分泌物增多等感染的症状,发现异常,应及时处理。

（6）鼓励患者尽早床上活动或下床活动,对于不能下床者应协助患者抬高上身或采取坐位尽量以习惯的姿势进行排尿。

（7）对于术后使用镇痛泵的患者可适当延长留置尿管时间。

（8）注意私密性保护措施,为患者创造适合的排尿环境,消除患者窘迫和紧张情绪。

（9）热敷、按摩下腹部以放松肌肉,促进排尿。

（10）利用条件反射诱导排尿,让患者听流水声,温水冲洗会阴部诱导排尿。

（11）如采取各种方法仍不能排尿,应再次行导尿术。

（十一）废用综合征

废用综合征是指机体感受到或可能感受到因不能活动造成的负面作用,个体处于或有可能处于身体系统发生退化或功能发生改变的状态。

1.相关因素

手术使肋骨、胸骨、多处肌肉受损,手术创伤大,术后剧烈疼痛、疲乏无力,加上多根置管等因素造成患者体位和活动受限。

2.临床表现

主要表现在术侧肩关节强直、手臂活动受限、褥疮、肺不张、腹胀等。

3.护理措施

（1）鼓励患者术后尽早床上活动或离床活动:早期活动有助于增加肺活量,改善呼吸功能,以防止术后肺部并发症,促进肠蠕动,促进胃肠功能恢复,同时下床活动有助于全身肢体功能的锻炼,增强患者自信心,促进早日康复。

患者麻醉清醒后,生命体征平稳后给予半卧位,定时协助患者翻身,调整体位等适当的床上活动,术后第 1 天病情平稳即可指导患者进行抬臀、翻身或肩臂活动等床上运动;术后第 2 天可鼓励和协助患者床边活动,活动时应注意观察患者病情变化,若出现头晕、心慌、气急、出冷汗、面色苍白等情况,应立即停止活动,卧床休息,监测生命体征,做好相关处理。

（2）术侧手臂及肩部的活动:防止肩关节强直,预防肺不张。术侧手臂及肩膀的运动操:①手肘上举,将手肘靠近耳朵,固定肩关节将手臂伸直;②将手臂伸直由下往前向后伸展绕肩关节活动;③双手叉腰,将手肘尽量向肩关节靠拢;④将手臂高举到肩膀高度,将手肘弯成90°,旋转肩膀将手臂在前后划弧;⑤将手臂伸直,掌心向上,由旁往上划至头顶,然后再回复原来的位置;⑥将手术侧的手肘弯曲,手掌放在腹部,再用健侧手抓住手术侧手腕,拉离腹部划弧,并上举超过头顶,再回复原来的位置。

（3）鼓励患者自行进行日常活动,如刷牙、洗脸、梳头等。

(十二)心理问题(焦虑、恐惧)

焦虑是指个体或群体处于对模糊的、不具体的威胁感到不安或忧虑及自主神经系统受到刺激的状态。

1.相关因素

①预感到个体健康受到威胁,担心疼痛,担心疾病的预后。②创伤性的检查、手术对躯体的打击。③环境的改变。④基本生理需求得不到满足。⑤角色功能和角色转换不适应。

2.临床表现

①生理方面:心率加快、血压增高、失眠、疲劳、虚弱、口干、肌肉紧张、疼痛、感觉异常、面色苍白或潮红。②心理方面:忧郁、恐惧、无助感、神经紧张、控制力差、易激动、没有耐心、哭泣、抱怨、不能面对现实。③认知方面:注意力不集中、缺乏对环境的认识。

3.护理措施

(1)建立良好的护患关系,鼓励患者主动表达自己的内心感受或疑问,耐心解释,给予正确及时的心理疏导,减少和消除患者的不良情绪,以积极的心态接受治疗和护理。

(2)评估患者的焦虑程度,观察患者的言行举止,身心状态有无异常,如心率加快、血压增高、失眠、疲劳、面色苍白或潮红等,做好相应的护理措施。

(3)对于有焦虑的患者,鼓励其倾诉原因,对于有手术顾虑的患者,护士应详细介绍术前准备的内容、各项检查的目的、手术时间、麻醉的方式、术后恢复的进程及患者配合的注意事项等;请其他患者做现身说法教育,尽可能地消除患者的顾虑。

(4)组织患者进行适当的活动或采取松弛疗法,分散患者的注意力。

(5)为患者创造良好的休息治疗环境,向患者详细介绍病区环境,安排与积极乐观的病友同住,尊重患者,保持病室安静整洁,减少灯光、噪声、疼痛的刺激。

(6)告知家属产生焦虑的原因和表现,请患者家属共同参与,及时给予患者心理安慰和支持。

五、康复与健康教育

(一)精神卫生指导

良好的心理状态可增强机体的抵御能力,疾病的康复与精神状态密切相关,术后应给予患者及时的心理安慰,精神疏导,稳定患者情绪,有利于疾病的康复。

(二)功能锻炼的指导

1.呼吸功能的锻炼

让患者了解深呼吸及有效咳嗽的意义,指导患者进行有效咳嗽和咳痰,防止肺部并发症的发生。

2.术后活动指导

使患者知晓早期活动的意义。术后第1日指导患者进行抬臀、翻身或肩臂活动等床上运动;术后第2日鼓励和协助患者床边活动,逐渐增加活动范围,指导患者做患侧上肢功能锻炼。

(三)各引流管的指导

告知患者及其家属各引流管的作用及注意事项,妥善固定的重要性及方法,防止管道扭曲、阻塞、脱落或过度牵拉;防止引流液倒流,保持引流管通畅。

（1）胃肠减压管是食管癌手术后最重要的管道，保持胃肠减压持续负压吸引有利于吻合口愈合，防止吻合口漏、感染，于术后 5～7d，胃肠蠕动恢复后拔除。

（2）十二指肠营养管可进行术后早期肠内营养的补充。早期肠内营养有助于维护肠黏膜结构和功能的完整性，防止肠源性感染的发生，迅速补充蛋白质及各种营养物质，可以部分或完全替代静脉输液和营养的补充，减少经济支出。营养管应妥善固定，避免打折，营养滴注液可选择无渣、低黏度液，以维持管道通畅。术后第 1 日滴注糖盐水 500mL；术后第 2 日开始滴注营养液首次给予 500mL，第 3 日加量至 1000～1500mL，第 4 日改为 1500～20000mL，滴注时要求由慢到快，嘱患者一旦有腹痛、腹胀、恶心呕吐等症状，应立即告知医护人员。

（3）胸腔闭式引流管的作用是引流胸腔内积液及积气，平衡胸膜腔内压力，有利于肺膨胀。保持胸腔引流管的密闭性，如发生脱管、引流瓶损坏等意外情况应及时报告医生。

（四）饮食指导

胃管减压期间须绝对禁食，拔管后第 1 日可试饮水或糖水 50mL，1/2h；第 2 日予糖水或米汤 50mL，2h 1 次；第 3～6 日予糖水或米汤每日递增 50mL 至每次 200mL，每次间隔 2h；第 7 日进半量流质饮食；若无发热、腹痛等不适次日进全量流质饮食；2d 后改半流质，若无不适术后 2 周后可进软食。由于食管癌手术术中切断迷走神经，使得胃张力下降，易造成腹胀及胃肠功能紊乱等症状。患者进食高蛋白、高热量、高维生素、易消化饮食，如鸡蛋、牛奶、新鲜水果、蔬菜等，禁吃坚硬、油炸、辛辣等刺激性食物，少量多餐，防止胃过度膨胀。进食后不宜马上卧床休息，应适当散步或保持半卧位，减少食物反流。

（五）生活指导

生活规律，劳逸结合。注意饮食卫生，忌暴饮暴食。戒烟、酒，保持心情舒畅。

（六）复查

术后患者均需定期复查，一般 3～6 个月复查 1 次，并确定是否需要进行放疗、化疗、免疫等综合治疗。

第三节 急性胃炎

一、概述

急性胃炎是指由各种原因引起的急性胃黏膜炎症，其病变可以仅局限于胃底、胃体、胃窦的任何一部分，病变深度大多局限于黏膜层，严重时则可累及黏膜下层、肌层，甚至达浆膜层。临床表现多种多样，可以有上腹痛、恶心、呕吐、上腹不适、呕血、黑便，也可无症状，而仅有胃镜下表现。急性胃炎的病因虽然多样，但各种类型在临床表现、病变的发展规律和临床诊治等方面有一些共性。大多数患者通过及时诊治能很快痊愈，但也有部分患者其病变可以长期存在并转化为慢性胃炎。

二、护理评估

(一)健康史

评估患者既往有无胃病史,有无服用对胃有刺激的药物,如阿司匹林、保泰松、洋地黄、铁剂等,评估患者的饮食情况及睡眠。

(二)临床症状评估与观察

1.腹痛的评估

患者主要表现为上腹痛、饱胀不适。多数患者无症状,或症状被原发疾病所掩盖。

2.恶心、呕吐的评估

患者可有恶心、呕吐、食欲不振等症状,注意观察患者呕吐的次数及呕吐物的性质、量的情况。

3.腹泻的评估

食用沙门菌、嗜盐菌或葡萄球菌毒素污染的食物引起的胃炎患者常伴有腹泻。评估患者的大便次数、颜色、性状及量的情况。

4.呕血和(或)黑便的评估

在所有上消化道出血的病例中,急性糜烂出血性胃炎所致的消化道出血占 $10\% \sim 30\%$,仅次于消化性溃疡。

(三)辅助检查的评估

1.病理

主要表现为中性粒细胞浸润。

2.胃镜检查

可见胃黏膜充血、水肿、糜烂、出血及炎性渗出。

3.实验室检查

血常规检查:糜烂性胃炎可有红细胞、血红蛋白减少;大便常规检查:大便隐血阳性;血电解质检查;剧烈腹泻患者可有水、电解质紊乱。

(四)心理-社会因素评估

1.生活方式

评估患者生活是否规律,包括学习或工作、活动、休息与睡眠的规律性,有无烟酒嗜好等。评估患者是否能得到亲人及朋友的关爱。

2.饮食习惯

评估患者是否进食过冷、过热、过于粗糙的食物;是否食用刺激性食物,如辛辣、过酸或过甜的食物,以及浓茶、浓咖啡、烈酒等;是否注意饮食卫生。

3.焦虑或恐惧

因出现呕血、黑粪或症状反复发作而产生紧张、焦虑、恐惧心理。

4.认知程度

是否了解急性胃炎的病因及诱发因素,以及如何防护。

(五)腹部体征评估

上腹部压痛是常见体征,有时上腹胀气明显。

三、护理诊断

(一)腹痛

由于胃黏膜的炎性病变所致。

(二)营养失调,低于机体需要量

由于胃黏膜的炎性病变所致的食物摄入、吸收障碍所致。

(三)焦虑

由于呕血、黑便及病情反复所致。

四、护理目标

(1)患者腹痛症状减轻或消失。

(2)患者住院期间保证机体需热量,维持水电解质及酸碱平衡。

(3)患者焦虑程度减轻或消失。

五、护理措施

(一)一般护理

1.休息

患者应注意休息,减少活动,对急性应激造成者应卧床休息,同时应做好患者的心理疏导。

2.饮食

一般可给予无渣、半流质的温热饮食。如少量出血可给予牛奶、米汤等以中和胃酸,有利于黏膜的修复。剧烈呕吐、呕血的患者应禁食,可静脉补充营养。

3.环境

为患者创造整洁、舒适、安静的环境,定时开窗通风,保证空气新鲜及温湿度适宜,使其心情舒畅。

(二)心理护理

1.解释症状出现的原因

患者因出现呕血、黑粪或症状反复发作而产生紧张、焦虑、恐惧心理。护理人员应向其耐心说明出血原因,并给予解释和安慰。应告知患者,通过有效治疗,出血会很快停止;并通过自我护理和保健,可减少本病的复发次数。

2.心理疏导

耐心解答患者及家属提出的问题,向患者解释精神紧张不利于呕吐的缓解,特别是有的呕吐与精神因素有关,紧张、焦虑还会影响食欲和消化能力,而树立信心及情绪稳定则有利于症状的缓解。

3.应用放松技术

利用深呼吸、转移注意力等放松技术,减少呕吐的发生。

(三)治疗配合

1.患者腹痛

遵医嘱给予局部热敷、按摩、针灸,或给予止痛药物等缓解腹痛症状,同时应安慰、陪伴患者以使其精神放松,消除紧张恐惧心理,保持情绪稳定,从而增强患者对疼痛的耐受性;非药物止痛方法还可以用分散注意力法,如数数、谈话、深呼吸等;行为疗法,如放松技术、冥想、音乐

疗法等。

2.患者恶心、呕吐、上腹不适

评估症状是否与精神因素有关,关心和帮助患者消除紧张情绪。观察患者呕吐的次数及呕吐物的性质和量的情况。一般呕吐物为消化液和食物时有酸臭味。混有大量胆汁时呈绿色,混有血液呈鲜红色或棕色残渣。及时为患者清理呕吐物、更换衣物,协助患者采取舒适体位。

3.患者呕血、黑便

排除鼻腔出血及进食大量动物血、铁剂等所致呕吐物呈咖啡色或黑便。观察患者呕血与黑便的颜色性状和量的情况,必要时遵医嘱给予输血、补液、补充血容量治疗。

(四)用药护理

(1)向患者讲解药物的作用、不良反应、服用时的注意事项,如抑制胃酸的药物多于饭前服用;抗生素类多于饭后服用,并询问患者有无过敏史,严密观察用药后的反应;应用止泻药时应注意观察排便情况,观察大便的颜色、性状、次数及量,腹泻控制时应及时停药;保护胃黏膜的药物大多数是餐前服用,个别药例外;应用解痉止痛药如654-2或阿托品时,会出现口干等不良反应,并且青光眼及前列腺肥大者禁用。

(2)保证患者每日的液体入量,根据患者情况和药物性质调节滴注速度,合理安排所用药物的前后顺序。

(五)健康教育

(1)应向患者及其家属讲明病因,如是药物引起,应告诫今后禁止用此药;如疾病需要必须用该药,必须遵医嘱配合服用制酸剂以及胃黏膜保护剂。

(2)嗜酒者应劝告戒酒。

(3)嘱患者进食要有规律,避免食生、冷、硬及刺激性食物和饮料。

(4)让患者及其家属了解本病为急性病,应及时治疗及预防复发,防止发展为慢性胃炎。

(5)应遵医嘱按时用药,如有不适,及时来院就医。

第四节　慢性胃炎

一、概述

慢性胃炎系指不同病因引起的慢性胃黏膜炎性病变,其发病率在各种胃病中居首位。随着年龄增长而逐渐增高,男性稍多于女性。

二、护理评估

(一)健康史

评估患者既往有无其他疾病,是否长期服用非甾体抗炎药(NSAID),如阿司匹林、吲哚美辛等,有无烟酒嗜好及饮食、睡眠情况。

(二)临床症状评估与观察

1.腹痛的评估

评估腹痛发生的原因或诱因,疼痛的部位、性质和程度;与进食、活动、体位等因素的关系,有无伴随症状。慢性胃炎进展缓慢,多无明显症状。部分患者可有上腹部隐痛与饱胀的表现。腹痛无明显节律性,通常进食后较重,空腹时较轻。

2.恶心、呕吐的评估

评估恶心、呕吐发生的时间、频率、原因或诱因,与进食的关系;呕吐的特点及呕吐物的性质、量;有无伴随症状,是否与精神因素有关。慢性胃炎的患者进食硬、冷、辛辣或其他刺激性食物时可引发恶心、反酸、嗳气、上腹不适、食欲不振等症状。

3.贫血的评估

慢性胃炎并发胃黏膜糜烂者可出现少量或大量上消化道出血,表现以黑便为主,持续3~4d停止。长期少量出血可引发缺铁性贫血,患者可出现头晕、乏力及消瘦等症状。

(三)辅助检查的评估

1.胃镜及黏膜活组织检查

这是最可靠的诊断方法,可直接观察黏膜病损。慢性萎缩性胃炎可见黏膜呈颗粒状、黏膜血管显露、色泽灰暗、皱襞细小;慢性浅表性胃炎可见红斑、黏膜粗糙不平、出血点(斑)。两种胃炎皆可见伴有糜烂、胆汁反流。活组织检查可进行病理诊断,同时可检测幽门螺杆菌。

2.胃酸的测定

慢性浅表性胃炎胃酸分泌可正常或轻度降低,而萎缩性胃炎胃酸明显降低,其分泌胃酸功能随胃腺体的萎缩、肠腺化生程度的加重而降低。

3.血清学检查

慢性胃体炎患者血清抗壁细胞抗体和内因子抗体呈阳性,血清胃泌素明显升高;慢性胃窦炎患者血清抗壁细胞抗体多呈阴性,血清胃泌素下降或正常。

4.幽门螺杆菌检测

通过侵入性和非侵入性方法检测幽门螺杆菌。慢性胃炎患者胃黏膜中幽门螺杆菌阳性率的高低与胃炎活动与否有关,且不同部位的胃黏膜其幽门螺杆菌的检测率亦不相同。幽门螺杆菌的检测对慢性胃炎患者的临床治疗有指导意义。

(四)心理-社会因素评估

1.生活方式

评估患者生活是否有规律;生活或工作负担及承受能力;有无过度紧张、焦虑等负性情绪;睡眠的质量等。

2.饮食习惯

评估患者平时饮食习惯及食欲,进食时间是否规律;有无特殊的食物喜好或禁忌,有无食物过敏,有无烟酒嗜好。

3.心理-社会状况

评估患者的性格及精神状态;患病对患者日常生活、工作的影响。患者有无焦虑、抑郁、悲观等负性情绪及其程度。评估患者的家庭成员组成,家庭经济、文化、教育背景,对患者的关怀和支持程度;医疗费用来源或支付方式。

4.认知程度

评估患者对慢性胃炎的病因、诱因及如何预防的了解程度。

(五)腹部体征的评估

慢性胃炎的体征多不明显,少数患者可出现上腹轻压痛。

三、护理诊断

(一)疼痛

由于胃黏膜炎性病变所致。

(二)营养失调,低于机体需要量

由于厌食、消化吸收不良所致。

(三)焦虑

由于病情反复、病程迁延所致。

(四)活动无耐力

由于慢性胃炎引起贫血所致。

(五)知识缺乏

缺乏对慢性胃炎病因和预防知识的了解。

四、护理目标

(1)患者疼痛减轻或消失。

(2)患者住院期间能保证机体所需热量、水分、电解质的摄入。

(3)患者焦虑程度减轻或消失。

(4)患者活动耐力恢复或有所改善。

(5)患者能自述疾病的诱因及预防保健知识。

五、护理措施

(一)一般护理

1.休息

指导患者急性发作时应卧床休息,并可用转移注意力、做深呼吸等方法来减轻。

2.活动

病情缓解时,进行适当的锻炼,以增强机体抵抗力。嘱患者生活要有规律,避免过度劳累,注意劳逸结合。

3.饮食

急性发作时可给予少渣半流食,恢复期患者指导其食用富含营养、易消化的食物,避免食用辛辣、生冷等刺激性食物及浓茶、咖啡等饮料。嗜酒患者嘱其戒酒。指导患者加强饮食卫生并养成良好的饮食习惯,定时进餐、少量多餐、细嚼慢咽。如胃酸缺乏者可酌情食用酸性食物如山楂、食醋等。

4.环境

为患者创造良好的休息环境,定时开窗通风,保证病室的温湿度适宜。

(二)心理护理

1.减轻焦虑

提供安全舒适的环境,减少患者的不良刺激。避免患者与其他有焦虑情绪的患者或亲属接触。指导其散步、听音乐等转移注意力的方法。

2.心理疏导

首先帮助患者分析这次产生焦虑的原因,了解患者内心的期待和要求;然后共同商讨这些要求是否能够实现,以及错误的应对机制所产生的后果。指导患者采取正确的应对机制。

3.树立信心

向患者讲解疾病的病因及防治知识,指导患者如何保持合理的生活方式和去除对疾病的不利因素。并可以请有过类似疾病的患者讲解采取正确应对机制所取得的良好效果。

(三)治疗配合

1.腹痛

评估患者疼痛的部位、性质及程度。嘱患者卧床休息,协助患者采取有利于减轻疼痛的体位。可利用局部热敷、针灸等方法来缓解疼痛。必要时遵医嘱给予药物止痛。

2.活动无耐力

协助患者进行日常生活活动。指导患者体位改变时动作要慢,以免发生直立性低血压。根据患者病情与患者共同制订每日的活动计划,指导患者逐渐增加活动量。

3.恶心、呕吐

协助患者采取正确体位,头偏向一侧,防止误吸。安慰患者,消除患者紧张、焦虑的情绪。呕吐后及时为患者清理,更换床单位并协助患者采取舒适体位。观察呕吐物的性质、量及呕吐次数。必要时遵医嘱给予止吐药物治疗。

附:呕吐物性质及特点分析

1.呕吐不伴恶心

呕吐突然发生,无恶心、干呕的先兆,伴明显头痛,且呕吐于头痛剧烈时出现,常见于神经血管头痛、脑震荡、脑出血、脑炎、脑膜炎及脑肿瘤等。

2.呕吐伴恶心

多见于胃源性呕吐,例如胃炎、胃溃疡、胃穿孔、胃癌等,呕吐多与进食、饮酒、服用药物有关,吐后常感轻松。

3.清晨呕吐

多见于妊娠呕吐和酒精性胃炎的呕吐。

4.食后即恶心、呕吐

如果食物尚未到达胃内就发生呕吐,多为食管的疾病,如食管癌、食管贲门失弛缓症。食后即有恶心、呕吐伴腹痛、腹胀者常见于急性胃肠炎、阿米巴痢疾。

5.呕吐发生于饭后 2~3h

可见于胃炎、胃溃疡和胃癌。

6.呕吐发生于饭后 4~6h

可见于十二指肠溃疡。

7.呕吐发生在夜间

呕吐发生在夜间,且量多有发酵味者,常见于幽门梗阻、胃及十二指肠溃疡、胃癌。

8.大量呕吐

呕吐物如为大量,提示有幽门梗阻、胃潴留或十二指肠瘀滞。

9.少量呕吐

呕吐常不费力,每口吐出量不多,可有恶心,进食后可立即发生,吐完后可再进食,多见于神经官能性呕吐。

10.呕吐物性质辨别

(1)呕吐物酸臭:呕吐物酸臭或呕吐隔日食物见于幽门梗阻、急性胃炎。

(2)呕吐物中有血:应考虑消化性溃疡、胃癌。

(3)呕吐黄绿苦水:应考虑十二指肠梗阻。

(4)呕吐物带粪便:见于肠梗阻晚期,带有粪臭味见于小肠梗阻。

(四)用药护理

(1)向患者讲解药物的作用、不良反应及用药的注意事项,观察患者用药后的反应。

(2)根据患者的情况进行指导,避免使用对胃黏膜有刺激的药物,必须使用时应同时服用抑酸剂或胃黏膜保护剂。

(3)有幽门螺杆菌感染的患者,应向其讲解清除幽门螺杆菌的重要性,嘱其连续服药2周,停药4周后再复查。

(4)静脉给药患者,应根据患者的病情、年龄等情况调节滴注速度,保证入量。

(五)健康教育

(1)向患者及其家属介绍本病的有关病因,指导患者避免诱发因素。

(2)教育患者保持良好的心理状态,平时生活要有规律,合理安排工作和休息时间,注意劳逸结合,积极配合治疗。

(3)强调饮食调理对防止疾病复发的重要性,指导患者加强饮食卫生和饮食营养,养成有规律的饮食习惯。

(4)避免刺激性食物及饮料,嗜酒患者应戒酒。

(5)向患者介绍所用药物的名称、作用、不良反应,以及服用的方法、剂量和疗程。

(6)嘱患者定期按时服药,如有不适及时就诊。

第五节　肠结核和结核性腹膜炎

一、肠结核

肠结核是结核分枝杆菌引起的肠道慢性特异性感染。结核分枝杆菌侵犯肠道主要经口感染。患者多有开放性肺结核或喉结核,是经常吞下含结核分枝杆菌的痰液引起,或是经常和开放性肺结核患者密切接触而被感染。一般见于青壮年,女性略多于男性。

肠结核多由人型结核杆菌引起,少数患者可由牛型结核杆菌感染致病。其感染途径包括3种。①经口感染:为结核杆菌侵犯肠道的主要途径。②血行播散:多见于粟粒型肺结核。③直接蔓延:肠结核主要位于回盲部,其他部位按发病率高低依次为升结肠、空肠、横结肠、降结肠、阑尾、十二指肠和乙状结肠等,少数见于直肠。

(一)临床表现

肠结核大多起病缓慢,病程较长。早期症状不明显,容易被忽视。

1.症状

(1)腹痛:多位于右下腹或脐周,间歇性发作。常为痉挛性阵痛伴腹鸣,于进餐后加重,排便或肛门排气后缓解。腹痛可能与进餐引起胃肠反射或肠内容物通过炎症、狭窄肠段,引起局部肠痉挛有关。

(2)腹泻和便秘:腹泻是溃疡型肠结核的主要表现之一。每日排便2～4次,粪便呈糊状或稀水状,不含黏液或脓血,如直肠未受累,无里急后重感。若病变严重而广泛腹泻次数可达每日十余次,粪便可有少量黏液、脓液。此外,可间断有便秘,粪便呈羊粪状,隔数天再有腹泻。腹泻与便秘交替是肠结核引起胃肠功能紊乱所致。增生型肠结核多以便秘为主要表现。

(3)全身症状和肠外结核表现:溃疡型肠结核常有结核毒血症及肠外结核,特别是肺结核的临床表现,严重时可出现维生素缺乏、营养不良性水肿等表现;增生型肠结核全身情况一般较好。

2.体征

患者可呈慢性病容、消瘦、苍白。腹部肿块为增生型肠结核的主要体征,常位于右下腹,较固定,质地中等,伴有轻、中度压痛。若溃疡型肠结核并发局限性腹膜炎、局部病变肠管与周围组织粘连,或同时有肠系膜淋巴结结核也可出现腹部肿块。

3.并发症

见于晚期患者,常有肠梗阻、瘘管形成,肠出血少见,也可并发结核性腹膜炎,偶有急性肠穿孔。

(二)辅助检查

1.实验室检查

可有轻至中度贫血,红细胞沉降率多增快,可作为估计结核病活动程度的指标之一。粪便检查显微镜下可见少量脓细胞与红细胞,隐血试验阳性。结核菌素试验呈强阳性有助于诊断。

2.X线检查

溃疡型肠结核钡剂于病变肠段呈现激惹征象,排空很快,充盈不佳,而在病变的上、下肠段则钡剂充盈良好,称为X线钡影跳跃征象。病变肠段如能充盈,则显示黏膜皱襞粗乱、肠壁边缘不规则,有时呈锯齿状,可见溃疡,也可见肠腔变窄、肠段缩短变形、回肠盲肠正常角度消失。

3.结肠镜检查

内镜下见病变肠黏膜充血、水肿,溃疡形成(常呈横形、边缘呈鼠咬状),大小及形态各异的炎症息肉,肠腔变窄等。镜下取活体组织送病理检查具有确诊价值。

(三)治疗原则

肠结核的治疗与肺结核相同,均应强调早期、联合、适量及全程用药。

1.休息与营养

合理的休息与营养应作为治疗结核的基础。活动性肠结核应强调卧床休息,减少热量消耗,改善营养,增加机体抗病能力。

2.抗结核药物治疗

(1)异烟肼(H):每日 300mg,顿服。偶可发生药物性肝炎,肝功能异常者慎用,需注意观察。如果发生周围神经炎可服用维生素 B_6(吡哆醇)。

(2)利福平(R):每日 450mg,顿服。用药后如出现一过性氨基转移酶上升可继续用药,加保肝治疗观察,如出现黄疸应立即停药。

(3)吡嗪酰胺(Z):0.5g,每日 3 次;每周 3 次,用药为 1.5~2.0g/d。常见不良反应为高尿酸血症、肝损害、食欲不振、关节痛和恶心。

(4)乙胺丁醇(E):0.75g/d,顿服;每周 3 次,用药为 1.0~1.25g/d。不良反应为视神经炎。

(5)链霉素(S):肌内注射,每日量为 0.75g,每周 5 次;间歇用药每次为 0.75~1.0g,每周 2~3 次。不良反应主要为耳毒性、前庭功能损害和肾毒性等,严格掌握使用剂量。儿童、老人、孕妇、听力障碍和肾功能不良等要慎用或不用。

(6)氨基水杨酸(P):4.0g,每日 2 次。常引起胃肠道反应,宜饭后服。

标准化疗方案,即 2 个月强化期和 4~6 个月巩固期。①强化期,异烟肼、利福平、吡嗪酰胺和乙胺丁醇,顿服,2 个月。②巩固期,异烟肼、利福平,顿服,4 个月。简写为 2HRZE/4HR。

3.对症处理

(1)腹痛:可用颠茄、阿托品或其他抗胆碱能药物。

(2)不完全性肠梗阻:有时需行胃肠减压,并纠正水、电解质紊乱。

(3)有贫血及维生素缺乏症表现者:对症用药。

4.手术治疗

手术治疗主要限于:①完全性肠梗阻,或部分性肠梗阻经内科治疗未见好转者;②急性肠穿孔引起粪瘘经保守治疗未见改善者;③大量肠道出血经积极抢救未能止血者。

(四)护理评估

1.评估患者肠结核的临床症状

肠结核一般起病缓慢,早期症状不明显,易被忽视,全身症状表现为发热、盗汗、消瘦、乏力等结核病中毒症状以及腹胀、腹痛、腹泻与便秘等消化道症状。观察患者餐后有无腹胀,是否伴有消化不良、食欲减退、恶心、呕吐等肠结核早期症状。

2.评估患者是否存在腹泻与便秘的症状

腹泻为肠结核最常见症状,粪便多为稀水样或糊状,一日数次或十几次,多在腹痛后出现。腹泻与便秘交替是肠道功能紊乱的结果。

3.评估患者腹痛的部位和疼痛程度

腹痛为主要常见症状,占 80%~90%。慢性腹痛,腹痛部位和病变部位相关。一般为隐痛,有时是绞痛,进食可以诱发或加重。

4.观察患者是否存在并发症

肠梗阻、肠穿孔、肠出血、窦道形成等为肠结核的并发症。

(五)护理诊断

1.疼痛

与结核杆菌侵犯肠黏膜导致炎性病变有关。

2.腹泻

与肠结核所致肠道功能紊乱有关。

3.营养失调,低于机体需要量

与结核杆菌感染及病程迁延导致慢性消耗有关。

4.有体液不足的危险

与腹泻有关。

(六)护理措施

1.一般护理

保持病室环境整洁、安静、舒适;患者应卧床休息,避免劳累;全身毒血症状重者应严格卧床休息,以降低机体消耗,待病情稳定后可逐步增加活动量。

2.饮食护理

患者应摄入高热量、高蛋白、高维生素、易消化的食物。

3.心理护理

主动关心、体贴患者,做好有关疾病及自我护理知识的宣传教育。特别对于有精神、神经症状的患者,更应给予关照,关注其情绪变化,及时疏导其不良心理状态,使之安心疗养。

4.病情观察

观察结核毒血症状及腹部症状和体征的变化;观察患者粪便性状、颜色;监测红细胞沉降率变化,以判断肠结核的转归情况。

5.对症护理

腹痛时可采取分散患者注意力、腹部按摩、针灸等方法,必要时遵医嘱应用阿托品等药物镇痛;腹泻时应避免进食含纤维素多的食物,同时可适当使用止泻药物;便秘时嘱患者多食含纤维素高的食物,可使用开塞露、灌肠等通便方法。

6.用药护理

根据病情、疼痛性质和程度选择性地给予药物镇痛,是解除胃肠道疾病疼痛的重要措施。

(1)一般疼痛发生前用药要较疼痛剧烈时用药效果好且剂量偏小。用药后应注意加强观察,防止发生不良反应、耐药性和依赖性。因阿托品有加快心率、咽干、面色潮红等不良反应,哌替啶、吗啡有依赖性,吗啡还可抑制呼吸中枢等,故疼痛减轻或缓解后应及时停药。

(2)观察抗结核药物不良反应,使用链霉素、异烟肼(雷米封)、利福平等药物时,注意有无耳鸣、头晕、恶心、呕吐等中毒症状及过敏反应。

7.体温过高护理

(1)保持病室环境整洁、安静、舒适。患者应卧床休息,避免劳累;全身毒血症状重者应严格卧床休息,以降低机体消耗,待病情稳定后可逐步增加活动量。

（2）给予高热量、高蛋白、高维生素、易消化的流质或半流质饮食，鼓励多进食，多食水果，多饮水，保证每日摄水量达 2500～3000mL。不能进食者，应按医嘱从静脉补充营养与水分，同时监测患者的尿量和出汗情况，以便调整补液量，并保持排便通畅。

（3）严密观察病情变化，体温＞38.5℃时，应每 4h 测量 1 次体温、脉搏、呼吸，处于体温变化过程中的患者应每 2h 测量 1 次并记录，或按病情需要随时监测。

（4）体温＞39℃，应给予物理降温，如冷敷、温水擦浴，冷生理盐水灌肠等，以降低代谢率、减少耗氧量。冷湿敷法是用冷水或冰水浸透毛巾敷于头面部和血管丰富处，如腘窝、股根部、腋下、颈部，每 10～15min 更换 1 次；用冷生理盐水灌肠，婴儿每次 100～300mL。

8.腹痛护理

（1）病情观察：①密切观察疼痛的部位、性质、程度及其变化，增生型肠结核注意有无并发肠梗阻；②急性腹痛者还应观察生命体征的变化；③溃疡型肠结核注意有无盗汗、发热、消瘦、贫血等症状；④腹痛发作时严禁随意使用镇痛药，以免掩盖症状；⑤观察腹泻程度，粪便的性状、次数、量，气味和颜色的变化。注意有无脱水征。

（2）一般护理：①急性起病，腹痛明显者应卧床休息，保持环境安静、舒适，温湿度适宜；②根据疼痛的性质、程度，按医嘱选择禁食、流质、半流质饮食。

（3）对症护理：①排便后用温水清洗肛周，保持清洁干燥，涂凡士林或抗生素软膏以保护肛周皮肤；②遵医嘱给予液体、电解质、营养物质输入，注意输入速度的调节；③全身毒血症状严重、盗汗多者及时更换衣服，保持床铺清洁、干燥，加强口腔护理。

（4）向患者讲解有关缓解腹痛的知识。①指导和帮助其用鼻深吸气，然后张口慢慢呼气，如此有节奏地反复进行。②指导式的想象：利用一个人对某一特定事物的想象力从而达到预期效果，如通过回忆一些有趣的往事等使注意力转移，疼痛减轻。③局部热疗法：除急腹症外，可对疼痛的局部用热水袋热敷。热敷时注意水温，防止烫伤。④放松疗法：通过自我意识，集中注意力，使全身各部分肌肉放松，从而提高患者对疼痛的耐受力。

（5）用药护理：根据病情、疼痛性质和程度选择性地给予药物镇痛，是解除胃肠道疾病疼痛的重要措施。一般疼痛发生前用药较疼痛剧烈时用药效果好，且剂量偏小。

（6）心理指导：慢性腹痛患者因病程长、反复发作，且又无显著疗效，常出现焦虑情绪。疼痛发作时可通过心理疏导或转移注意力及介绍必要的疾病相关知识等方法，消除患者恐惧、焦虑、抑郁等心理，稳定患者的情绪，使其精神放松，增强对疼痛的耐受性，从而减轻或消除疼痛。

9.腹泻护理

可用热敷，以减弱肠道运动，减少排便次数，并有利于腹痛等症状的减轻。慢性轻症者可适当活动，饮食以少渣、易消化食物为主，避免生冷、多纤维、刺激性食物。急性腹泻应根据病情和医嘱，给予饮食护理，如禁食或用流质、半流质、软食。排便频繁时，因粪便的刺激，可使肛周皮肤损伤，引起糜烂及感染。排便后应用温水清洗肛周，保持清洁、干燥。

10.失眠护理

（1）安排有助于睡眠和休息的环境，关闭门窗、拉上窗帘，夜间睡眠时使用壁灯。

（2）保持病室内温度舒适，盖被适宜。

（3）尽量满足患者以前的入睡习惯和入睡方式，建立与以前相类似规律的活动和休息时间表。有计划地安排好护理活动,尽量减少对患者睡眠的干扰。

(4)提供促进睡眠的措施,睡前减少活动量。睡前避免喝咖啡或浓茶。睡前热水泡足或洗热水浴,可以做背部按摩、听轻柔的音乐或提供娱乐性的读物。

(5)指导患者使用放松技术,如缓慢地深呼吸,全身肌肉放松疗法等。

(6)限制晚饭的饮水量,睡前排尿,必要时,入睡前把便器放在床旁。

(7)遵医嘱给镇静催眠药,并评价效果,积极实施心理治疗。

(七)健康教育

1.饮食指导

(1)向患者解释营养对治疗肠结核的重要性。由于结核病是慢性消耗性疾病,只有保证营养的供给,提高机体抵抗力,才能促进疾病的痊愈。

(2)与患者及其家属共同制订饮食计划。

(3)应给予高热量、高蛋白、高维生素且易消化的食物。

(4)腹泻明显的患者应少食乳制品、富含脂肪的食物和粗纤维食物,以免加快肠蠕动。

(5)肠梗阻的患者要严格禁食。严重营养不良者应协助医生进行静脉营养治疗,以满足机体代谢需要。

(6)每周测量患者的体重,并观察有关指标,如电解质、血红蛋白,以评价其营养状况。

2.心理指导

肠结核治疗效果不明显时,患者往往担忧预后。纤维结肠镜等检查有一定痛苦,故应注重患者的心理护理,通过解释、鼓励来提高患者对配合检查和治疗的认识,稳定其情绪。

3.出院指导

(1)肠结核的预后取决于早期诊断与及时正规治疗,一般预后良好。必须向患者强调有关结核病的防治知识,特别是肠结核的预防重在肠外结核,如肺结核的早期诊断与积极治疗对于防治肠结核至关重要。

(2)注意个人卫生,提倡公筷进餐或分餐制,鲜牛奶应消毒后饮用。

(3)患者的餐具及用物均应消毒,对患者的粪便也应进行消毒处理。

(4)嘱患者注意休息,要劳逸结合,避免疲劳、受寒。

(5)指导患者坚持抗结核药物治疗,说明规范治疗与全程治疗结核病的重要性,按时、按量服用药物,切忌自行停药。

(6)要注意观察药物的疗效和不良反应,了解抗结核药物不良反应及预防方法,有不适立即到医院就诊,并遵医嘱定期门诊复查。

二、结核性腹膜炎

结核性腹膜炎是由结核杆菌引起的慢性弥漫性腹膜感染。以儿童、青壮年多见,女性略多于男性。

临床表现主要为倦怠、发热、腹痛与腹胀等,可引起肠梗阻、肠穿孔和形成瘘管等并发症。

大多数结核性腹膜炎是腹腔脏器,如肠系膜淋巴结结核、肠结核、输卵管结核等活动性结核病灶直接蔓延侵及腹膜引起。少数病例可由血行播散引起,常见的原发病灶有粟粒型肺结核及关节、骨、睾丸结核,可伴有结核性多浆膜炎等。

因侵入腹腔的结核菌数量、毒力及机体免疫力不同,结核性腹膜炎的病理改变可表现为 3 种基本的病理类型,即渗出型、粘连型、干酪型,以渗出型、粘连型多见。当有 2 种或 3 种类型的病变并存时,称为混合型。

(一)临床表现

结核性腹膜炎的临床表现随原发病灶、感染途径、病理类型及机体反应性的不同而异。其起病缓急不一,多数起病较缓,也有急性发病者。

1.症状

(1)全身症状:结核毒血症状常见,主要是发热和盗汗。以低热和中等热为最多,约 1/3 患者有弛张热,少数可呈稽留热。高热伴有明显毒血症者,主要见于渗出型、干酪型,或伴有粟粒型肺结核、干酪型肺炎等严重结核病的患者。后期有营养不良,表现为消瘦、贫血、水肿、舌炎、口角炎等。

(2)腹痛:多位于脐周或右下腹,间歇性发作,常为痉挛性阵痛,进餐后加重,排便或肛门排气后缓解。腹痛的发生可能与进餐引起胃肠反射或肠内容物通过炎症、狭窄肠端、引起局部肠痉挛有关。如腹痛呈阵发性加剧,应考虑并发不完全性肠梗阻。偶可表现为急腹症,是肠系膜淋巴结结核、腹腔内其他结核的干酪样坏死病灶破溃,或肠结核急性穿孔所致。

(3)腹胀:多数患者可出现不同程度的腹胀,多是结核毒血症或腹膜炎伴有肠功能紊乱引起,也可因腹腔积液或肠梗阻所致。

(4)腹泻、便秘:腹泻常见,排便次数因病变严重程度和范围不同而异,一般每日 2~4 次,重者每日达十余次。粪便成糊状,一般不含脓血,不伴有里急后重。腹泻主要与腹膜炎引起的胃肠功能紊乱有关,偶可由伴有的溃疡性肠结核或干酪样坏死病变引起的肠管内瘘等引起。有时腹泻与便秘交替出现。

(5)腹壁柔韧感:柔韧感是腹膜受到轻度刺激或慢性炎症造成,可见于各型,但一般认为是粘连型结核性腹膜炎的临床特征。绝大多数患者均有不同程度的压痛,一般较轻微,少数压痛明显并有反跳痛,后者多见于干酪型。

(6)腹部肿块:粘连型及干酪型患者的腹部常可触及肿块,多位于中下腹部。肿块多由增厚的大网膜、肿大的肠系膜淋巴结、粘连成团的肠曲或干酪样坏死脓性物积聚而成,其大小不一,边缘不齐,有时呈横行块状物或有结节感,多有轻微触痛。

2.体征

(1)全身状况:患者呈慢性病容,后期有明显的营养不良,表现为消瘦、水肿、苍白、舌炎、口角炎等。

(2)腹部压痛与反跳痛:多数患者有腹部压痛,一般轻微,少数压痛明显,且有反跳痛,常见于干酪型结核性腹膜炎。

(3)腹壁柔韧感:是结核性腹膜炎的临床特征,是腹膜慢性炎症、增厚、粘连所致。

(4)腹部包块:见于粘连型或干酪型,常由增厚的大网膜、肿大的肠系膜淋巴结、粘连成团的肠曲或干酪样坏死脓性物积聚而成。多位于脐周,大小不一,边缘不整,表面粗糙呈结节感,不易推动。

(5)腹腔积液:多为少量至中量腹腔积液,腹腔积液超过 1000mL 时可出现移动性浊音。

3.并发症

肠梗阻常见,多发生于粘连型。肠瘘一般多见于干酪型,往往同时有腹腔脓肿形成。

(二)辅助检查

1.血象、红细胞沉降率与结核菌素试验

部分患者有轻度至中度贫血,多为正细胞正色素性贫血。白细胞计数大多正常,干酪型患者或腹腔结核病灶急性扩散时,白细胞计数增多。多数患者红细胞沉降率增快,可作为活动性病变的指标。结核菌素试验呈强阳性有助于结核感染的诊断。

2.腹腔积液检查

腹腔积液多为草黄色渗出液,少数为淡血色,偶见乳糜性,比重一般超过 1.018,蛋白质含量＞30g/L,白细胞计数＞500×10^6/L,以淋巴细胞为主。但有时因低清蛋白血症或合并肝硬化,腹腔积液性质可接近漏出液。结核性腹膜炎的腹腔积液腺苷脱氨酶活性常增高,普通细菌培养结果常为阴性,结核分枝杆菌培养阳性率低,腹腔积液动物接种阳性率＞50％,但费时较长。

3.腹部 B 超检查

可发现少量腹腔积液,也可为腹腔穿刺提示准确位置,同时也可辅助鉴别腹部包块性质。

4.X 线检查

腹部 X 线平片检查有时可见钙化影,提示钙化的肠系膜淋巴结结核。X 线胃肠钡剂造影检查可发现肠粘连、肠结核、肠瘘、肠腔外肿块等征象,有辅助诊断的价值。

5.腹腔镜检查

可窥见腹膜、网膜、内脏表面有散在或聚集的灰白色结节,浆膜浑浊粗糙,活组织检查有确诊价值。检查适用于有游离腹腔积液的患者,禁用于腹膜有广泛粘连者。

(三)治疗原则

(1)抗结核化学药物治疗一般以链霉素、异烟肼及利福平联合应用为佳,也可另加吡嗪酰胺或乙胺丁醇,病情控制后,可改为异烟肼与利福平或异烟肼口服加链霉素每周 2 次,疗程应＞12 个月。

(2)对腹腔积液型患者,在放腹腔积液后于腹腔内注入链霉素、醋酸可的松等药物,每周 1 次,可加速腹腔积液吸收并减少粘连。

(3)对血行播散或结核毒血症严重的患者,在应用有效的抗结核药物治疗的基础上,也可加用肾上腺皮质激素以减轻中毒症状,防止肠粘连及肠梗阻发生。

(4)鉴于本病常继发于体内其他结核病,多数患者已接受过抗结核药物治疗,因此,对这类患者应选择以往未用或少用的药物,制订联合用药方案。

(5)当并发肠梗阻、肠穿孔、化脓性腹膜炎时,可行手术治疗。与腹内肿瘤鉴别确有困难时,可行剖腹探查。手术适应证包括:①并发完全性肠梗阻或有不全性肠梗阻经内科治疗而未见好转者;②急性肠穿孔,或腹腔脓肿经抗生素治疗未见好转者;③肠瘘经抗结核化疗与加强营养而未能闭合者;④当诊断困难,与急腹症不能鉴别时,可考虑剖腹探查。

(四)护理评估

1.健康史

需要采集病史,评估病因,了解是否有结核病史。

2.身体状况

仔细评估结核性腹膜炎的影响及生命体征情况。

3.心理-社会状况

评估患者与家属心理情况与需求,了解患者的心理压力与应激表现,提供适当的心理、社会支持。

(五)护理诊断

1.体温过高

与结核病毒血症有关。

2.营养失调,低于机体需要量

与慢性消耗性疾病以及舌炎、口角炎进食困难有关。

3.腹痛

与腹膜炎有关。

4.腹泻

与腹膜炎性刺激导致肠功能紊乱有关。

5.体液过多(腹腔积液)

与腹膜充血、水肿、浆液纤维蛋白渗出有关。

6.潜在并发症

肠梗阻、腹腔脓肿、肠瘘及肠穿孔。

(六)护理措施

1.一般护理

(1)保持环境整洁、安静、空气流通及适宜的温、湿度。卧床休息,保证充足的睡眠,减少活动。有腹腔积液者取平卧位或半坐卧位。

(2)提供高热量、高蛋白、高维生素、易消化饮食,如新鲜蔬菜、水果、鲜奶、豆制品、肉类及蛋类等;有腹腔积液者限制钠盐摄入,少进或不进引起腹胀的食物。

(3)结核毒血症状重者,应保持皮肤清洁、干燥,及时更换衣裤;给予腹泻患者肛周护理。

2.病情观察

(1)密切观察腹痛的部位、性质及持续时间,对骤起急腹痛要考虑腹腔内其他结核病灶破溃或并发肠梗阻、肠穿孔等。

(2)观察腹泻、便秘情况,有无发热。

(3)定期监测体重、血红蛋白等营养指标。

3.用药护理

(1)观察抗结核药物的不良反应,注意有无头晕、耳鸣、恶心等中毒症状及过敏反应。

(2)定期检查患者听力及肝、肾功能。

(3)督促患者不能自行停药,避免影响治疗。

4.腹腔穿刺放腹腔积液护理

(1)术前向患者解释腹腔穿刺的目的、方法、注意事项,消除其紧张心理,以取得配合。

(2)术前测量体重、腹围、生命体征,排空膀胱。

(3)术中及术后监测生命体征,观察有无不适反应。

(4)术毕缚紧腹带,记录抽出腹腔积液的量、性质、颜色,及时送验标本。

5.体温过高护理

(1)高热时卧床休息,减少活动。提供合适的环境温度。出汗较多而进食较少者应遵医嘱补充热量、水及电解质。

(2)评估发热类型及伴随症状,体温过高时,应根据具体情况选择适宜的降温方式,如温水或酒精擦浴、冰敷、冰盐水灌肠及药物降温等。

(3)及时更换衣服、盖被,注意保暖,并协助翻身,注意皮肤、口腔的清洁与护理。

6.疼痛护理

(1)观察疼痛的部位、性质及持续时间。耐心听取患者对疼痛的主诉,并表示关心和理解。

(2)提供安静舒适的环境,保证充足睡眠。

(3)腹痛应对方法:教会患者放松技巧,如深呼吸、全身肌肉放松、自我催眠等;教会患者分散注意力,如与人交谈、听音乐、看书报等;适当给予解痉药,如阿托品、东莨菪碱等。

(4)腹痛严重时遵医嘱给予相应处理,如合并肠梗阻行胃肠减压,合并急性穿孔行外科手术治疗。

7.腹泻护理

(1)观察患者排便次数及粪便的性状、量、颜色。

(2)腹泻严重者给予禁食,并观察有无脱水症,遵医嘱补液、止泻。

(3)排便频繁者,每次便后宜用软质纸擦拭肛门,并用温水清洗干净,以防肛周皮肤及黏膜破溃、糜烂。

(4)检测电解质及肝功能变化。

(七)健康教育

1.饮食指导

(1)为提高患者的抗病能力,除给予支持疗法外还需帮助患者选择高蛋白、高热量,高维生素(尤其含维生素 A)食物,如牛奶、豆浆、鱼、瘦肉、甲鱼、鳝鱼、蔬菜、水果等。

(2)鼓励患者多饮水,每日＞2L,保证机体代谢的需要和体内毒素的排泄,必要时遵医嘱给予静脉补充。

(3)协助患者晨起、餐后、睡前漱口,加强口腔护理,口唇干燥者涂液状石蜡保护。积极治疗和预防口角炎、舌炎及口腔溃疡。

(4)进食困难者遵医嘱静脉补充高营养,如氨基酸、脂肪乳剂、白蛋白等。必要时检测体重及血红蛋白水平。

2.心理指导

指导患者及其家属与同病房患者进行沟通,讲解本病的基本知识,使其了解本病无传染性,解除思想顾虑。给患者创造良好的休养环境及家庭社会支持系统。

3.基础护理

(1)结核活动期,有高热等严重结核病毒性症状应卧床休息,保持环境安静、整洁、舒适、空气流通及适宜的温、湿度,保证充足的睡眠,使患者心境愉悦,以最佳的心理状态接受治疗。减少活动。

(2)有腹腔积液者取平卧位或半坐卧位,恢复期可适当增加户外活动,如散步、打太极拳、做保健操等,有条件者可选择空气新鲜、气候温和处疗养,提高机体的抗病能力。

(3)轻症患者在坚持化疗的同时,可进行正常工作,但应避免劳累和重体力劳动,戒烟、戒酒,做到劳逸结合。

4.出院指导

(1)告知患者本病呈慢性经过,经正规抗结核治疗,一般预后良好。

(2)嘱患者积极配合治疗。根据原发结核病灶不同,有针对性地对患者及家属进行有关消毒、隔离等知识的宣教,防止结核菌的传播。

(3)指导患者注意休息,适当进行体力活动,注意避免劳累,避免受寒和感冒。

(4)加强营养,指导患者进食高热量、高蛋白、高维生素、易消化的食物,多食蔬菜、水果类。

(5)坚持按医嘱服药,不能随意自行停药,注意观察药物的不良反应,如恶心、呕吐等胃肠道反应以及肝、肾功能损害等。

(6)遵医嘱定期复查,及时了解病情变化,以利于治疗方案的调整。

第六节 溃疡性结肠炎

溃疡性结肠炎(UC)是一种原因不明的主要发生在结肠黏膜层的炎症性病变,以溃疡糜烂为主,多起始于远段结肠,也可遍及全部结肠,以血性黏液便、腹痛、里急后重、腹泻为主要症状,可发生于任何年龄,多发生在20~40岁,也可见于儿童和老年人,男女发病率无明显差别。起病缓慢,病程可为持续或呈活动性与缓解期交替的慢性过程。

UC病因未完全阐明,现有多种病因学说:①感染因素;②免疫异常;③遗传因素;④精神因素。

一、临床表现

(一)症状及体征

起病多数缓慢,少数急性起病,偶见急性暴发起病。病程呈慢性经过,多表现为发作期与缓解期交替,少数症状持续并逐渐加重。

1.消化系统表现

(1)腹泻和黏液脓血便:见于绝大多数患者。黏液脓血便是本病活动期的重要表现,排便次数及便血的程度反映病情轻重。

(2)腹痛:一般主诉有轻度至中度腹痛,多为左下腹或下腹的阵痛,也可涉及全腹。有疼痛于便后缓解的规律,常有里急后重。

（3）其他症状：可有腹胀，严重者伴有食欲缺乏、恶心、呕吐。

（4）体征：左下腹轻压痛，重型和暴发型患者常有明显压痛和鼓肠。若有腹肌紧张、反跳痛、肠鸣音减弱应注意中毒性巨结肠、肠穿孔等并发症。

2.全身表现

中、重型患者活动期常有低至中度发热，高热多提示并发症或见于急性暴发型。重症或病情持续活动可出现衰弱、消瘦、贫血、低蛋白血症、水与电解质平衡紊乱等表现。

3.肠外表现

本病可伴有多种肠外表现，包括外周关节炎、结节性红斑、巩膜外层炎、前葡萄膜炎、口腔复发性溃疡等。

4.并发症

（1）中毒性巨结肠：多发生在暴发型或重症溃疡性结肠炎患者。结肠病变广泛而严重，多以横结肠最严重。常因低钾、钡剂灌肠、使用抗胆碱能药物而诱发。表现为病情急剧恶化，毒血症明显，水、电解质平衡紊乱，持续性剧烈腹痛，鼓肠、腹部压痛，肠鸣音消失。血常规白细胞计数显著增加。X线腹部平片见结肠扩大，结肠袋消失。预后差，易引起急性肠穿孔。

（2）直肠结肠癌变：多见于广泛性结肠炎、幼年起病而病程漫长者。

（3）其他并发症：肠出血、肠穿孔、肠梗阻等。

（二）临床分型

按本病的类型、程度、范围及病期进行综合分型。

1.类型

（1）初发型，指无既往史的首次发作。

（2）慢性复发型，临床上最多见，发作期与缓解期交替。

（3）慢性持续型，症状持续，间以症状加重的急性发作。

（4）急性暴发型，少见，急性起病，病情严重，全身毒血症状明显。各型可相互转化。

2.临床严重程度

（1）轻度，腹泻每日＜4次，便血轻或无，无发热、脉数，贫血无或轻，红细胞沉降率正常。

（2）重度，腹泻每日＞6次，并有明显的黏液脓血便，体温＞37.5℃、脉搏＞90次/min，血红蛋白＜100g/L，红细胞沉降率＞30mmn/h。

（3）中度，介于轻度与重度之间。

3.病变范围

可分为直肠炎、直肠乙状结肠炎、广泛性或全结肠炎。

4.病情分期

分为活动期和缓解期。

二、辅助检查

（一）血液检查

血常规示血红蛋白下降，白细胞计数在活动期可有增多。红细胞沉降率加快和C-反应蛋白增高是活动期的标志。严重病例人血白蛋白下降。血中外周型抗中性粒细胞胞质抗体（ANCA）约70％阳性。

(二)粪便检查

粪便肉眼观有黏液脓血,显微镜检见红细胞和脓细胞,急性发作期可见巨噬细胞。粪便病原学检查目的是要排除感染性结肠炎,需反复多次进行(至少连续 3 次),包括:①常规致病菌培养;②取新鲜粪便,找溶组织阿米巴滋养体及包囊;③有血吸虫疫水接触史者做粪便集卵和孵化,以排除血吸虫病。

(三)X 线钡餐灌肠检查

X 线特征主要有:①黏膜粗乱和(或)颗粒样改变;②肠管边缘呈锯齿状或毛刺样,肠壁有多发性小充盈缺损;③肠管缩短,结肠袋消失呈铅管状。重型或暴发型病例不宜做钡剂灌肠检查,以免加重病情或诱发中毒性巨结肠。

(四)活组织检查

1.活动期

(1)固有膜内有弥漫性慢性炎性细胞、中性粒细胞、嗜酸性粒细胞浸润。

(2)隐窝有急性炎性细胞浸润。

(3)隐窝上皮增生,杯状细胞减少。

(4)可见黏膜表层糜烂、溃疡形成和肉芽组织增生。

2.缓解期

(1)中性粒细胞消失,慢性炎性细胞减少。

(2)肠隐窝大小、形态不规则,排列紊乱。

(3)腺上皮与黏膜肌层间隙增宽。

(4)潘氏细胞化生。

三、治疗原则

(一)一般治疗

强调休息、饮食和营养。针对病情严重程度,可予流质或半流质饮食,甚至完全胃肠外营养治疗。及时纠正水、电解质平衡紊乱以及贫血、低蛋白血症。对腹痛、腹泻进行对症治疗,使用抗胆碱能药物或止泻药,如洛哌丁胺,宜慎重,重症患者应禁用。

(二)药物治疗

1.活动期的治疗

尽快控制炎症,缓解症状。

(1)轻度 UC:SASP 制剂,每日 3～4g,分次日服;或用相当剂量的 5-ASA 制剂。病变分布于远段结肠者可酌用 SASP 或 5-ASA 栓剂 0.5～1g,每日 2 次;5-ASA 灌肠液 1～2g 或氢化可的松琥珀酸钠盐灌肠液 100～200mg,每晚 1 次保留灌肠;有条件者可用布地奈德 2mg 保留灌肠,每晚 1 次,也可用中药保留灌肠。

(2)中度 UC:可用上述剂量水杨酸类制剂治疗,反应不佳者适当加量或改口服糖皮质激素,常用泼尼松 30～40mg/d 口服。

(3)重度 UC:一般病变范围较广,病情发展较快,需足量给药。

未使用过糖皮质激素者,可口服泼尼松或泼尼松龙 40～60mg/d,观察 7～10d,也可直接静脉给药;已使用过者,应静脉滴注氢化可的松 300mg/d 或甲泼尼龙 48mg/d。

肠外应用广谱抗生素控制肠道继发感染,如硝基咪唑、喹诺酮类或头孢类抗生素等。静脉使用糖皮质激素7~10d后无效者可考虑环孢素2~4mg/(kg·d)静脉滴注7~10d,并应严格监测血药浓度。

患者卧床休息,适当输液、补充电解质;便血量大、Hb<90g/L和持续出血者应考虑输血;营养不良、病情较重者可用要素饮食,病情严重者应予肠外营养。

上述治疗无效者,当条件允许时可采用白细胞洗脱疗法。并应及时请内、外科会诊,确定结肠切除手术的时机和方式。慎用解痉剂及止泻剂,密切监测患者的生命体征和腹部体征变化,尽早发现和处理并发症。

2.缓解期的治疗

缓解期应继续维持治疗,预防复发。除初发病例、轻症远段结肠炎患者症状完全缓解后可停药观察外,所有患者完全缓解后均应继续维持治疗。SASP的维持治疗剂量一般为控制发作之半,多用2~3g/d,并同时口服叶酸。也可用与诱导缓解相同剂量的5-ASA类药物。6-MP或Aza等用于上述药物不能维持或对糖皮质激素依赖者。

3.其他治疗

5-ASA与免疫抑制剂均无效者,应考虑新型生物治疗剂,如抗肿瘤坏死因子αx(TNF-α)单克隆抗体。也可用益生菌维持治疗。中药方剂可辨证施治,适当选用。多种中药灌肠制剂也有一定的疗效。

(三)手术治疗

(1)绝对指征:大出血、穿孔、明确或高度怀疑癌肿及组织学检查发现重度异型增生或肿块性损害轻、中度异型增生。

(2)相对指征:①重度UC伴中毒性巨结肠、静脉用药无效者;②内科治疗症状顽固、体能下降、对糖皮质激素抵抗或依赖的顽固性病例,替换治疗无效者;③UC合并坏疽性脓皮病、溶血性贫血等肠外并发症者。

四、护理评估

(一)一般情况

患者的年龄、性别、职业、婚姻状况、健康史、心理、自理能力等。

(二)身体状况

1.消化系统症状

腹泻、腹痛、腹胀情况,食欲缺乏、恶心、呕吐等情况。

2.全身情况

生命体征、神志、精神状态,有无发热、脉数等症状;有无衰弱、消瘦、贫血、低蛋白血症、水与电解质平衡紊乱等表现。

(三)评估疾病状况

评估疾病的临床类型、严重程度及病变范围。

五、护理诊断

(一)腹泻

与肠道炎症导致肠黏膜对水、钠吸收障碍以及炎性刺激导致肠蠕动增加有关。

(二)舒适的改变

与肠道黏膜的炎性浸润及溃疡导致的腹痛有关。

(三)营养失调,低于机体需要量

与长期频繁腹泻及吸收不良有关。

(四)焦虑

与病程长、病情易反复有关。

(五)知识缺乏

与缺乏自我保健知识有关。

(六)潜在并发症

中毒性巨结肠、直肠结肠癌变、肠道大出血、肠梗阻。

六、护理措施

(一)休息与活动指导

(1)急性发作期或者病情严重时均需卧床休息。

(2)应鼓励轻症或缓解期患者参加一般的轻松工作,适当休息。

(3)避免过度劳累,注意劳逸结合。

(二)饮食指导

(1)急性发作期,应进食流质或半流质饮食;病情严重者应禁食,使肠道得到休息,以利于减轻炎症、控制症状。

(2)保持室内空气新鲜,提供良好的进餐环境,避免不良刺激以增加食欲。

(3)合理选择饮食:摄入高热量、高蛋白、多种维生素、柔软、少纤维的食物,少食多餐。

(4)避免食用生冷、刺激性强、易产生过敏反应的食物。因服用牛奶导致腹泻加重者,应避免服用牛奶及乳制品。

(三)用药指导

(1)告知患者及其家属坚持用药的重要性,说明药物的具体服用方法及不良反应。

(2)嘱患者坚持治疗,切勿随意更换药物、减量或停药。服药期间要定期复查血常规。

(3)告知患者及其家属勿擅自使用解痉剂,以免诱发结肠扩张。

(4)教会患者及其家属识别药物的不良反应:服用柳氮磺胺吡啶(SASP)时,可出现恶心、呕吐、食欲不振、皮疹、粒细胞减少、再生障碍性贫血、自身免疫性溶血等;应餐后服药,多饮水;服用糖皮质激素者,要注意激素不良反应,不可随意减量、停药,防止反跳现象发生。应用硫唑嘌呤或巯嘌呤可出现骨髓抑制的表现,需注意监测白细胞计数。出现异常情况,如疲乏、头痛、发热、手足发麻、排尿不畅等症状应及时就诊,以免耽误病情。

(四)心理指导

(1)正确认识疾病,树立信心。

(2)保持心情平和、舒畅,自觉地配合治疗。

(3)情绪波动是本病起因或加重的诱因,注意心理状态变化,及时宣泄不良情绪,及时给予心理疏导和心理支持。

(4)病情许可时,可参加适当的活动分散注意力,能自己控制情绪,调节心理状态,避免精神过度紧张、焦虑,减轻并避免高级神经功能紊乱而加重病情。

(五)病情观察及护理

(1)观察大便的次数、颜色、性状及量。

(2)准确记录出入量。

(3)观察腹痛变化,如毒血症明显、高热伴腹胀、腹部压痛、肠鸣音减弱或消失,或出现腹膜刺激征提示有并发症。遵医嘱给药,采用舒适的体位,指导患者使用放松技巧。

(4)物理降温,可用冰袋冰敷、酒精擦浴、温水擦浴等,必要时给予退热剂。

(5)保护肛门及周围皮肤的清洁、干燥;手纸应柔软,动作要轻柔;排便后可用温开水清洗肛门及周围皮肤,必要时局部可涂抹紫草油或鞣酸软膏以保护皮肤。

(6)选择个性化的灌肠时间,行保留灌肠治疗前,患者应排尽尿、便,取左侧卧位,抬高臀部10cm 左右,使药液不易溢出,灌肠速度缓慢。

(六)恢复期指导

(1)应增强自我保健意识,提高其依从性。

(2)避免溃疡性结肠炎复发的常见诱因,如精神刺激、过度劳累、饮食失调、感染、擅自减药或停药。

(3)建立积极的应对方式,提供较好的家庭及社会支持。

(4)避免情绪激动,减少生活事件的刺激。

(5)定期复诊,如有腹泻、腹痛、食欲不振、消瘦等症状随时复查。发生腹痛加剧或出现黑便应立即就诊。

七、健康教育

(1)出院后坚持服药治疗,缓解期主要以氨基水杨酸制剂进行维持治疗。维持治疗时间至少 3 年。

(2)注意饮食有节,腹痛、腹泻者宜食少渣、易消化、低脂肪、高蛋白质饮食;尽量避免可疑不耐受的食物,如鱼、虾、蟹、鳖、牛奶、花生等;忌食辣椒及生冷食品,戒除烟酒嗜好。

(3)注意衣着,保持冷暖相适。

(4)注意劳逸结合,避免劳累,适当进行体育锻炼以增强体质,预防肠道感染,对防止复发或病情进一步发展有一定作用。保持心情舒畅安静。

(5)当有肠道感染时应及早治疗。

第十一章 心血管系统疾病护理

第一节 原发性高血压的护理

原发性高血压是指原因不明的高血压,可引起严重的心脑肾并发症,是脑卒中和冠心病的主要危险因素之一。成人高血压:收缩压(SBP)$\geqslant$140mmHg和(或)舒张压(DBP)$\geqslant$90mmHg。其基本病理为小血管主要是小动脉平滑肌的痉挛和平滑肌细胞增殖。发病机制尚不太清楚。目前认为,交感神经-肾上腺髓质系统(SAS)激活、肾素-血管紧张素系统(RAS)激活,血管平滑肌细胞膜阳离子转运异常,三者引起血管收缩,血管平滑肌细胞增殖而使管腔变窄,血管壁对血管活性物质的敏感性和反应性增高。再加遗传易感性与环境因素,如摄盐过多、肥胖、饮酒、情绪紧张、过劳等因素共同作用,造成血压调节失常,外周血管阻力增高、心排血量和血容量增加而导致高血压。

一、护理评估

(一)病史

应询问有无高血压家族史,有无高盐、低钙、低钾的饮食习惯和烟酒嗜好,是否长期处在精神紧张和过度疲劳的状态,体重指数(BMI)是否偏高等。

(二)主要临床表现

1.高血压分类

1999年世界卫生组织/国际高血压联盟制定的高血压诊断治疗标准。

2.心血管危险绝对水平的分层

低危组:一级高血压患者,无心血管疾病的危险因素。

中危组:一级高血压伴1~2个危险因素。

高危组:包括3个危险因素,有糖尿病或靶器官损害的一级或二级高血压,以及不伴其他危险因素的三级高血压患者。

极高危组:三级高血压,有1种或1种以上的危险因素,以及有临床心血管疾病或肾脏疾病的所有患者。

3.靶器官损害

左室肥厚;蛋白尿和(或)血肌酐浓度$\uparrow$(1.2~2.0μg/d);动脉粥样硬化斑块;视网膜动脉狭窄。

4.相关临床情况

脑血管疾病:缺血性中风,脑出血,TIA。

心脏疾病:心肌梗死、心绞痛、冠脉重建术,心力衰竭。

肾脏疾病(糖尿病肾病,肾功能衰竭,血浆肌酐>2.0μg/dL)。

血管疾病(夹层动脉瘤,有症状性动脉疾病)。

视网膜病变(出血或渗出,视盘水肿)。

(三)心理-社会评估

高血压患者可出现情绪紧张不安,希望能尽快祛除疾病,常不能坚持长期治疗,对饮食控制不理解,出现并发症后患者容易丧失信心,情绪低落。

(四)护理体检

护士应监测患者的血压,测量身高、体重,注意颈动脉、上下肢动脉的搏动情况,颈、腹部有无血管杂音以及患者的眼底等。尚需注意有无心、脑、肾并发症的体征。

(五)辅助检查

为一般性的检查,如全血细胞计数、尿液分析、血清钾、钠浓度、空腹血糖、血清胆固醇、血中尿素氮、血清肌酐、心电图和胸部 X 线检查等。近年来,已能用小型携带式血压记录仪测定 24h 动态血压。

二、护理诊断

(1)活动无耐力与疲乏,头晕和心脏受损有关。

(2)知识缺乏:缺乏对疾病、治疗、饮食控制的正确认识。

(3)心、脑、肾及外周组织灌注不足与血管外周阻力增加有关。

(4)执行医疗方案无效与治疗复杂,需长期坚持有关。

(5)营养失调高于机体需要量与饮食过多、活动减少有关。

(6)医护合作性问题潜在并发症:脑卒中、心力衰竭、尿毒症、高血压危象。

三、护理目标

(1)患者能够说出活动耐力差的原因,主诉活动时舒适感增加。

(2)患者能够说出常用药物的名称、剂量、作用和不良反应,并能参与讨论饮食控制的方法。

(3)患者能够保持足够的组织灌流量。

(4)患者能够描述和愿意配合治疗计划。

(5)患者能够保持理想体重。

四、护理措施

(一)控制体重

体重与血压呈正相关,减轻体重能使高血压的发生率减少 28%～48%。减轻体重的方法有两种:一是限制过量饮食,二是增加运动量。护士应与患者一起制订饮食计划和活动计划。

(二)限制钠盐

高钠可使交感神经兴奋,外周阻力增加、血压升高。对盐的摄入控制在 5～6g/d,限盐常不易被患者所接受,可采用下述方法:①将盐集中放在一个菜中;②用糖醋调味;③避免食用腌制品。

(三)限制烟酒和咖啡

酒精和咖啡也会影响血压,故建议高血压患者限制饮酒量,必要时完全戒烟酒,饮咖啡亦应限制。

(四)活动

如快步行走、慢跑、游泳、骑自行车等活动,不但能够降压,而且还能减轻体重,一般从小运动量开始,逐渐增加,且应观察有无呼吸困难或胸痛等症状,以防猝死。事先最好做运动试验,以选择合适的强度和时间。

(五)松弛疗法

如缓慢地深呼吸,全身肌肉放松等,适合于中老年人及有心血管并发症的高血压患者。

(六)药物治疗及护理

常用的抗高血压药包括利尿剂、肾上腺素能受体阻滞剂、血管扩张剂、血管紧张素转换酶抑制剂、钙通道阻滞剂等。

1.利尿剂

由于排钠利尿使血容量降低而降压。噻嗪类应用普遍,因长期使用可致血糖、血脂及血尿酸升高,血钾降低,使冠心病发病率升高,故不再作为第一线降压药,但对肥胖患者和容量依赖性高血压患者疗效较好。氢氯噻嗪 12.5mg,每日 1～2 次。保钾利尿剂螺内酯与噻嗪类合用能防止钾丢失。非噻嗪类利尿剂吲达帕胺 2.5mg 每日 1 次,1 周后血压明显下降,4 周后血压趋稳定水平。不良反应少,被推荐为第一线降压药。

2.肾上腺能受体阻滞剂

β 受体阻滞剂阿替洛尔 12.5～50mg,每日 1～2 次,美托洛尔 25～100mg,每日 2 次,支气管收缩和外周血管收缩较轻,适合长期服用。

3.血管扩张剂

利尿剂和 β 受体阻滞剂联合仍不能控制血压时,可用血管扩张剂。

4.血管紧张素转换酶抑制剂

抑制转换酶(ACE),使血压下降。卡托普利宜从小剂量 12.5mg 开始,每日 2～3 次,可增至 25mg,每日 2～3 次,副作用有干咳、味觉异常、皮疹等。但肾功能不全者或肾血管性高血压时慎用。

5.钙通道阻滞剂

阻滞 Ca^{2+} 内流和细胞内 Ca^{2+} 移动,使心肌和外周血管收缩性降低,阻力降低,血压下降。常用硝苯地平 15～60mg,分 3 次服用。维拉帕米 120～360mg,分 3 次服用,地尔硫草 90～180mg,分 3 次服用。氨氯地平 5～10mg,每日 1 次。拉西地平 4～8mg,每日 1 次。

护士应劝告患者利尿剂勿与巴比妥类、麻醉剂同服,以防直立性低血压,注意监测血清电解质、尿素氮、尿酸的浓度等。

应用 β 受体阻滞剂,应教会患者测脉搏以防心动过缓等心律失常,并且不可突然停药,注意有无心力衰竭症状。

服用钙通道阻滞剂特别是硝苯地平,应注意有无低血压,服用维拉帕米应监测脉搏是否有心动过缓。

应用转换酶抑制剂需检查尿中蛋白和白细胞,以判定有无肾损害及其程度。该类药物可引起味觉丧失、食欲降低。

(七)高血压危象的护理

高血压危象包括恶性高血压等需立即降压的情况。

(1)患者进入加强监护病房：吸氧并接受严密监测，监测的项目包括尿量、血压、中心静脉压和微血管楔嵌压。继续监测心电图，以评估心肌的缺血情况和心律失常。

(2)卧床休息：翻身时宜慢。

(3)遵医嘱给予降压药、镇静剂和脱水剂，但应注意降压不宜太快，也不宜降得太低。

(4)硝普钠是治疗高血压危象的首选药，使用过程中用输液泵，每24h更换溶液，用不透光材料包裹输液瓶和输液器，调节点滴速度使其稳定降压至预定水平。并应监测血中氰化物水平＞10mg/mL，立即停药。

(5)防止患者受伤。

(八)密切观察病情

及早预测和发现心、脑、肾并发症并协助医生处理。

五、健康教育

(一)饮食指导

教会患者改变膳食结构：①限制钠盐；②增加钾摄入（绿叶菜、豆类、根茎类蔬菜和香蕉、杏、梅类水果含钾丰富）；③增加钙摄入（牛奶、豆类、新鲜蔬菜）；④增加优质蛋白（动物蛋白和豆类蛋白）；⑤保持脂肪酸的良好比例（以植物油为主）；⑥限制饮食中的热量。

(二)活动

指导督促患者执行活动计划，以控制及减轻体重。

(三)戒烟酒

讲明烟酒与心血管病的关系，使患者自觉禁烟酒。

(四)用药指导

教给患者抗高血压药物的基本知识，使其了解药物的作用、常用剂量及不良反应等。

(五)出院指导

(1)指导患者坚持合理的饮食及适当的活动。

(2)教会患者测量并记录血压。

(3)教会患者使用松弛疗法，以减轻压力。

(4)出院带药，并予以指导。

六、护理评价

(1)患者活动后不感疲乏。

(2)患者能描述高血压的症状，了解所用药物的作用及不良反应。

(3)患者血压、脉搏正常，皮肤温暖。

(4)能遵医嘱服药、配合治疗。

(5)体重降至预定范围。

第二节 冠心病的护理

冠状动脉粥样硬化性心脏病是指冠状动脉粥样硬化使血管腔阻塞导致心肌缺血、缺氧而引起的心脏病,与冠状动脉功能性改变所致者一起,统称为冠状动脉性心脏病,简称冠心病,亦称缺血性心脏病。

根据冠状动脉病变的部位、范围和程度的不同,本病有不同的临床特点,一般可分为 5 型:①隐匿型,目前倾向于称为无症状性心肌缺血;②心绞痛型;③心肌梗死型;④心力衰竭和心律失常型;⑤猝死型。

临床上心绞痛型和心肌梗死型较常见,下面重点分别进行讨论。

一、心绞痛

心绞痛是冠状动脉供血不足,心肌急剧的、暂时的缺血和缺氧所引起的临床综合征。引起心绞痛的主要病因是冠状动脉粥样硬化,冠状动脉痉挛也可引起心绞痛。心绞痛患者至少有一支冠状动脉的主支管腔显著狭窄达横切面的 75% 以上。心绞痛发作时可出现左心室收缩力和收缩速度降低、射血速度减慢、左心室收缩压下降、心搏量和心排出量降低、左心室舒张末压和血容量增加等变化。心脏对机械性刺激并不敏感,但心肌缺血缺氧则引起疼痛,当冠状动脉的供血与心肌的需求之间发生矛盾,冠状动脉血流量不能满足心肌代谢的需要,引起急剧的、暂时的缺血缺氧时,即产生心绞痛。

(一)护理评估

1.病史

了解患者是否摄入过多热量、脂类,是否吸烟、情绪激动,是否有高血压、糖尿病、高脂血症及家族史等。

2.主要临床表现

以发作性胸痛为主要临床表现。是护士对患者进行评估的重点,应详细了解患者疼痛的部位、性质、诱发因素、持续时间及缓解方式。其疼痛发作有以下特征:

(1)部位:疼痛多在胸骨后或心前区,常放射至左肩,沿左臂内侧至无名指及小指。

(2)性质:疼痛常呈沉重的压榨、紧缩、烧灼、炸裂、憋闷或窒息感。发作时,患者往往不自觉地停止原来的活动,直至症状缓解。

(3)诱因:体力活动或情绪激动是常见的诱发因素。饱食、冷空气等亦可诱发疼痛。

(4)持续时间及缓解方式:发作持续 2～3min,一般不超过 15min。去除诱因、休息或舌下含化硝酸甘油后,能在几分钟内缓解。

3.心理-社会评估

由于心绞痛发作时患者有濒死感,尤其是病情反复、频繁发作者,易产生焦虑,甚至恐惧的心理反应。

4.护理体检

多数患者常无阳性体征。心绞痛发作时可见心率加快、血压升高、面色苍白、出冷汗。心脏听诊可有第三或第四心音奔马律。

5.辅助检查

注意收集实验室检查资料,如血脂、血糖、心电图、冠状动脉造影等,以便于比较病情变化。

(1)心电图检查:静息心电图约半数患者在正常范围。心绞痛发作时可出现暂时性心肌缺血引起的 ST 段移位。目前采用运动负荷心电图及 24h 动态心电图检查可明显提高心肌缺血的检出率。

(2)放射性核素检查:用放射性铊或锝显像所示灌注缺损提示心肌供血不足或消失区域,对心肌缺血诊断极有价值。

(3)冠状动脉造影:本检查具有确诊意义,并对治疗方案的选择和预后判断极为重要。

(二)护理诊断

(1)疼痛与心肌缺血、缺氧有关。

(2)活动无耐力与氧的供需失调有关。

(3)焦虑与疾病反复发作有关。

(4)知识缺乏对疾病的过程及预后不够了解有关。

(5)医护合作性问题潜在并发症:有发展为急性心肌梗死的可能。

(三)护理目标

(1)患者主诉疼痛次数减少,程度减轻。

(2)患者能够识别引起疼痛的原因及诱发因素,并能够运用有效的方法缓解疼痛。

(3)患者能够掌握活动规律并保持最佳活动水平,表现为活动后不出现心律失常和缺氧表现。心率、血压、呼吸维持在预定范围。

(4)患者能够运用有效的应对机制减轻或控制焦虑。

(5)患者能够了解疾病的过程,说出所服药物的名称、用法、作用和副作用。

(四)护理措施

(1)绞痛发作时,立即让患者卧床休息,协助患者满足生活需要,减少探视避免刺激。

(2)给予持续吸氧 2~4L/min。

(3)心绞痛发作时,遵医嘱给予①硝酸甘油 0.3~0.6mg 舌下含化,1~2min 见效,约半小时后作用消失或用硝酸甘油 10mg 加 5% 葡萄糖注射液 500mL 静脉点滴。②硝酸异山梨酯 5~10mg,舌下含化或口服,每日 3 次,2~5min 见效,作用维持 2~3h。③心绞痛缓解期给予戊四硝酯制剂 2~2.5mg 口服,每 4~8h 1 次,联合应用 Ca^{2+} 拮抗剂,可适合于预防夜间心绞痛发作。④肾上腺素能受体阻滞剂:其主要作用是减慢心率,降低血压,减低心肌收缩力和氧耗量,从而避免或缓解心绞痛。不良作用有心室射血时间延长和心脏容积增加。对心功能不全、心动过缓、变异性心绞痛和支气管哮喘者不宜应用。常用制剂:普萘洛尔 10mg,每日 3~4 次;美托洛尔 50~100mg,每日 3 次;阿替洛尔 25mg,每日 2 次。⑤钙通道阻滞剂:其主要作用是抑制心肌收缩,减少心肌氧耗;扩张冠状动脉,解除冠状动脉痉挛;扩张周围血管,降低动脉压;改善心肌微循环。对变异性心绞痛疗效最好。常用制剂:维拉帕米,每次 40~80mg,每日 3 次;硝苯地平 10~20mg,每日 3 次。

(4)持续心电及生命体征的监测,观察患者有无心律失常,面色、心率、呼吸及血压变化,并记录。

(5)向患者解释引起疼痛的原因,指导患者避免心绞痛的诱发因素。按心绞痛发作的规律,在必要的活动前给予硝酸甘油预防发作心绞痛,并教会患者采用放松技术,如:深呼吸,全身肌肉放松。

(6)根据患者的心功能分级决定患者的活动量,鼓励患者及家属参与制定活动计划,活动量并根据病情逐渐增加,以不引起不适症状为度,避免过度疲劳。

(7)配合医生做好经皮腔内冠状动脉成形术和外科手术治疗。

(五)健康教育

1.心理指导

保持良好的心态,说明精神紧张、情绪激动、焦虑等不良情绪可诱发和加重病情。

2.饮食指导

饮食宜清淡、易消化、低盐、低脂、低胆固醇,避免暴饮暴食,戒烟、酒。禁咖啡、浓茶等刺激性食物。肥胖者应限制饮食,减轻体重。

3.活动、休息指导

(1)保持充足的睡眠。

(2)逐渐增加活动量,以不感到疲劳为宜。

(3)心绞痛发作时应立即停止活动。

4.用药指导

(1)指导患者正确的用药方法,讲解药物的作用、副作用及用法等,如硝酸甘油是缓解心绞痛的首选药,发作时可用1~2片舌下含化,而不是吞服。

(2)向患者讲解可能出现的不良反应,如头昏、头胀痛、心悸等,防止直立性低血压时所引起的晕厥。

5.出院指导

(1)根据病情调整饮食结构,坚持医生、护士建议的合理化饮食。

(2)掌握活动的方法及原则,进行适当的体育锻炼。

(3)教会家属正确测量血压、脉搏、体温的方法。

(4)教会患者及家属识别与自身有关的诱发因素,如吸烟,情绪激动等。

(5)出院带药,给患者提供有关的书面材料,指导患者正确用药。

(6)教给患者门诊随访知识。

(六)护理评价

(1)患者自述心绞痛发作次数减少,并能说出诱发疼痛的因素和缓解疼痛的措施。

(2)患者能进行间歇活动并掌握活动规律,活动量逐渐增加,没有出现心律失常,血压升高,心绞痛发作等。

(3)患者能识别引起疲劳的因素。

(4)患者能够合理安排生活,克制不良情绪。

(5)患者掌握了有关预防心绞痛发作的知识,了解药物的作用和不良反应。

二、心肌梗死

心肌梗死是心肌的缺血性坏死。当冠状动脉粥样硬化造成管腔严重狭窄,甚至完全闭塞,相应心肌的血液供应急剧减少或中断,发生严重缺血、缺氧,出现不可逆性的坏死时即形成心肌梗死。50%心肌梗死发生于左冠状动脉前降支供血区即左室前壁、心尖部及室间隔前 2/3,25%心肌梗死发生在右冠状动脉供血区即左心室下后壁、室间隔后 1/3 及右室大部分。此外,还可见左冠状动脉左旋支供血区即左心室侧壁或下壁。单独右心室梗死罕见。心肌梗死时主要出现左心室收缩和舒张功能障碍,因而可发生心律失常、心力衰竭、心源性休克等的血流动力学变化。

(一)护理评估

1.病史

询问患者是否有重体力劳动、外科手术、情绪激动、饱餐、用力排便、肺部感染史,多数患者发病前有乏力、胸部不适,活动时心悸、气急、烦躁、心绞痛等先兆。

2.主要临床表现

(1)疼痛:多于早晨发生,是最早出现的症状,其性质和部位与心绞痛相同,但诱因不明显、疼痛程度重、持续时间长,且不能因休息和含用硝酸甘油而缓解。少数患者无疼痛,一开始即出现休克和心力衰竭,也有疼痛在上腹部,放射部位不明显者。

(2)其他症状:患者可出现恶心、呕吐、上腹胀、腹泻,少数患者出现难治性呃逆。疼痛发生后 24～48h 还可出现发热、心动过速、白细胞增高和血沉增快等。体温很少超过 39℃。

(3)患者可因休克而出现面色灰白、嗜睡、出冷汗、发绀、尿少,也可因急性左心衰竭而出现呼吸困难、咳嗽、烦躁,随后因右心衰竭而出现颈静脉怒张、肝大、水肿等表现,心律失常则以室性心律失常为主,严重者出现心室颤动。

3.心理社会评估

患者由于感到死亡逼近而恐惧,想知道如何配合才能有利于治疗,也可能由于反复发作、发生并发症,需要延长恢复期而产生焦虑。

4.护理体检

(1)心脏体征:症状出现后 48h 内心脏触诊常见心尖或心尖与胸骨左缘之间的收缩期向外隆起,持久的收缩期向外隆起提示可能发生了左室壁瘤。叩诊心浊音界扩大,听诊心尖区第一心音减弱,可出现心房奔马律,少数患者出现第三心音奔马律(意味着明显的心室功能不良和左室充盈压升高);若心尖区出现粗糙的收缩期杂音或伴收缩中晚期喀喇音,说明有二尖瓣乳头肌功能失调或断裂;胸骨左缘第 3～4 肋间闻及新的全收缩期杂音,并伴有震颤,提示为室间隔穿孔。在梗死后 2～3d 可闻及心包摩擦音,可持续数天或数周;若摩擦音延迟出现或持久存在,应怀疑为心肌梗死后综合征。

(2)早期,心肌梗死患者常出现心动过缓和低血压,左心衰竭时肺底部闻及湿啰音。外周动脉搏动的评估对诊断并发血栓或栓塞有重要的意义。

5.辅助检查

(1)心电图检查。

心电图的特征性改变为:①宽而深的 Q 波(病理性 Q 波),在面向坏死区的导联上出现;②S-T 段抬高呈弓背向上型,在面向坏死区周围心肌损伤区的导联上出现;③T 波倒置,在面向损伤区周围心肌缺血区的导联上出现。

在背向心肌梗死区导联上则出现相反的改变,即 R 波增高,S-T 段压低和 T 波直立并增高。

2)心电图的动态改变为:①起病数小时内,可尚无异常或出现异常高大、两肢不对称的 T 波;②数小时后 ST 段明显抬高、弓背向上与直立 T 波相连接,形成单相曲线,1～2d 内出现病理性 Q 波,同时 R 波振幅减低,4 日内稳定不变,以后 70%～80% 永久存在;③ST 段抬高持续数日至两周左右,逐渐回到基线水平,T 波变为平坦或倒置;④数周至数月后,T 波呈 V 形倒置,两肢对称、波谷尖锐,T 波倒置可永久存在,也可在数月至数年内逐渐恢复。

(2)心向量图:心肌梗死的心电向量图特点为起始向量指向梗死区的相反方向及 QRS 环继续背离梗死区。QRS 环不闭合,有 ST 段向量。

(3)实验室检查。

血白细胞增高,中性粒细胞增多,嗜酸性粒细胞减少或消失。红细胞沉降率增快。

血清酶水平:①门冬氨酸氨基转移酶(AST):起病 6～12h 开始升高,18～36h 达峰值,3～6d 恢复正常;②肌酸磷酸激酶(CPK):起病 4～6h 开始升高,24h 达峰值,3～4d 恢复正常;③乳酸脱氢酶(LDH):起病 8～10h 开始升高,2～3d 达峰值,1～2 周恢复正常水平,其中 CPK 最有价值。

血清肌红蛋白较血清酶出现早,恢复快。血清肌凝蛋白轻链增高也是心肌梗死的诊断指标。

(4)放射性核素:静脉注射^{99m}Tc-焦磷酸盐(也可用^{99m}Tc-甲氧基异丁异腈),用 γ 照相机进行"热点"扫描或照相,适用于急性心肌梗死。静脉注射^{201}Tl 后,进行"冷点"扫描或照相,适用于陈旧性心肌梗死。二者均可估计心肌梗死的部位和范围。放射性核素心腔造影可观察心室壁的动作和左心室的射血分数,有助于判断心室功能,诊断梗死后造成的室壁运动失调和室壁瘤。

(5)超声心动图:有助于了解左室功能和室壁的运动情况,诊断室壁瘤和乳头肌功能失调等。

(二)护理诊断

(1)疼痛与心肌缺血缺氧有关。

(2)知识缺乏与缺乏对疾病、治疗、危险因素的正确认识有关。

(3)活动无耐力与疼痛、氧的供需失调、焦虑有关。

(4)心排血量减少与心肌梗死有关。

(5)焦虑与病情反复,发生心律失常、心力衰竭、休克等并发症有关。

(6)医护合作性问题潜在并发症:心力衰竭、心律失常和心源性休克。

(三)护理目标

(1)患者主诉疼痛次数减少,程度减轻。

(2)患者能够说出药物的名称、作用和不良反应,描述心肌梗死的危险因素。

(3)患者的活动耐力增加。

(4)患者的生命体征正常。

(5)患者能够说出焦虑的感觉和控制焦虑的方法。

(四)护理措施

1.休息

发病第1周卧床休息,协助患者满足生活需要。保持环境安静,减少探视,防止不良刺激。

2.氧气吸入

流量为2～4L/min,视病情持续或间断吸氧3～7d。

3.严密监护

急性心肌梗死患者,应进冠心病监护病房(CCU),严密观察和监测患者的心电图、血压、呼吸等,注意心功能和尿量,必要时进行血流动力学监测,发现异常及时采取防治措施。经5～7d监护,病情稳定、无并发症者可转入普通病房继续治疗和护理。

4.镇静止痛

解除疼痛可防止梗死面积扩大和并发症的发生。可选用以下药物:①硫酸吗啡5～10mg,皮下注射,必要时可重复,最好与阿托品合用,并注意有无呼吸抑制。②哌替啶50～100mg,肌内注射,4～6h重复。③疼痛轻者还可用可待因或罂粟碱30～60mg,肌内注射或口服。④舌下含化硝酸甘油0.3mg或硝酸异山梨酯5～10mg,并注意脉搏和血压。保证患者有充足的睡眠。

5.饮食和静脉输液

饮食宜清淡、易消化、低盐、低脂。发病4h内要禁食,以后可进流质或半流质饮食,避免过冷、过热和过饱,少量多餐,禁烟酒。适当增加纤维素类食物,以防止便秘,便秘者可用缓泻剂或开塞露。一般起病3d开始持续静脉补液,以维持静脉管道通畅,起到补充营养、用药和急救的作用。每日输液量以1000～2000mL为宜,滴速20～30/min。但血容量不足者可酌情增加输液量。而老人、心功能不全患者必须严格控制入水量。常用液体有极化液(GIK溶液)、低分子右旋糖酐、706羧甲淀粉、能量合剂或用5%～10%葡萄糖液,低钠者酌情补葡萄糖氯化钠溶液,也可加入适量的复方丹参液、川芎嗪等。

6.对休克者采取抗休克措施

如补充血容量,应用升压药、血管扩张剂以及纠正酸中毒,避免脑缺氧,保护肾功能。无效者可用主动脉内气囊反搏术辅助循环,做选择性动脉造影后行坏死心肌切除和主动脉冠状动脉旁路移植手术。护士应做好术前准备、手术配合和术后护理。

7.控制心律失常

出现室性心律失常应及时处理,可用利多卡因50～100mg静脉注射,必要时隔5～10min重复1次,至期前收缩消失或总量达到300mg时,改用静脉滴注,速度1～3mg/min。病情稳定后再改用美西律口服。出现心室颤动者,立即采用非同步直流电除颤。缓慢心律失常者可用阿托品0.5～1mg肌内或静脉注射。

8.心力衰竭

主要处理急性左心衰竭,按急性心力衰竭的护理常规进行护理。

9.溶栓疗法、激光疗法、经皮腔内冠状动脉成形术

可重建冠状动脉血流,使心肌再灌注。溶栓疗法常用尿激酶、链激酶、组织型纤溶酶原激活剂等。治疗过程中应注意观察有无出血倾向,尤应注意有无危及生命的出血,如颅内、脊髓、纵隔或心包出血。同时应注意监测胸痛减轻的程度、心电图变化,实验室检查如血常规、血小板、纤维蛋白、凝血酶原时间、激活的全血凝固过程等,并应在溶栓前做好抢救准备,发现室性心律失常及时处理。

10.其他

还可应用促进心肌代谢药物、极化液疗法、低分子右旋糖酐或羟乙基淀粉羧甲淀粉、β受体阻滞剂、钙通道阻滞剂和转换酶抑制剂,也可应用抗凝疗法。

11.与患者一起制订活动计划

(五)健康教育

1.心理指导

针对患者的思想顾虑给予解释,消除患者的紧张心理。

2.饮食指导

发病后前48h给予清淡流质饮食,严格控制饱和脂肪和单糖类,如有可能用不饱和脂肪代替。嘱患者进食勿过饱,戒除烟酒不良嗜好。

3.防止便秘

排便时勿用力,对便秘者可用开塞露或缓泻剂。

4.休息和活动指导

绝对卧床休息期间,训练患者养成床上排便的习惯。当病情稳定后,允许患者在床上翻身,做被动运动等,以后逐渐增加活动量,鼓励患者下床活动。但应密切观察患者的生命体征,教会患者识别运动过量的征兆,如呼吸困难、胸痛、心率加快以及疲乏的感觉等。

5.用药指导

向患者讲解药物的作用及不良反应,发现异常及时与医护人员联系。

6.出院指导

(1)出院前进行运动试验,告诉患者活动时逐渐增加运动量,并随时监测心率的变化。

(2)注意保暖、预防感染:寒冷和感染可引起胸痛发作,故应劝告患者严寒的冬天避免户外活动。

(3)教会患者控制疼痛的方法;并随身携带急救药物,如硝酸甘油。

(4)教育患者按时服药,定期到医院复诊。

(六)护理评价

(1)患者疼痛减轻。

(2)患者能遵医嘱服药,说出治疗的重要性。

(3)患者的活动量增加、心率正常。

(4)生命体征维持在正常范围。

(5)患者看起来放松。

第三节　心律失常的护理

一、主要护理诊断/问题

1.活动无耐力

与心律失常导致心排血量减少有关。

2.焦虑/恐惧

疾病带来的不适感、意识到自己的病情较重及不适应监护室气氛等。

3.潜在的并发症

猝死。

4.有受伤的危险

与心律失常引起的头晕及晕厥有关。

二、护理措施

(一)病情观察

1.生命体征

密切监测患者的血压、脉搏及呼吸的变化。

2.组织灌注不足的征象

倾听患者的主诉,观察患者的神志、面色、四肢末梢循环的变化,同时监测尿量。对行房颤电复律的患者,应注意有无栓塞征象的出现。

3.心电监护

应注意有无引起猝死的严重心律失常征兆,如频发性、多源性或成对室早、室速,密切监测高度房室传导阻滞、病窦综合征等患者的心室率。一旦发现上述征兆,应立即向医生汇报,同时做好抢救准备。

(二)休息与活动

(1)功能性或轻度器质性心律失常且血流动力学指标改变不大的患者,应注意劳逸结合,可维持正常工作和生活,积极参加体育锻炼,以改善自主神经功能。

(2)有血流动力学不稳定的心律失常患者应绝对卧床休息,以减少心肌耗氧量,降低交感神经活性。协助做好生活护理,保持大便通畅,避免和减少不良刺激。

(三)饮食护理

食物宜清淡、低脂、富纤维素及含钾丰富,少食多餐,避免饱食。合并心衰者应限制钠盐的摄入。鼓励进食含钾丰富的食物如豆类、鲜蘑菇、芋头、菠菜、腐竹、香蕉、荸荠、椰子、鲜枣等,避免低血钾诱发心律失常。鼓励多食纤维素丰富的食物如韭菜、芹菜、竹笋、红薯等,保持大便通畅。避免食用咖啡、可乐、浓茶、辣椒等刺激性强的食物。

(四)对症护理

1.心悸

(1)症状明显时尽量避免左侧卧位,因该卧位时患者感觉到心脏搏动而使不适感加重。

(2)给氧:伴呼吸困难、发绀症状时,给予2～4L/min氧气吸入。

(3)必要时遵医嘱服用口受体阻滞剂等药物。

2.眩晕、晕厥

(1)评估眩晕、晕厥发生的原因,了解晕厥发生的体位、持续时间及伴随症状、诱因及先兆症状等。

(2)避免剧烈活动和单独活动,一旦出现症状,应立即平卧,以免跌倒。

(3)晕厥或近乎晕厥的患者改变体位时应动作缓慢。

3.阿-斯综合征和猝死

(1)情绪创伤劳累、寒冷、失眠、排便用力等是诱发猝死的因素,护士应正确指导患者的休息和活动,注意心理疏导,保持安静、舒适的生活环境,减少干扰,以降低猝死的发生率。

(2)准备好抗心律失常的药物、抢救药品、除颤仪、临时起搏器等。对于突然发生室扑或室颤的患者。立即行非同步直流电除颤。

(五)用药、安置起搏器及心脏电复律的护理

1.用药护理

(1)正确、准确使用抗心律失常药:口服药应按时按量服用,静脉注射及滴注药物应严格按医嘱执行,用药过程中及用药后要注意观察患者心律、心率、血压、呼吸及意识状况,以判断疗效。

2.安置起搏器及心脏电复律的护理

(六)心理护理

经常与患者交流,倾听心理感受,给予必要的解释与安慰,加强巡视。

鼓励家属安慰患者,酌情增减家属探视时间。

三、健康教育

(一)知识宣教

向患者讲解心律失常的病因、诱因及防治知识。

(二)休息与活动

注意休息,劳逸结合,防止增加心脏负担。无器质性心脏病的患者应积极参与体育锻炼,改善自主神经功能;有器质性心脏病的患者可根据心功能情况酌情活动。有晕厥史的患者应避免从事驾驶、高空作业等危险工作,出现头晕等脑缺血症状时,应立即平卧。

(三)饮食

选择低脂,富含钾、维生素和纤维素的易消化饮食,少食多餐,避免饱餐。

(四)病情监测

教会患者及家属自测脉搏和心律,每日1次,每次1min。教会反复发作的严重心律失常患者的家属心肺复苏术。

(五)其他

积极治疗原发病,遵医嘱服用抗心律失常药,不可自行增减或停药,同时注意药物的副作用。定期随访,经常复查ECG。

第四节 先天性心脏病的护理

一、护理评估

(一)病史

了解母亲妊娠史,在孕期最初 3 个月有无病毒感染、放射线接触和服用过影响胎儿发育的药物,孕妇是否有代谢性疾病。患儿出生时有无缺氧、心脏杂音,出生后各阶段的生长发育状况以及是否有下列常见表现:喂养困难、哭声嘶哑、易气促、咳嗽、潜伏性青紫或持续性青紫,青紫的程度及与活动的关系,有无蹲踞现象和突发性昏厥,是否常急呼吸道感染或出现心功能不全等。

(二)身心状况

患儿的一般情况与心脏畸形的部位和严重程度有关。检查患儿是否有体格发育落后、皮肤发绀、眼结合膜充血、杵状指、趾、脉搏增快,呼吸急促,鼻翼扇动和三凹征等。大多数先天性心脏病患儿均需要接受心导管检查及心脏手术,以确立诊断及治疗。这对患儿除造成组织的损伤外,对其生命、生长发育及情绪亦带来威胁。患儿住院处于陌生环境、检查治疗过程中的危险状况、难以预测的预后以及高额医疗费用对家庭经济造成的压力,都可使患儿及其家长感到恐慌、紧张和手足无措。

(三)辅助检查

了解并分析 X 线、心电图、超声心动图、心导管、血液等检查结果的临床意义。

二、常见护理诊断

1.活动无耐力

与氧的供需失调有关。

2.有感染的危险

与机体免疫力低下有关。

3.营养失调,低于机体需要量

与心脏结构缺损导致体循环血流量减少,组织氧及营养缺乏有关。

4.潜在并发症

(1)脑血栓:与红细胞增多,血液黏稠度增高有关。

(2)心力衰竭:与心脏结构缺损,肺充血有关。

(3)感染性心内膜炎:与心内膜损伤及感染有关。

5.恐惧

与疾病的威胁及陌生环境有关。

三、护理目标

(1)患儿能掌握限制活动量的方法,使活动耐力增加。

(2)能描述引起感染的危险因素,不发生感染。表现为体温、血白细胞数保持正常。

(3)患儿营养状况改善。

(4)住院期间患儿不发生并发症。

(5)患儿及家长能获得本病的有关知识及心理支持。

四、护理措施

(一)制定适合患儿活动量的生活制度

根据患儿的病情不同区别对待。轻型无症状者应与正常儿童一样生活；有症状患儿应限制活动，避免情绪激动和哭闹，以免加重心脏负担；重型患儿应卧床休息，给予妥善的生活照顾。

(二)预防感染

向患儿及家长介绍自我保护，防止感染的知识，应避免与感染性疾病患者接触。病室要空气新鲜，穿着衣服冷热要适中，防止受凉。一旦发生感染应积极治疗。

(三)供给营养需要

给予高蛋白、高热量、高维生素饮食，以增强体质。适当限制食盐摄入，还要给予适量的蔬菜类粗纤维食品，以保证大便通畅，重型患儿喂养困难，应特别细心、耐心、少食多餐，以免导致呛咳、气促、呼吸困难等，必要时从静脉补充营养。

(四)观察病情变化，防止并发症发生

(1)注意心率、心律、脉搏、呼吸、血压及心杂音变化，必要时使用监护仪监测。

(2)防止法洛四联症患儿因哭闹、进食、活动排便等引起缺氧发作，一旦发生可立即置于膝胸卧位，吸氧，通知医生，并做好普萘洛尔、吗啡应用和纠正酸中毒等准备。

(3)青紫型先天性心脏病患儿，由于血液黏稠度高，暑天、发热、多汗、吐泻时体液量减少，加重血液浓缩，易形成血栓，造成重要器官栓塞的危险，因此应注意多饮水、必要时静脉输液。

(4)合并贫血者，可加重缺氧，导致心力衰竭，须及时纠正，饮食中宜补充含铁丰富的食物。

(五)做好心理护理

关心患儿，建立良好护患关系，充分理解家长及患儿对检查、治疗、预后的期望心情，介绍疾病的有关知识、诊疗计划、检查过程、病室环境，消除恐惧心理，说服家长和患儿主动配合各项检查和治疗，使诊疗工作顺利进行。

(六)健康教育

指导患儿及家长根据病情建立合理的生活制度和活动量，维持营养，增强抵抗力，防止各种感染，掌握观察病情变化的知识。行扁桃体摘除术与拔牙时，给足量的抗生素。防止发生感染性心内膜炎。心功能较好者可按时预防接种。定期到医院就诊检查，使患儿能安全达到适合手术的年龄。

五、护理评价

通过实施护理措施后患儿活动耐力是否得到改善；能否掌握引起感染的危险因素及预防感染的知识；患儿营养状况逐渐好转，体重增加；患儿是否发生并发症；家长和患儿能否掌握本病的相关知识。恐惧情绪是否消除。

第五节 心力衰竭患者的护理

心力衰竭是指在适当静脉回流的情况下,由于原发性心脏损害(包括原发性心肌损害和心室负荷过重)引起心排血量减少,不能维持机体代谢需要的一种临床综合征。其主要特点是肺循环和(或)体循环淤血及组织血液灌注不足,又称充血性心力衰竭,常是各种心脏病的终末阶段。按其发展的速度分为急性和慢性两种,以慢性居多。

慢性心力衰竭患者的护理

慢性心力衰竭是常见的临床综合征,其发病率高,病死率亦高,是心血管病死亡的主要原因。在我国,充血性心力衰竭的病因仍以瓣膜病居首位,其次是高血压和冠状动脉粥样硬化性心脏病。任何原因引起的心力衰竭,都可引起血流动力学异常。

一、护理评估

(一)病史

询问患者原有心脏病史,如有无心肌梗死、心肌缺血、心肌炎、扩张型心肌病、肥厚型和限制型心肌病以及结缔组织病等引起心肌损害的情况;有无维生素 B 缺乏、糖尿病性心肌病、心肌淀粉样变性等引起的心肌代谢障碍的情况;有无高血压、主动脉瓣狭窄、肺动脉瓣狭窄等引起心脏后负荷过重的情况;有无引起容量负荷过重的情况,如二尖瓣、三尖瓣、主动脉瓣关闭不全等瓣膜返流行性疾病,有无房间隔缺损、室间隔缺损、动脉导管未闭等心内外分流性疾病及甲状腺功能亢进、慢性贫血、动静脉瘘等引起的全身血容量增多等。询问有无心悸、呼吸困难和水肿等,这些症状的出现或加重是否由下列因素所诱发:如感染、心律失常、水电解质紊乱、体力过劳、精神压力、环境的急剧变化、妊娠、分娩、洋地黄或利尿剂使用不当等。

(二)主要临床表现

可分为左心、右心和全心衰竭。临床上以左心衰竭最常见和最重要;右心衰竭单独出现可见于肺动脉瓣狭窄、房间隔缺损等,但多继发于左心衰竭;全心衰竭临床上也常见,此时左右心均已衰竭。

1.左心衰竭

以肺循环淤血和心排血量降低为主要表现。

(1)呼吸困难:最初在体力劳动时出现即劳力性呼吸困难,随后患者为减轻呼吸困难被迫采取半坐位或端坐位呼吸。根据坐位的高低可估计左心衰竭的程度,因坐位越高,左心衰竭越严重。夜间入睡 $1\sim2h$ 后患者常突感胸闷、气急而被迫坐起即阵发性夜间呼吸困难。有的患者伴支气管痉挛,两肺有明显的哮鸣音,类似支气管哮喘,故又称心源性哮喘。一般坐起后 $30min$ 以上才缓解。

(2)咳嗽、咳痰和咯血:咳嗽常发生在夜间,是较早发生的症状,痰呈白色泡沫状,有时痰内带血丝或呈粉红色泡沫样痰,是由肺毛细血管压增高或肺水肿、血浆外渗至肺泡所致。

(3)心排血量降低的症状,如疲乏、无力、尿少、头昏、失眠、心率增快、皮肤苍白、血压下降,甚至出现休克即心源性休克,主要由于心排血量减少导致组织器官血液灌注不足引起。

2.右心衰竭

以体循环淤血为主要表现。由于脏器慢性持续性淤血、水肿,患者可有食欲不振、恶心、呕吐、腹胀、腹痛、体重增加、尿少、夜尿增多等。

3.全心衰竭

左、右心衰竭的表现同时存在。因有右心衰竭,右心排血量减少,肺淤血的表现减轻。

根据临床表现可将心功能分为四级:

一级:体力活动不受限制,日常活动不引起乏力、心悸、气急、心绞痛等症状。

二级:体力活动轻度受限,休息时无症状,日常活动可引起乏力、心悸、气急或心绞痛。

三级:体力活动明显受限,休息无症状,轻于日常活动即可引起上述症状。

四级:不能从事任何体力活动,休息时也有症状,活动后加重。

(三)心理社会评估

评估患者可因呼吸困难、心慌的痛苦而紧张不安,也可因病程长、反复发作而焦虑,还可因药物的不良反应、活动受限而出现恐惧,特别是当心力衰竭严重、患者有生命危险时,更易出现恐惧心理。

(四)护理体检

1.左心衰竭

一般患者可有心脏增大并发现原有心脏病的体征,常有心率增快,心尖区可闻及舒张期奔马律,肺动脉瓣区第二心音亢进。两肺底可闻及罗音,若单纯左侧闻及啰音,提示有肺栓塞可能。若伴有支气管痉挛,可出现哮鸣音,严重者有发绀,也有出现交替脉、脉压减小者。

2.右心衰竭

患者可出现①颈静脉充盈或怒张:取半卧位或坐位时可见到充盈的颈外静脉,当压迫患者的肝或上腹部时,颈外静脉充盈加剧或怒张称肝颈返流征阳性。②肝大和压痛:急性肝淤血时,压痛明显;但当发展为肝硬化时,压痛和肝颈返流征均不明显。肝大常出现在皮下水肿之前。③水肿:首先出现于身体下垂部位,能下床活动者以足、踝内侧明显。长期卧床者以腰骶部最明显。常于晚上出现,夜间休息后消失。水肿为对称、凹陷性,也可出现全身性水肿,甚至出现胸腔积液、腹腔积液。胸腔积液多由右心或全心衰竭引起,腹腔积液多与心源性肝硬化有关。

(五)辅助检查

(1)胸部 X 线检查对诊断左心衰竭最有帮助。衰竭早期,由于肺淤血可见肺上叶静脉扩张,随后病情加重出现肺间质水肿和肺泡水肿,两肺野下部肋膈角处可见密集而短的水平线(KerleyB 线),肺门阴影呈蝴蝶状。

(2)超声心动图可测定左室的收缩和舒张功能。放射性核素心血管造影可测定左右心室收缩末期、舒张末期容积和射血分数。磁共振显像(MR)能更精确地计算收缩末期、舒张末期容积、心搏出量和射血分数。

(3)运动耐量和运动峰耗氧量测定,可反映心脏储备功能。运动峰耗氧量测定可将心脏储备功能定量分级,标准如下:A 级 20mL/(kg·min);B 级 15~20mL/(kg·min);C 级 10~15mL/(kg·min);D 级<10mL/(kg·min)。

（4）创伤性血流动力学检查：应用漂浮导管和温度稀释法测定肺毛细血管楔嵌压（PCWP）、心排出量（CO）和心脏指数（CI）。肺淤血时，肺毛细血管楔嵌压升高，心排出量降低，心脏指数降低。

二、护理诊断

（1）心排血量减少与心肌损害、心室负荷过重有关。

（2）体液过多与排尿量减少、水钠潴留有关。

（3）活动无耐力与心排血量减少有关。

（5）睡眠形态紊乱与焦虑、恐惧、气短和夜尿过多有关。

（5）知识缺乏有关心力衰竭的知识。

（6）医护合作性问题潜在并发症：电解质紊乱。

三、护理目标

（1）患者心排血量良好，表现为血压、心率正常，脉搏有力，尿量＞30mL/h，无呼吸困难，两肺呼吸音清。

（2）患者体液平衡，尿量正常，水肿减轻。

（3）患者主诉活动耐力增加，能掌握活动量和进行日常活动。

（4）患者主诉睡眠效果好。

（5）患者及家属了解并能讲述慢性心力衰竭的病因、治疗及护理原则。

四、护理措施

（一）减轻心脏负荷

1.休息

限制体力活动，但不应长期绝对卧床休息，以防发生静脉血栓、肺栓塞、褥疮等问题。注意心理护理，使患者身体、心理都得到放松。

2.限制钠盐摄入

并做好出入液量的记录。

3.遵医嘱给予利尿剂

利尿剂可分为排钾和保钾两大类，排钾利尿剂常用氢氯噻嗪、呋塞米；保钾利尿剂常用螺内酯、氨苯蝶啶。但应注意：

（1）排钾和保钾利尿剂合用时，不必补充钾盐；保钾利尿剂不宜和钾盐长期合用以防引起高血钾，肾功能不全患者禁用保钾利尿剂。

（2）严密观察水、电解质，以防出现低钾、低镁、低钠血症。肺心病应用大量利尿剂时应注意补充氯化钾。

（3）经常测量血压，防止过度利尿降低血容量，出现直立性低血压，甚至休克。用药可行"阶梯治疗"：①开始限制食盐，用噻嗪类利尿剂；②需要时增加剂量合用卡托普利，利尿效果明显者（24h尿量超过2000mL）考虑补钾；利尿效果不明显者，改用或加用呋塞米；③顽固性水肿可静脉给予呋塞米80～120mg。

4.血管扩张剂

通过扩张小静脉和（或）小动脉降低心脏的前后负荷，起到改善肺淤血和（或）增加心排出量的作用。其主要副作用是降低血压,故应在用药期间严密监测动脉血压。常用制剂:①硝普钠:同时扩张小动脉和小静脉,开始剂量 10mg/min,每 5min 增加 5～10mg/min,最大量 300mg/min。②硝酸酯类:硝酸甘油 0.3～0.6mg 含服,硝酸异山梨酯 20～40mg 口服,每 4h 1 次。③血管紧张素转换酶抑制剂(ACE－I),同时抑制 RAS 和 SNS 兼有扩张小动脉和静脉作用。但不宜用于肾脏疾病伴肾衰竭、双侧肾动脉狭窄和低血压的患者。一般不与钾盐和保钾利尿剂合用,以防发生高血钾。卡托普利始量 6.25mg,以后逐步增量至 25mg,每日 3 次。依那普利 2.5mg,逐步增量至 10～15mg,每日 1 次。

(二)增加心排出量

1.遵医嘱给予洋地黄类药物

洋地黄通过抑制心肌细胞膜上的 Na^+-K^+-ATP 酶的活性和改变细胞内 Ca^{2+} 浓度而发挥其正性肌力作用。在心力衰竭时主要作用是改善循环和降低心房颤动和心房扑动的心室率。常用制剂有①快速作用类:毛花苷 C 每次 0.2～0.4mg,静脉注射,24h 总量 1～1.6mg。毒毛花苷 K 每次 0.25～0.5mg,静脉注射。②中速和缓慢作用类:包括洋地黄毒苷和地高辛。常用地高辛先给负荷量 0.25mg,每日 3 次,共 2～3d,以后改维持量。病情较急者,应先用速效制剂静脉注射,以后口服维持,维持量每日 0.25～0.5mg,5～7d 后达稳定治疗血浓度。

应用洋地黄时,要注意以下几点:①主动脉瓣及瓣下狭窄等,左室流出道梗阻性病变、预激综合征并发房颤、甲状腺功能亢进伴发快速房颤禁用洋地黄。②肺心病、心肌梗死并发心力衰竭、心肌炎慎用洋地黄。③缺氧、酸中毒、儿茶酚胺增高、低血钾、低血镁、高血钙及其他应激状态患者对洋地黄的敏感性增高。④肾功能低下,与奎尼丁、胺碘酮、维拉帕米、硝苯地平合用,血液洋地黄浓度相对增高。⑤识别洋地黄中毒的临床表现:胃肠道反应为出现食欲不振,继而恶心、呕吐;神经系统表现为头痛、嗜睡、视力模糊、黄视、绿视;心脏毒性表现为各种类型的心律失常,但心电图出现 ST-T 鱼钩样改变并不代表洋地黄中毒。

一旦出现洋地黄毒性反应,应立即进行处理:①无生命威胁者可停药观察。②应用苯妥英钠或利多卡因,苯妥英钠 100mg 溶于 20mL 注射用水中,每 5～10min 缓慢静脉推注 1 次,总量不超过 250～300mg,以后改为口服维持 400～600mg/d;利多卡因 50～100mg 溶于葡萄糖液 20mL 中,每 5～10min 缓慢静脉推注 1 次,总量不超过 300mg 以后以 1～4mg/min 的速度静脉滴注维持(室性心律失常)。③补充钾盐:可静脉点滴给药,房室传导阻滞者禁用。④补充镁盐:25%硫酸镁 5mL 加入 10%葡萄糖 40mL 试探静脉注射,若呼吸、血压、脉搏无明显改变,1h 后重复注射硫酸镁 10mL,第 2～4d,每日 1～2 次。

2.环磷酸腺苷正性肌力药

有 β 受体激动剂和磷酸二酯酶抑制剂,能用于慢性顽固性心力衰竭。

(1)β 受体激动剂:常用有多巴胺和多巴酚丁胺。多巴胺宜用小剂量 2～5μg/(kg·min),大于 10μg/(kg·min)反而抑制左室功能。多巴酚丁胺常用剂量为 2.5～7.5/μg/(kg·min),因增加心率和收缩血管的作用均较弱,因而优于多巴胺。

(2)磷酸二酯酶抑制剂:有氨力农、米力农等。通过抑制磷酸二酯酶活性,使心肌细胞钙内流加速,从而发挥其正性肌力作用。其对正常心肌的强心作用大于受损心肌。可静脉给药。短期应用,长期疗效尚不肯定。

(三)β受体阻滞剂

主要用于治疗扩张型心肌病，尚不能列于治疗心力衰竭常规。试用时宜从小剂量开始，并严密观察不良反应，如低血压、心功能恶化、缓慢心律失常等。

五、健康教育

(一)心理指导

鼓励患者表达恐惧，告诉患者出现夜间阵发性呼吸困难、心悸时可以采用的缓解方法，避免情绪激动。

(二)饮食指导

宜进高蛋白、高维生素、易消化的饮食，适量增加纤维素，限制钠盐摄入，且应少量多餐，避免过饱。

(三)休息和活动指导

卧床患者应每小时有节律的肢体锻炼，以防静脉血栓形成。活动时避免过度劳累。

(四)用药指导

教会患者识别药物的不良反应，如洋地黄中毒反应，利尿剂引起的水、电解质紊乱等。

(五)出院指导

(1)合理调整饮食，坚持执行饮食计划。

(2)注意休息和适当活动。

(3)教会患者正确的用药方法，出院带药。

(4)发现病情变化及时就诊。

六、护理评价

(1)患者血压、脉搏正常，尿量正常，水肿减轻。

(2)患者活动耐力增加。

(3)患者睡眠后能解除疲劳。

(4)患者学会自我护理，坚持治疗。

第六节　心脏瓣膜病患者的护理

心脏瓣膜病包括瓣膜解剖学上的异常或功能上的异常，或二者兼有。是由于炎症、黏液样变性、退行性变、缺血性坏死、创伤等原因引起单个或多个瓣膜的狭窄和(或)关闭不全。瓣膜狭窄多为解剖学上的异常，关闭不全多为局限性病变或主要是功能改变，最常受累的瓣膜是二尖瓣，其次是主动脉瓣。也可同时有两个或两个以上瓣膜受累，称为联合瓣膜病变。常见二尖瓣狭窄合并主动脉瓣关闭不全。

一、护理评估

(一)病史

主要询问有无风湿性心脏病或风湿性心内膜炎；有无急性风湿热史或链球菌性扁桃体炎

或咽峡炎史,初次感染的时间以及有无其他可引起瓣膜病的疾病。

(二)主要临床表现

1.二尖瓣狭窄

①呼吸困难是最常见的症状,可为劳力性呼吸困难、端坐呼吸或急性肺水肿。后者常因劳累、情绪激动、呼吸道感染、妊娠、阵发性房颤而诱发。②咳嗽、咯血:可为大量咯血、痰中带血、咯血痰或粉红色泡沫样痰。③胸痛:15%的患者出现胸痛,不易与冠心病心绞痛相区别。④血栓栓塞:为二尖瓣狭窄的严重并发症,发生栓塞者80%有心房颤动。2/3的栓塞发生在脑血管,也可为冠状动脉栓塞和肾动脉栓塞。

2.二尖瓣关闭不全

轻者无症状,严重者出现乏力、呼吸困难等左心衰竭症状,随后可有肝大、水肿等右心衰竭症状。

3.主动脉瓣狭窄

典型症状为①呼吸困难:可为劳力性呼吸困难,也可为阵发性夜间呼吸困难,甚至出现急性肺水肿。②晕厥:在劳累后发作,出现晕厥提示主动脉瓣狭窄严重,预后不良。③心绞痛:运动时诱发,休息时缓解。

4.主动脉瓣关闭不全

轻者耐受20年以上无症状,重者可出现胸痛、心悸和头颈部动脉搏动感,常有体位性头晕,但晕厥罕见。左心衰竭时出现呼吸困难,最初为劳力性,随后端坐呼吸和阵发性夜间呼吸困难。

(三)心理社会评估

患者和家属对疾病及其治疗的理解不够,常因活动时无力感紧张不安。

(四)护理体检

1.二尖瓣狭窄

(1)二尖瓣面容:双颧呈绀红色,嘴唇发干。

(2)心尖区第一心音亢进,呈拍击样,可闻及局限的、低音调的隆隆样的舒张中晚期杂音,呈递增型伴有舒张期震颤。

(3)胸骨左缘第3～4肋间或心尖区听到开瓣音。

(4)肺动脉瓣区第二心音亢进,严重肺动脉高压时听到递减型高调哈气性舒张早期杂音。

2.二尖瓣关闭不全

(1)心界向左下扩大,心尖区出现收缩期抬举性搏动。

(2)心尖区闻及全收缩期粗糙的吹风样杂音,可传导至左肩胛下区。

(3)第一心音减弱,第二心音分裂,常可闻及第三心音。

(4)肺动脉瓣区第二心音亢进。

3.主动脉瓣狭窄

(1)胸骨右缘第2肋间闻及喷射性粗糙的收缩期杂音,向胸骨上切迹及颈动脉传导。

(2)主动脉瓣区第二心音减弱。

(3)心尖区抬举样搏动。

(4)重度狭窄时收缩压降低,脉压减小。

4.主动脉瓣关闭不全

(1)主要体征为主动脉瓣区闻及高调递减型、哈气样舒张期杂音。

(2)第一心音减弱。

(3)返流明显者,心尖区出现低调、柔和的舒张期杂音,称为 Austin-Flint 杂音。

(4)脉压增大,周围血管征阳性,包括水冲脉、枪击音、毛细血管搏动、股动脉收缩期与舒张期双重杂音,有的出现点头征。

(五)辅助检查

1.X 线检查

(1)二尖瓣狭窄见左心房和右心室增大及肺淤血改变,心影呈梨形。

(2)二尖瓣关闭不全:左心房和左心室增大。

(3)主动脉瓣狭窄:主动脉瓣钙化,左心房增大。

(4)主动脉瓣关闭不全:左心室增大,升主动脉扩张,呈靴型心脏。

2.心电图

(1)二尖瓣狭窄时 P 波增宽呈双峰型,右室增大,心房颤动。

(2)二尖瓣关闭不全:重者左心房增大,心房颤动,部分出现左室肥大。

(3)主动脉瓣狭窄重者出现左心室增大,房室或室内传导阻滞,心房颤动。

(4)主动脉瓣关闭不全:左心室肥大。

3.超声心动图

(1)二尖瓣狭窄:M 型图可见 EF 斜率降低(房颤时 A 峰消失),前后叶同向运动呈城墙样改变。二维超声心动图可见瓣叶增厚,回声增强,舒张期开放幅度减小。左心房扩张,可继发右室及肺动脉扩张,有时发现左房血栓。多普勒—频谱可见通过二尖瓣口的前向血流速度增快,产生跨瓣压差,据其可估测二尖瓣口面积。

(2)二尖瓣关闭不全:重症二尖瓣关闭不全时,诊断准确率高。M 型图可见左房、左室增大及容量负荷过重的现象(二尖瓣脱垂时),有时可见瓣膜钙化。二维超声可见瓣叶增厚,反射增强,瓣口在收缩期闭合不拢,前、后叶收缩期脱入左心房。多普勒检查:见收缩期由左室返流回左心房的高速射流。

(3)主动脉瓣狭窄:M 型图不敏感且缺乏特异性。二维超声出现主动脉瓣增厚,活动受限,左室向心性肥厚。多普勒测见主动脉瓣口前向血流加速,据此计算跨瓣压差和瓣口面积,与心导管测值相关良好。

(4)主动脉瓣关闭不全:M 型图可见左室腔及其流出道与升主动脉根部内径增大。二维超声可见舒张期主动脉瓣闭合不拢,有时可见赘生物。多普勒超声可见左室流出道内舒张期返流频谱,可据其范围判断返流程度。

4.心导管术

用于测定房室压力、跨瓣压差及反流速率,个别诊断困难者需此项检查。

二、护理诊断

(1)活动无耐力与疼痛、缺氧有关。

(2)疼痛与心肌缺血有关。

(3)知识缺乏与缺乏疾病、治疗及自我护理的知识有关。

(4)医护合作性问题潜在并发症:充血性心力衰竭、栓塞、心房颤动、感染性心内膜炎。

三、护理目标

(1)患者主诉活动时无不适,耐力增加。

(2)患者自述疼痛减轻。

(3)患者能描述心脏瓣膜病的症状、治疗及保健措施。

四、护理措施

(1)适当限制体力活动防止感染性心内膜炎,保护心功能。

(2)给予高蛋白、高维生素、低盐、易消化饮食。

(3)遵医嘱给予药物治疗如用抗生素预防风湿活动,用利尿剂、血管扩张剂等减轻心脏负荷,心房颤动时用电击或药物复律,用抗凝剂预防栓塞,洋地黄预防心力衰竭,β受体阻滞剂控制心室率等。

(4)配合做好经皮球囊瓣膜成形术、人工瓣膜置换术等。

五、健康教育

(1)心理指导使患者保持心情舒畅,避免情绪激动。

(2)饮食指导饮食中适当增加纤维素类食物,且应少量多餐,不宜过饱。

(3)休息和活动指导保证患者充足的睡眠。活动量根据心功能分级决定,以不出现不适症状为度。

(4)用药指导告知患者定时服药的重要性和正确服药的方法。

(5)注意防寒保暖,坚持适当体育锻炼,冬春季要预防链球菌感染,有呼吸道感染和反复发作的扁桃体炎时,应及时治疗。

六、护理评价

(1)患者活动无不适。

(2)患者疼痛次数减少,程度减轻。

(3)患者能说出疾病的症状、治疗和保健措施。

第七节　心脏骤停患者的护理

心脏骤停是指心脏的射血功能突然终止,大动脉搏动与心音消失,重要器官(如脑部)严重缺血、缺氧,最终导致生命终止。心搏骤停最常见为快速型室性心律失常(室颤和室速)。

一、病因

(一)冠心病

75%的有心肌梗死病史。主要与心肌梗死后左室射血分数降低,频发与复杂性室性心律失常有关。

(二)心肌病

如肥厚梗阻型心肌病、致心律失常型右室心肌病。

(三)离子通道病

如长 QT 综合征、Brugada 综合征。

二、临床表现

(1)先兆症状部分患者发病前有心绞痛、胸闷和极度疲乏感等非特异性症状。也可无任何先兆症状,瞬即发生心脏骤停。

(2)意识丧失。

(3)颈动脉、股动脉等大动脉搏动消失、心音消失。

(4)呼吸断续,呈叹息样,随后呼吸停止。

(5)瞳孔散大,对光反射减弱以至消失。

(6)心电图表现:心室纤颤或扑动约占 91%;心电-机械分离,有宽而畸形、低振幅的 QRS,频率 20~30 次/min,不产生心肌机械性收缩。心室静止,呈无电波的一条直线,或仅见心房波,心室纤颤超过 4min 仍未复律,几乎均转为心室静止。

三、治疗

(一)恢复有效血循环

(1)胸外心脏按压:将患者仰卧在地面或垫硬板上,术者将双掌重叠,双肘撑直,保持肩部、手肘、手掌与一直线,按压患者胸骨中、下 1/3 交界处,使胸骨下段下陷 4cm 左右为宜,频率 100 次/min。

(2)电除颤:心电监护若为心室纤颤,即行非同步电除颤。

(3)药物治疗:肾上腺素可作为首选药物,予静脉注射。常规方法是静脉注射 1mg,每 3~5min 重复 1 次,可增加剂量到 5mg。严重低血压可予多巴胺、多巴酚丁胺、去甲肾上腺素等药物。

(4)如短时间内难以电除颤,或电除颤 1 次未能复律,可选用利多卡因 75~100mg,或普鲁卡因胺 100~200mg,或溴苄胺 250mg 静脉注射,药物除颤与电除颤交替使用,能提高复苏成功率。

(5)如心室静止用药无效,应尽快行胸外心脏起搏,或行经静脉心内临时起搏。

(二)维持呼吸

(1)将患者头后仰,抬高下颏,清除口腔异物。

(2)人工呼吸:如简易球囊辅助呼吸、口对口人工呼吸等,口对口人工呼吸吹气时捏住患者鼻孔,如患者牙关紧闭,可行口对鼻人工呼吸,使患者胸部隆起为有效,吹气 12~16/min,人工呼吸要与胸外心脏按压以 2∶30 频率交替进行。

(3)吸氧。

(4)若自主呼吸不能恢复,应尽快行气管插管使用机械通气。

(三)纠正酸中毒

如果 10min 仍不能复苏,血气 pH<7.20,可用 5% 碳酸氢钠 100mL 缓慢静脉注射,可重复应用。

(四)亚低温治疗

四、主要护理问题

(1)循环障碍与心脏收缩障碍有关。

(2)清理呼吸道无效与微循环障碍、缺氧和呼吸形态改变有关。

(3)潜在并发症脑水肿、感染、胸骨骨折等。

五、护理目标

(1)抢救患者生命。

(2)减少并发症的发生。

六、护理措施

复苏后的护理措施。

(一)基础护理

(1)保持床单清洁、干燥、平壤、无渣屑。

(2)加强晨晚间护理,每日进行温水擦浴。必要时可热敷受压部位,改善血液循环。

(3)根据病情,每 30min～2h 翻身 1 次,避免拖、拉、推患者,以免皮肤磨损。

(二)气道管理

(1)保持气道通畅,及时拍背、排痰。

(2)如为气管吸痰,需严格无菌操作,预防感染。

(3)吸痰前后给予高浓度氧通气 2～3min。每次吸痰不应超过 15s。痰液过多的患者应给氧、吸痰交替进行,避免低氧血症。

(4)定时予气管接管气囊放气,一般 4～6h,放气 10～30min,避免气管黏膜受压过久坏死。

(5)呼吸机管道每周更换或消毒。

(三)鼻饲护理

(1)给予高蛋白、低脂、高维生素、高热量流质。

(2)鼻饲定量、定时,4～5/d。每次 200～300mL。根据患者心功能情况,鼻饲温水200～300mL,4～5 次/d。

(3)每次鼻饲前后应用温水冲洗胃管,鼻饲后胃管末端应反折用无菌纱布包裹。

(4)鼻饲液应现配现用,冰箱保存不得超过 24h。

(5)长期鼻饲的患者胃管每周更换 1 次,双侧鼻孔交替进行。

(四)尿管护理

(1)安置保留尿管时应严格无菌操作。

(2)准确记录尿量、性状、颜色。

(3)消毒尿道口每日 2 次。

(4)尿袋每周更换每日 2 次,尿管每月更换 1 次。

(5)必要时可用生理盐水或者生理盐水 500mL＋庆大霉素 8 万 U 冲洗膀胱。

(五)口腔护理

(1)口腔护理 2 次/d。

（2）发现口腔黏膜溃疡时可局部涂抹碘甘油。

（3）发现口唇干裂可涂抹液状石蜡或唇膏。

（六）眼部护理

由于昏迷患者多眼睑关闭不全，容易发生角膜炎、结膜炎等。应每日用盐水冲洗 1 次，遵医嘱使用滴眼液。必要时可使用油纱布遮盖眼部。

（七）亚低温疗法的护理

（1）定时检查冰帽温度，保持有效的降温效果。

（2）用干毛巾保护双耳，避免冻伤耳部。

（3）严密观察患者使用后的反应，有无寒战，如发生可遵医嘱使用镇静剂和解痉剂或短效肌肉松弛剂。

（八）心理护理

（1）昏迷患者对外界仍有感知能力，可以给患者听音乐，鼓励家属多与患者聊天，促进早日苏醒。

（2）患者清醒后，耐心解释给予相关各项健康教育。消除患者顾虑，促进康复。

第八节　心肌病患者的护理

心肌病是指除瓣膜病、冠心病、高血压、肺源性和先天性心血管病以外的以心肌病变为主要表现的疾病。其类型包括扩张型心肌病、肥厚型心肌病、限制型心肌病及致心律失常性右室心肌病四种类型。据统计在住院患者中，心肌疾病在心血管疾病死亡患者中占 0.11％，其中以扩张型心肌病和肥厚型心肌病最为常见。

一、扩张型心肌病

扩张型心肌病（DCM）以一侧或双侧心腔扩大，室壁变薄导致心肌收缩期功能障碍，以充血性心力衰竭为特征，常伴有心律失常，死亡率高。

（一）病因

病因尚不明确，近年来心肌病有增加趋势，青年男性发病多，男性与女性为 2.5∶1，目前主要与以下因素有关。

（1）遗传与基因。

（2）持续病毒感染。

（3）细胞免疫。

（4）血管活性物质和心肌微血管痉挛。

（5）代谢异常、中毒等。

（二）病理

其主要以心腔扩张为主，室壁变薄，纤维瘢痕形成，常伴有附壁血栓形成。

(三)诊断要点

1.临床表现

(1)早期:扩张型心肌病起病缓慢,可多年自觉无明显症状或只有轻微症状。

(2)后期:患者出现气急、水肿、肝大、端坐呼吸等充血性心力衰竭表现时才被诊断,体征为心脏扩大,常伴各种心律失常,附壁血栓可致栓塞。

2.辅助检查

(1)胸部 X 线。

(2)心电图。

(3)超声心动图。

(4)核素心室造影。

(5)心导管检查。

(6)心内膜心肌活检。

(7)血清学检测:病毒滴度和自身免疫检查、血清铁和铁结合力测定。

(四)治疗

(1)对症治疗强心、利尿,及时纠正各类心律失常。可用辅酶 Q 等药物改善心肌代谢。

(2)针对心力衰竭和心律失常除药物治疗外,可根据病情安置 CRT-D、DDD、ICD 等类型起搏器。

(3)心脏移植

二、肥厚型心肌病

肥厚型心肌病(HCM)是以非对称性心室肥厚为特征。累及室间隔,心室腔变小,左心室血液充盈受阻、舒张期顺应性下降为基本特征的心肌病。临床上据左心室流出道有无梗阻分为梗阻性肥厚型心肌病和非梗阻性肥厚型心肌病。本病为青年猝死的原因。

(一)病因

(1)遗传与基因。

(2)代谢异常。

(二)病理

肥厚型心肌病主要是左心室形态学的改变,不均匀的室间隔肥厚、心尖、心室中部肥厚,使心腔变小,相对血流不足,细胞肥大,形态特异,排列紊乱。

(三)诊断要点

1.临床表现

部分患者可无自觉症状,因猝死或体检中被发现,较多患者出现心悸、劳力性呼吸困难、乏力、眩晕及晕厥甚至意识丧失,部分患者因肥厚心肌耗氧增多而至心绞痛。

2.辅助检查

(1)X 线检查。

(2)心电图。

(3)超声心动图。

(4)心内膜心肌活检。

(5)其他:左心室造影及左心导管检查。

(四)治疗

治疗的目的:缓解患者症状,预防心内膜炎、心律失常和猝死。

(1)口服β受体阻滞剂和钙离子通道阻滞剂。

(2)介入或手术治疗:安置DDD起搏器、射频消融或切除肥厚的室间隔心肌。

(五)主要护理问题

(1)气体交换受损与心力衰竭有关。

(2)活动无耐力与心力衰竭、心律失常有关。

(3)体液过多与心力衰竭引起水钠潴留有关。

(4)舒适的改变:心绞痛与肥厚心肌耗氧量增加、冠脉供血不足有关。

(5)焦虑与慢性疾病,病情反复并逐渐加重,生活方式改变有关。

(6)潜在并发症感染、栓塞、心律失常、猝死。

(六)护理目标

(1)患者呼吸困难明显改善,发绀消失。

(2)能说出限制最大活动量的指征,遵循活动计划,主诉活动耐力增加。

(3)水肿、腹腔积液减轻或消失。

(4)患者主诉心绞痛发作次数减少、患者能运用有效方法缓解心绞痛。

(5)患者焦虑情绪缓解。

(6)患者未发生相关并发症,或并发症发生后能得到及时治疗与处理。

(七)护理措施

1.心理护理

(1)对患者多关心体贴,予鼓励和安慰,帮助其消除悲观情绪,增强治疗信心。

(2)β受体阻滞剂容易引起抑郁,应注意患者的心理状态。

(3)注意保持休息环境安静、整洁和舒适,避免不良刺激。

(4)对失眠者酌情给予镇静药物。

(5)教会患者自我放松的方法。

(6)鼓励患者家属和朋友给予患者关心和支持。

2.休息与活动

(1)根据患者心功能评估其活动的耐受水平,并制定活动计划。

(2)无明显症状的早期患者,可从事轻体力工作,避免紧张劳累。

(3)心力衰竭患者经药物治疗症状缓解后可轻微活动。

(4)合并严重心力衰竭、心律失常及阵发性晕厥的患者应绝对卧床休息。

(5)长期卧床及水肿患者应注意皮肤护理,防止褥疮形成。

3.饮食

(1)进食低脂、高蛋白和维生素的易消化饮食,避免刺激性食物。

(2)对心功能不全者应予低盐饮食。

(3)每餐不宜过饱。

(4)应戒除烟酒。

(5)同时耐心向患者讲解饮食治疗的重要性,以取得患者配合。

4.病情观察

(1)观察患者有无心慌、气促等症状。

(2)密切观察生命体征,尤其是血压、心率及心律。

(3)心功能不全、水肿、使用利尿剂患者注意对出入量和电解质的观察。

(4)使用洋地黄者,密切注意洋地黄毒性反应,如恶心、呕吐,黄视、绿视及有无室性期前收缩和房室传导阻滞等心律失常。

(5)了解大便情况,保持大便通畅。

5.吸氧护理

(1)呼吸困难者取半卧位,予以持续吸氧,氧流量视病情酌情调节。

(2)应每日清洁鼻腔和鼻导管,每日更换湿化液,每周更换鼻导管。

(3)注意观察用氧效果,必要时做血液气体分析。

6.健康宣教

(1)饮食:宜低盐、高蛋白、高维生素、含粗纤维多的食物;避免高热量和刺激性食物,忌烟酒,不宜过饱。

(2)活动:根据心功能情况,适当活动。避免劳累、剧烈活动、情绪激动、突然用力或提取重物,有晕厥史者避免独自外出活动。

(3)防感染:保持室内空气流通、防寒保暖,预防感冒。

(4)复查:坚持药物治疗,定期复查,以便随时调整药物剂量。有病情变化,症状加重时立即就医。

第九节　心肌炎患者的护理

心肌炎是指心肌实质或间质的局限性或弥漫性的急性、亚急性或慢性的炎性病变,如炎性渗出和心肌纤维变性、坏死或溶解等。发病年龄以儿童和青少年多见,且年龄越小,往往病情越重,男性多于女性。

一、病因

心肌炎可原发于心肌,也可是全身性疾病的一部分。病因有感染、理化因素和药物等,而病毒性心肌炎的发病率明显居多。

(1)感染性心肌炎是由细菌、病毒、真菌、螺旋体和原虫等感染所致,最常见的是病毒性心肌炎,以肠道病毒,尤其是柯萨奇 B 病毒感染最多见,约占 50%。

(2)反应性心肌炎是由过敏、变态反应及某些全身性疾病在心肌的反应所致。

(3)中毒性心肌炎是由化学、物理、药物或电解质平衡失调,心脏区过度接受放射后所致。

二、病理

病毒性心肌炎以心肌病变为主的实质性病变和以间质为主的间质性病变。其典型改变是以心肌间质增生、水肿及充血,内有多量炎性细胞。

三、诊断要点

(一)临床表现

1.症状

轻者可无症状,可在 1~2 周内出现发热、咽痛等症状,以后出现胸闷、心悸、疲乏、心前区隐痛、气促、恶心、头晕等,严重时可并发心律失常、心力衰竭和心源性休克。

2.体征

心率增快或心率异常缓慢。

心界扩大:为暂时性,心肌炎好转后即恢复正常。

心音改变:心尖区第一音可减低或分裂,心音可呈胎心样,心包炎时出现心包摩擦音。

杂音:心尖区有收缩期吹风样杂音或舒张期杂音,前者为发热、贫血、心腔扩大所致,后者因左室扩大造成的相对性二尖瓣狭窄。杂音响度不超过Ⅲ级,心肌炎好转后即消失。

(二)实验室及其他检查

1.X 线检查

心脏扩大为突出表现,以左心室扩大为主,伴右心室扩大,也可有左心房及右心房扩大。心衰时心脏扩大明显,控制心衰后,心脏扩大减轻,再次心衰加重时,心脏再次扩大,呈"手风琴效应"。主动脉正常,肺动脉轻度扩张,肺淤血较轻。

2.心电图

心肌细胞的破坏、溶解、消失,炎性渗出致心肌细胞纤维变性可导致心电图改变,出现各种心律失常,以房性与室性期前收缩、不同程度的房室传导阻滞、窦性心动过速等较常见,其次为心房颤动,也可出现 ST-T 改变和病理性 Q 波,包括 ST 段下移,T 波平坦、双向或倒置,少数患者可见 ST 段上抬与 T 波形成单向曲线,类似心肌梗死的图形。在病程中可见 QRS 波低电压、QT 间期延长、心脏扩大、心室肥厚等。

3.超声心动图

超声心动图检查可见:①二尖瓣回声增强、活动减弱;②室间隔及左室后壁回声、光点粗糙不均;③室间隔及左室后壁厚度增厚、运动幅度减弱;④左房或左室内径增大;⑤心包积液等。

4.同位素检查

同位素心肌灌注显影后可见心腔扩大,尤其两侧心室扩大,心肌显影呈弥漫性稀疏,但无局限性缺损区,心室壁搏动幅度减弱,射血分数降低。

5.实验室检查

急性期白细胞总数轻度升高,中性粒细胞偏高,血沉轻至中度增快,血清天门冬氨酸氨基转移酶(AST)、谷草转氨酶(GOT)、乳酸脱氢酶(LDH)、肌酸磷酸激酶(CK)及其同工酶(CK-MB)增高,血清心肌肌钙蛋白 l(CTn)或肌钙蛋白 T(eTnT)增高,起病 2~4 周后出现柯萨基病毒抗体 B-IgM 抗体、抗心肌抗体阳性。

四、治疗

(一)原发病的治疗

病毒感染者予抗病毒药,如利巴韦林、阿糖胞苷、双嘧达莫、干扰素等终止或干扰毒复制与扩散,但疗效不肯定,中药如大青叶、板蓝根、金银花、连翘、黄芪等对某些病毒具有一定的抑制作用。若伴细菌感染者,予以抗生素。

(二)对症治疗

针对症状和体征进行相应治疗,及时治疗心功能不全、心律失常及抗休克。

(三)促进心肌修复

应用改善心肌代谢的药物,以促进心肌的修复,阻止病情进一步发展,减少并发症的发生。常用药物包括:①大剂量维生素 C,维生素 C 具有抗病毒作用,增加冠状动脉血流量,促进心肌代谢,增加心肌对葡萄糖的利用,利于心肌修复;②能量极化液,能量极化液的成分包括三磷酸腺苷(ATP)、辅酶 A、氯化钾、胰岛素及葡萄糖,为心肌提供能量,促进心肌代谢,加速修复;③口服辅酶 Q、肌苷等,改善心肌代谢,利于心肌修复。此外,还应加强营养,给予高热量、高蛋白、高维生素饮食,尤其是含维生素 C 多的食物,如山楂、苹果、橘子、西红柿等,以利于心肌的修复。

(四)激素治疗

激素治疗目的是改善心肌微循环,减轻心肌的炎性反应,减少心肌瘢痕形成。但在病毒急性感染的最初 10d 内应避免使用激素,以免造成病毒扩散,加重病情。绝大多数患者在数周至数月内完全康复治愈,仅有极少数患者遗留心律失常,以期前收缩常见,也可转为慢性心肌炎逐渐出现扩张型心肌病,甚至出现心功能减退。

五、主要护理问题

(1)活动无耐力与心肌炎性病变、虚弱、疲劳有关。

(2)潜在并发症心律失常、心力衰竭。

(3)知识缺乏与未接受疾病相关教育有关。

(4)焦虑与患者对疾病症状持续存在,对预后不了解有关。

六、护理目标

(1)患者积极配合休息与活动计划,进行活动时虚弱和疲劳感减轻或消失。

(2)患者理解心肌炎疾病过程,正确说出治疗和康复的影响因素。

(3)患者自诉对疾病的担心减轻,心理舒适程度增加。

七、护理措施

(一)休息与活动

心肌炎急性期、有并发症者需卧床休息。病情稳定后根据患者情况,与患者共同制订每日休息与活动计划,并实施计划。活动期间密切观察心率、心律的变化,倾听患者主诉,随时调整活动量。心肌炎患者一般需卧床休息至体温下降后 3～4 周,有心力衰竭或心脏扩大的患者应休息半年至 1 年,或至心脏大小恢复正常,血沉正常之后。如无症状,可逐步恢复正常工作与学习,应注意避免劳累。

(二)健康教育

针对患者的顾虑和需求制定健康教育计划,进行疾病过程、治疗、康复和用药指导,并提供适合患者所需的学习资料,督促患者遵照医嘱,合理用药。此外,与患者共同讨论心肌炎的危险因素,使其理解控制疾病,定期复查,预防复发的重要性,告知患者出现心悸、气促症状加重时及时就医。健康教育的重点在于防治诱因,防止病毒侵犯机体,病毒感染往往与细菌感染同时存在或相继发生,且细菌感染常可使病毒活跃,机体抵抗力降低,心脏损害加重。一旦发现病毒感染后要注意充分休息,避免过度疲劳,注意测量体温、脉搏、呼吸等生命体征,如出现脉搏微弱、血压下降、烦躁不安、面色灰白等症状时,应立即就医。

(三)心理护理

倾听患者的主诉,理解患者的感受,耐心解答患者的疑问,通过解释与鼓励,解除患者的心理紧张和焦虑,使其积极配合治疗。协助患者寻求合适的支持系统,鼓励家属或同事给予患者关心,以降低紧张心理。

(四)并发症的处理与护理

心肌炎的并发症包括心律失常、心力衰竭甚至心源性休克,应及时处理。

1.心律失常

应严密观察,及早发现及时处理。若发生多源性、频繁性或形成联律的室性期前收缩时,应遵医嘱用利多卡因、胺碘酮等药物治疗,必要时进行电复律;对于房性或交界性期前收缩可根据患者情况选用地高辛或普萘洛尔等β肾上腺素能受体阻滞剂治疗。阵发性室上性心动过速可按压颈动脉窦、刺激咽部引起恶心等刺激迷走神经,也可给予快速洋地黄制剂或普罗帕酮治疗。在整个治疗过程中,应注意观察药物治疗的效果与副作用,密切观察血压、心率和心电图的变化,询问患者有无不适主诉,根据患者情况,及时调整药物剂量和种类。

2.心力衰竭

一旦确诊心力衰竭,应及时给予强心、利尿、镇静、扩血管和给氧等治疗。强心治疗:心肌炎时,心肌对洋地黄敏感性增高,耐受性差,易发生中毒,宜选用收效迅速及排泄快的制剂如毛花苷C或地高辛,且予小剂量(常用量的1/2～2/3)。用药过程中应密切观察尿量,同时进行心电监护,观察心率的变化,进行心脏听诊,观察心音的变化,在急性心衰控制后数日即可停药。

利尿治疗:选用速效强效利尿剂,以减少血容量,缓解肺循环的淤血症状,同时注意补钾,预防电解质紊乱。

镇静治疗:若烦躁不安,予吗啡等镇静剂,在镇静作用的同时也扩张周围血管,减轻心脏负荷,使呼吸减慢,改善通气功能和降低耗氧量。对老年、神志不清、休克和呼吸抑制者慎用吗啡,可选用哌替啶。

血管扩张剂:给予血管扩张剂降低心室前和(或)后负荷,改善心脏功能。常用制剂有硝普钠、硝酸甘油等,可单用也可与多巴胺或多巴酚丁胺等正性肌力药合用。

给氧:给予高流量鼻导管给氧(6～8L/min),病情特别严重者应给予面罩用麻醉机加压给氧,使肺泡内压在吸气时增加,增强气体交换同时对抗组织液向肺泡内渗透。在吸氧的同时也可使用抗泡沫剂使肺泡内的泡沫消失,鼻导管给氧时可用20%～30%的酒精湿化,以降低泡沫痰的表面张力使泡沫破裂,增加气体交换面积,促进通气改善缺氧。给氧过程中应进行氧饱和度的监测,并注意观察患者的体征,若出现呼吸困难缓解,心率下降,发绀减轻,表示纠正缺氧有效。

3.心源性休克

心源性休克是心脏功能极度减退,心室充盈或射血功能障碍,造成心排血量锐减,使各重要器官和周围组织灌注不足而发生的一系列代谢与功能障碍综合征。若患者出现血压下降、手足发冷等微循环障碍的早期表现,应及时处理。一旦确诊,立即给予镇痛、给氧、纠正心律失常和酸碱平衡失调等抗休克治疗,每15min测量一次心率、血压和呼吸,观察意识状况、血氧饱和度以及血气分析的变化,同时给氧以增加心肌供氧量,以最大限度增加心排血量。若患者呼吸困难,低氧血症和严重肺水肿需使用机械通气。若患者疼痛或焦虑不安,给予镇静治疗。密切观察出入液量,注意补液量,不增加心脏负荷。出现肺水肿时应及时给予利尿剂,同时经静脉选择输注多巴酚丁胺或多巴胺等以增加心肌收缩力,也可酌情用血管扩张剂(硝普钠或硝酸甘油)以减轻左心室负荷。密切观察心电图的变化,发现异常及时处理。

八、特别关注

(1)早期症状的观察与处理。

(2)并发症的及时处理。

(3)增强抵抗力,预防病毒感染,预防复发。

第十二章　内分泌系统疾病护理

内分泌系统由人体的神经内分泌组织、内分泌腺以及某些脏器中具有内分泌功能的组织细胞组成。其主要功能是合成与分泌各种激素,在神经支配和物质代谢反馈调节基础上释放入血液循环,成为信息传递的生物活性物质,达到相应的具有特异性受体的靶细胞,发挥生物效应,调控机体生长、发育、脏器功能、物质代谢和体液平衡,维持人体的正常生理、生化活动和生命过程。

内分泌代谢疾病的治疗原则是针对病因,纠正激素异常所致的功能紊乱。内分泌功能亢进者对其病变部位可采用手术切除或放射性破坏,也可用药物抑制激素的合成和分泌;对内分泌功能减退者则可给予外源性激素作为补充治疗即替代疗法。内分泌疾病的护理有其特殊性,内分泌患者在神经体液调节、生长发育、营养代谢等方面发生障碍,临床上出现多方面症状,瞬息多变,也可产生危象使病情恶化,抢救不及时可危及生命。因此严密观察病情,随时应急处理十分重要,此外心理护理、功能实验护理、饮食护理、药物的应用与护理、危象护理、健康教育等也是内分泌疾病患者的护理特点。

第一节　单纯性甲状腺肿患者的护理

单纯性甲状腺肿是由于缺碘、某些物质阻碍甲状腺激素(TH)的合成、先天性甲状腺激素合成障碍等多种原因引起的甲状腺肿。其发病机制为一种因素或多种因素阻碍甲状腺激素合成,甲状腺激素减少导致促甲状腺素分泌增加,从而引起甲状腺代偿性增生肥大,使其分泌的甲状腺激素能满足机体的需要量。主要的病理改变为甲状腺上皮细胞增生肥大、血管丰富、甲状腺呈均匀、弥漫性增大。本病不伴有甲状腺功能亢进或减退的表现,不包括甲状腺炎或肿瘤。

一、护理评估

(一)病史

了解患者的饮食习惯,是否生活在碘缺乏地区,有无服用致甲状腺肿的物质以及长期服用含碘药物。

(二)主要临床表现

单纯性甲状腺肿除甲状腺肿大外无其他症状,随病情发展甲状腺逐渐增大,重度增大对邻近器官可引起压迫症状。

(1)压迫气管可引起咳嗽与呼吸困难。

(2)压迫喉返神经引起声音嘶哑。

(3)胸骨后甲状腺肿可使头部、颈部、上肢静脉回流受阻,表现为面部青紫、水肿、颈部与胸部表浅静脉扩张。

(三)心理社会评估

评估患者可能将单纯性甲状腺肿及甲状腺弥漫性肿大误认为甲状腺功能亢进症而产生焦虑甚至恐惧的心理反应。

(四)护理体检

除甲状腺肿大外无其他症状,甲状腺轻度或中度弥漫性肿大,质地较软,无压痛。后期可出现结节,表现为多结节性甲状腺肿。

(五)辅助检查

甲状腺功能是正常的,血清甲状腺素(T4)正常或偏低,三碘甲状腺原氨酸(L)正常或偏高。甲状腺摄碘率大多增高。甲状腺扫描可见弥漫性甲状腺肿呈均匀分布;结节性甲状腺肿可呈现结节。

二、护理诊断

(1)知识缺乏对疾病的预防和与甲亢的区别有关知识缺乏了解。

(2)自我形象紊乱与弥漫性甲状腺肿有关。

(3)精神困扰与甲状腺肿有关。

(4)医护合作性问题潜在并发症:甲状腺肿大出现压迫症状。

三、护理目标

(1)患者运用所了解的知识能区分甲状腺功能亢进症。

(2)患者能正确对待体貌的改变。

(3)患者解除精神困扰,积极配合治疗。

(4)患者合理安排自己饮食,食用加碘食盐。

四、护理措施

(1)可以参加活动和轻微的劳动,同时注意生活规律化。

(2)进普通饮食,碘缺乏地区的患者,补充含碘食物,食用加碘食盐。

(3)观察生命体征,测定血 T_3、T_4,及时发现甲状腺功能亢进症。

(4)药物的应用与护理。

无明显原因的单纯性甲状腺肿可服用干甲状腺素片,每日 60~180mg,分 3 次口服,服用 3~6 个月,甲状腺肿可明显缩小。

40 岁以上的结节性甲状腺肿患者,应避免大剂量碘剂治疗,以免发生碘甲状腺功能亢进症。

老年人应用甲状腺激素剂量应减小,逐渐加量,以免加重心脏负担。

(5)出现甲状腺压迫症状时通知医生,给予对症护理。

五、健康教育

(一)心理指导

向患者说明单纯性甲状腺肿的病情及预后,减轻恐惧心理,使患者保持良好的心态。

(二)饮食指导

可进一般膳食、含碘食盐及适当的含碘海产品,如海蜇、海带、紫菜等可适当服用,但应避免过量。

(三)活动、休息指导

可参加日常活动,从事一般工作。出现咳嗽、呼吸困难等甲状腺压迫症状时应卧床休息。

(四)用药指导

指导患者正确的用药方法,讲解药物的不良反应及停药的指征。

(五)出院指导

(1)出院带药时为患者介绍有关用药知识。

(2)合理化饮食,食用加碘食盐。

(3)鼓励患者表达自己的想法,参加社会活动,坚持必要的治疗。

(4)甲状腺肿大出现压迫症状时及时来院诊治。

六、护理评价

(1)患者了解单纯性甲状腺肿知识并能区别于甲亢,合理安排饮食。

(2)患者主动与他人交往,积极参加活动。

(3)患者心情愉快,配合治疗。

(4)患者出现声音嘶哑、吞咽困难症状能及时就诊。

第二节　甲状腺功能亢进症患者的护理

甲状腺功能亢进症简称甲亢,系指由多种原因导致甲状腺功能增强,分泌甲状腺激素(TH)过多所致的临床综合征。其病因与发病机制尚未完全阐明。近代研究证明本病在遗传基础上,因感染、精神创伤等应激因素而诱发,属于抑制性 T 淋巴细胞功能缺陷导致的一种器官特异性自身免疫性甲状腺疾病。表现为甲状腺有不同程度的弥漫性、对称性肿大,突眼、胫前黏液性水肿等病理改变。

一、护理评估

(一)病史

询问主要致病因素,家人有无甲亢、有无精神创伤、感染、畏食、体重减轻等症状,情绪是否稳定。

(二)主要临床表现

1.心血管系统

心悸、胸闷、气短,甚至可出现甲亢性心脏病、心动过速,休息、睡眠时心率仍快、心律失常。

2.消化系统

食欲亢进、多食消瘦、消化不良、排便次数增多。

3.精神神经系统

神经过敏、多言好动、紧张、多虑、焦躁易怒、失眠、精力不集中、记忆力减退,手、眼睑、舌震颤,腱反射亢进。

4.高代谢症群

疲乏无力、怕热、多汗、皮肤温暖潮湿、体重减轻、低热。

5.肌肉骨骼系统

肌无力、肌肉萎缩,周期性瘫痪,骨质疏松。

6.甲状腺危象

高热(39℃以上),脉率快(140～240 次/min),有心房纤颤或扑动。神志焦虑、烦躁不安、大汗淋漓、畏食、恶心呕吐、大量失水以致虚脱、休克,继而嗜睡或谵妄终至昏迷,可伴心功能不全或肺水肿。白细胞总数及中性粒细胞升高;血 T_3、T_4 升高,属甲状腺功能亢进恶化时的严重表现。

(三)心理社会评估

由于甲亢患者受 TH 影响神经过敏、易怒、多虑,加之伴有甲状腺肿大和突眼等症状导致患者焦虑和自我形象紊乱。

(四)护理体检

甲状腺呈弥漫性对称性肿大,随吞咽动作上下移动,质软,左右上下极可有震颤及血管杂音。疲乏无力、怕热、多汗、皮肤温暖潮湿、体重下降、低热,眼球突出、瞬目稀少、上眼睑退缩、眼裂增宽,双眼向下看时上睑不能随眼球下落,两眼看近物时,眼球辐辏不良。

(五)辅助检查

T_3、T_4 增高;甲状腺摄^{131}I 率升高:3h＞25％,24h＞45％,且高峰前移;基础代谢率(BMR)增高;血清总胆固醇偏低,尿肌酸排出量增多。

二、护理诊断

(1)焦虑与甲状腺素作用于神经系统有关。

(2)自我形象紊乱与甲状腺肿大、突眼有关。

(3)营养失调低于机体需要量,与高代谢征、消化吸收不良有关。

(4)有角膜损伤的可能与恶性突眼征、眼睑不能闭合有关。

(5)知识缺乏与信息来源受限有关。

(6)医护合作性问题潜在并发症:甲状腺危象。

三、护理目标

(1)患者情绪稳定,能够控制焦虑。

(2)患者能利用有效的应对功能正视身体形象。

(3)患者能识别营养状况下降的原因,合理调节饮食。

(4)患者能配合保护眼角膜与结膜,掌握一些常用保护性措施。

(5)患者了解疾病的过程及治疗方法。

四、护理措施

(1)促进身心休息,病室环境避免强光、减少噪声,患者不宜紧张疲劳。病情重者绝对卧床休息。

(2)调整膳食结构,给高热量、高蛋白、富含维生素及钾、钙的食品,限制纤维素和含碘的饮食。

（3）关心体贴患者，避免刺激性语言，安慰鼓励患者解除焦虑、烦躁情绪，增强信心，配合治疗。

（4）突眼征者保护眼睛，戴有色眼镜防止强光及灰尘刺激，睡眠时用抗生素眼膏，纱布眼罩，防止结膜炎、角膜炎的发生。

（5）患者代谢率增高，多汗、怕热。病室应通风，保持空气新鲜、温度适宜，满足个人卫生及舒适方面的要求，补充饮水量。

（6）药物的应用与护理。

1）抗甲状腺药物的应用：常应用甲硫氧嘧啶（MTU），丙硫氧嘧啶（PTU）和咪唑类：甲硫咪唑（MM）、卡比马唑（CMZ）。此药的长程疗法：①治疗量阶段：MTU 或 PTU300～450mg/d，或 MM，或 CMZ30～40mg/d，分 2～3 次口服，至症状缓解或 T3、T4 恢复正常即可减量；②减量阶段：每 2～4 周减量 1 次。MTU 或 PTU 每次减 50～100mg，MM 或 CMZ 每次减 5～10mg，体征明显好转后减至最小维持量；③维持量阶段：MTU 或 PTU 为 50～100mg/d，MM 或 CMZ 为 5～10mg/d，维持 1.5～2 年。

2）辅助药物的应用：①复方碘溶液：用于手术前准备和甲状腺危象；②放射性[131]I 治疗：剂量根据甲状腺估计量及最高摄碘率计算按每克甲状腺 1850～3700kBq。

在药物治疗中应密切观察病情，注意有无白细胞减少、药疹等，注意患者心率、体重、神志的变化并及时与医生联系。

（7）甲亢危象的护理。

将患者安排在重症监护病房，设专人护理，严密观察病情及生命体征，及早识别甲亢危象。

病室安静、温度偏低（15～17℃），绝对卧床休息，避免不良刺激，躁动者按医嘱给适当的镇静剂。

给予低流量吸氧 1～2L/min。

遵医嘱静脉补液，纠正脱水及水电解质紊乱，补充血容量。

积极进行降温处理：给予物理降温或药物降温，必要时用人工冬眠疗法。

昏迷患者做口腔、皮肤护理。

五、健康教育

（一）心理指导

有焦虑、易怒、神经过敏等表现要进行自我调节，说明不良情绪对疾病的影响。

（二）饮食指导

应食用高蛋白、高热量、低纤维素食物，勿食用含碘高的食物如海带、紫菜。

（三）活动、休息指导

轻者可以适当地活动，重者应绝对卧床休息，保证充足的睡眠。

（四）用药指导

（1）服用抗甲状腺药物时，严格掌握剂量及疗程，讲解药物的作用、不良反应等。

（2）按医嘱服用药物，坚持服用，完成疗程。

（3）定期复查血 T_3、T_4 及相关的项目以决定治疗方案。

（4）复查白细胞并注意感染征象及指导升白细胞药物的应用。

(五)出院指导

(1)合理安排工作和休息,避免过劳、紧张,保持情绪稳定,勿使患者承受精神压力。

(2)向家属介绍甲亢基本知识和防治办法以及突眼征者眼睛的保护措施。

(3)教会家属测量血压、脉搏、体温的方法及基础代谢率的概测方法。

(4)出院带药时为患者提供药物知识,指导正确用药。

(5)指导患者门诊随访的知识。

六、护理评价

(1)患者合理安排生活,克服、控制不良情绪。

(2)患者参加社会活动并积极配合治疗。

(3)患者的膳食结构能达到足够的热量和营养。

(4)患者能够说出保护角膜和结膜的具体办法。

(5)患者了解预防甲亢的常识和药物治疗的知识等。

第三节　糖尿病患者的护理

糖尿病是一组由遗传和环境因素相互作用而引起的临床综合征。因胰岛素分泌绝对或相对不足以及靶组织细胞对胰岛素敏感性降低,引起糖、蛋白质、脂肪、水和电解质等一系列代谢紊乱。临床以高血糖为重要特征。久病可引起多个系统损害,病情严重或应激时可发生急性代谢紊乱,如酮症酸中毒等。其病因和发病机制较复杂,目前认为属多基因、多因素的异质性疾病。

一、护理评估

(一)病史

询问有无家族史、饮食习惯及饮食结构、每日液体摄入量、排泄形态休息情况、婚姻史及生育史、有无特殊嗜好及血管、神经等慢性病变发生。

1.1 型糖尿病

与某些组织相容性抗原有关,有家族遗传史。当病毒感染时可激活自身免疫反应,产生自身抗体和胰岛细胞抗体,大量破坏胰岛素 β 细胞而引起糖尿病。

2.2 型糖尿病

有明显家族史、肥胖。机体对胰岛素敏感性降低、感染、应激、缺乏体力活动、多次妊娠与分娩等因素。

3.其他类型糖尿病

主要与一些慢性病变、遗传、感染、化学药物有关。细胞功能的遗传缺陷、胰岛素作用的遗传缺陷、胰腺外分泌病变、内分泌腺病、药物或化学物诱导、感染等均可引起 β 细胞功能破坏引起糖尿病。

4.妊娠糖尿病

即在妊娠中显现的其他类型糖尿病的病因,在产后5～10年有发生糖尿病的高度危险性。

(二)主要临床表现

本病是一种慢性进行性加重的疾病,早期可无症状,在某些应激情况下如感染、外伤等使糖耐量降低或空腹血糖升高,可出现"三多一少",即多尿、多饮、多食,体重减轻等典型症状,常伴有软弱、乏力、皮肤瘙痒等现象。

1.多尿

因血糖过高,形成渗透性利尿。排糖越多,尿量越多,每日尿量可达5～10L以上,与尿糖、尿酮含量成正比。当酮症酸中毒时,多尿更严重。

2.多饮

由于尿多,水分失去更多,发生细胞内脱水,刺激口渴中枢,口腔干燥,舌红而痛。排尿越多,饮水越多。

3.多食

机体丢失大量葡萄糖,每日可达500g以上,因此机体能量缺乏,处于半饥饿状态,引起食欲亢进。

4.乏力

由于血糖不能完全氧化,不能有效利用葡萄糖和有效地释放出能量、组织缺水、电解质失衡,因而感到全身乏力、精神萎靡。

5.消瘦

机体不能充分利用葡萄糖,使脂肪和蛋白分解加强,消耗过多,机体逐渐消瘦,体重减轻。

(三)并发症

1.急性并发症

酮症酸中毒和高渗性非酮症糖尿病昏迷。

(1)糖尿病酮症:酸中毒多数患者在发生意识障碍前数天有多尿、烦渴、多饮和乏力表现,随后出现食欲减退、恶心、呕吐,常伴头痛、嗜睡、烦躁、呼吸深快,呼气中有烂苹果味(丙酮)。随着病情进一步发展,出现严重失水、尿量减少、皮肤弹性差、眼球下陷、脉细速、血压下降。晚期时各种反射迟钝甚至消失,嗜睡以至昏迷。

(2)高渗性非酮症:糖尿病昏迷起病时常有多尿、多饮,但多食不明显,或反而食欲减退,以致常被忽视。失水随病程进展逐渐加重,出现神经精神症状,表现为嗜睡幻觉、定向障碍、偏盲、上肢拍击样粗震颤、癫痫样抽搐(多为局限性发作或单瘫、偏瘫)等。最后陷入昏迷,伴有显著失水甚至休克,无酸中毒样呼吸。

2.慢性并发症

糖尿病的慢性并发症可遍及全身各重要器官,并与遗传易感性有关。

(1)血管病变:糖尿病除有血糖增高外,往往还有脂代谢异常、多种激素水平异常、高凝状态等可引起微血管和大血管病变。①微血管病变:主要引起肾小球硬化和视网膜血管病变。前者表现为蛋白尿、水肿、高血压和肾功能不全;后者有视网膜出血、水肿,甚至视力模糊、失明;②动脉粥样硬化:主要累及大、中动脉,可引起高血压、冠心病、脑血栓形成、肾动脉硬化、肢端坏疽等。

(2)神经病变:主要因微血管病变所致的周围神经病变为多见。特点为四肢疼痛、麻木和感觉异常。自主神经病变可引起尿潴留、胃肠功能失调和直立性低血压等。

(3)眼部病变:除视网膜病变外,糖尿病还可引起白内障、青光眼、屈光改变、虹膜睫状体病变等。

(4)皮肤肌肉关节病变:皮肤小血管扩张、面色红润、皮下出血、瘀斑、发绀、缺血性溃疡、皮肤水泡病、糖尿病性肌萎缩、营养不良性关节炎等。

(5)感染:常反复发生疖痈等皮肤化脓性感染,有时可引起败血症或脓毒血症,皮肤真菌感染。糖尿病合并肺结核、肾盂肾炎、膀胱炎、胆囊炎、牙周炎等。

(四)心理-社会评估

当患者知道糖尿病是一种慢性代谢性疾病需终身治疗并严格控制饮食的时候,便感到失去生活的乐趣而产生悲观情绪。也有的人认为无所谓而不认真治疗,随着并发症的出现,患者感到非常痛苦,才意识到糖尿病的威胁而产生沮丧恐惧心理。

(五)护理体检

疾病的早期或无并发症者常无明显体征。1型糖尿病年幼发病者,可有生长发育不良、消瘦;2型糖尿病多数起病缓,无明显阳性体征,多为肥胖体型,尤以腹型肥胖居多。

(六)辅助检查

1.尿糖测定

尿糖阳性是诊断糖尿病的重要依据,但尿糖阴性不能排除患糖尿病的可能。每日4次尿糖定性检查、24h尿糖定量检查作为应用降血糖药物剂量的参考和判断疗效的指标。

2.血糖测定

血糖升高是诊断糖尿病的主要依据,空腹静脉血糖正常范围为 $3.3 \sim 5.6$ mmol/L 或 $3.9 \sim 6.4$ mmol/L。血糖测定也是判断糖尿病病情和疗效的主要指标。

3.葡萄糖耐量试验

对可疑糖尿病但血糖未达到上述指标者需做口服葡萄糖耐量试验。如空腹血糖$\geqslant$7.8mmol/L、服糖后2h血糖$\geqslant$11.1mmol/L即可确定诊断。若空腹血糖<7.8mmol/L,口服糖后2h血糖在 7.8~11.1mmol/L 之间为糖耐量异常。

4.血浆胰岛素和C-肽测定

血浆胰岛素和C-肽水平测定有助于了解胰岛β细胞功能和指导治疗,但不作为诊断糖尿病依据。

5.糖化血红蛋白测定

可反映采血前8~12周的血糖情况,是糖尿病患者病情监测的指标,但不作为诊断糖尿病的依据。

二、护理诊断

(1)营养失调低于机体需要量,与物质代谢紊乱有关。

(2)知识缺乏:缺乏对糖尿病基本知识及防治技能的了解。

(3)有感染的危险与机体防御功能低下有关。

(4)皮肤完整性受损与皮肤微循环障碍有关。

(5)活动无耐力与葡萄糖不能被利用,不能有效释放能量有关。

(6)医护合作性问题潜在并发症:糖尿病酮症酸中毒和高渗性非酮症糖尿病昏迷。

三、护理目标

(1)患者建立正确、有规律的饮食生活,在规定热量范围内做好营养平衡。

(2)增强对疾病的基本知识和自我保健意识。

(3)患者能采取适当办法预防和控制各种感染。

(4)皮肤黏膜无破溃及出血。

(5)患者在运动强度规定范围内,逐渐增加活动量。

四、护理措施

(一)心理护理

本病是一种慢性疾病,并发症多且出现脏器损害,长期的饮食控制、服药和胰岛素治疗,患者的心理压力大,经济负担重,以致失去生存、生活的信心。护士应理解并关心患者,同时将糖尿病的基本知识和预后告诉患者及家属,使他们了解糖尿病虽不能根治,但通过终身治疗、适当的体育锻炼,也能和正常人一样的生活。

(二)饮食护理

饮食护理是一项重要的基础护理措施,应严格和长期执行使血糖、尿糖恢复正常,并能供给足够的热量和必要的营养成分以保持身体正常代谢平衡,防止减少并发症的发生。

1.糖尿病饮食的计算方法

每日所需的饮食量:按患者年龄、身高查得标准体重,再按工作性质计算。每日所需总热量:一般成人在休息状态下每公斤体重给予.105~126kJ(25~30kcal);轻体力劳动者给126~146kJ(30~35kcal);中度体力劳动者给146~167kJ(35~40kcal);重体力劳动者给167kJ(40kcal)以上;孕妇、哺乳期、营养不良及患消耗性疾病者总热量应酌情增加10%~20%;肥胖者酌减。然后将计算出的总热量核算为三大营养物质:碳水化合物占总热量的50%~60%,每日200~300g;蛋白质占总热量的15%~20%,成人每日每千克体重为0.8~1.2g;脂肪占总热量25%~30%,每日每千克体重为0.6~1.0g。1型糖尿病患者需注射胰岛素,饮食量的分配与胰岛素的治疗相配合,这样能更好地控制血糖,避免低血糖发生。

2.膳食调配的注意事项

提倡食用纤维素膳食,食物中的粗杂食、豆类、蔬菜可以解决患者的饥饿感,亦能补充各种维生素及微量元素,延缓肠道葡萄糖的吸收,降低餐后血糖、血脂,有利于肥胖者减轻体重。

膳食中限制水果、糖及糖制品、酒类,少食动物内脏、牛奶等含胆固醇高的物质,限制动物脂肪的摄入。食盐每日6g,高血压及肾病者应限制在每日3g以内。在饮食护理中护士应细心观察了解患者饮食控制的效果。按血糖尿糖值做必要的调整。

(三)运动疗法的指导

运动疗法可促进新陈代谢、增强体质,降低血糖、血脂、体重,增强人体对胰岛素的敏感性,对糖尿病患者十分有益。运动疗法适用于2型糖尿病肥胖患者,可根据病情、体力情况、个人爱好,选择不同的运动方式,但要限制活动强度,每周3次以上,餐后1h锻炼20~30min。如有急性感染、心脏病、肾脏病、视网膜病变、酮症酸中毒时不宜进行运动锻炼。用胰岛素治疗的患者,运动中应预防低血糖反应。

(四)药物的应用与护理

口服降糖药物常用的有磺胺类和双胍类。

1.磺胺类

此类药物直接刺激胰岛素β细胞释放胰岛素,使胰岛素与其受体的结合率增加。适用于经饮食控制不能降低血糖的2型糖尿病患者,也可配合胰岛素用于1型糖尿病患者。磺胺类的主要制剂:甲苯磺丁脲(2s)0.5g、格列本脲(优降糖)2.5mg、格列齐特(美达康)80mg、格列吡嗪(美吡达)5mg、格列喹酮(糖适平)30mg等选用其中的1种,每日口服1~2次,均于餐前半小时服用。

2.双胍类

此类药物可抑制肠道对葡萄糖的吸收,减少糖原异生,促进糖的无氧酵解,增加周围组织对葡萄糖的摄取利用,提高肌肉细胞胰岛素受体的敏感性。常用的有甲福明(二甲双胍)0.25~0.5g,每日口服2~3次;苯乙福明(苯乙双胍)25mg,每日2~3次。适用于2型糖尿病伴肥胖经饮食控制无效者,于进餐时或进餐后服用。

(五)胰岛素治疗与护理

胰岛素是一种补充糖尿病患者胰岛素不足的替代治疗。适用于1型糖尿病、糖尿病酮症酸中毒、高渗性昏迷、重症感染、消耗性疾病、大手术前、妊娠、分娩等。亦适用于2型糖尿病经饮食控制、口服降糖药疗效差及营养不良等相关糖尿病。

1.胰岛素副作用的预防

(1)低血糖反应:多见于病情不稳定的1型糖尿病患者。可因胰岛素用量较大、胰岛素注射后未按时定量进餐或增加活动量所致。典型表现为强烈的饥饿感、心慌、手抖、乏力、出汗、头晕等,严重者不及时处理很快发生昏迷甚至死亡。对应用胰岛素治疗的患者,要警惕低血糖发生,一旦出现低血糖反应立即服糖水或进含糖高的食物;神志不清者静脉注射50%葡萄糖40~60mL;患者清醒后可再进些食物,防止再度昏迷。为预防低血糖反应,在使用胰岛素治疗中,告诉患者胰岛素可能引起的副作用和低血糖表现、减少活动量、随身携带饼干类食品、感到强烈饥饿时立即进食。治疗过程中严密观察血糖、尿糖变化,随时调整胰岛素用量。

(2)胰岛素过敏反应:胰岛素是一种蛋白质制剂,个别人可引起过敏反应。在注射部位出现红、肿、热、痛等表现,甚至发痒、皮疹、形成结节。每次更换注射部位,将胰岛素注射于皮下组织的深层,注射后局部热敷以促进吸收,减少反应。出现严重的过敏反应需调换制剂,必要时采用脱敏疗法,同时应用抗组胺药物。

(3)胰岛素水肿:当胰岛素控制高血糖后,患者多有钠潴留出现。钠潴留可引起急性心肺并发症。在应用胰岛素治疗期间应注意患者的饮水量、尿量,进低盐饮食,并观察血压的变化及心肺功能,遵医嘱给必要的处理。

(4)胰岛素性脂肪营养不良:多次皮下注射,易在同一部分出现脂肪萎缩或肿块形成。儿童或成年妇女皮下注射引起无痛性皮下脂肪萎缩;成年男性出现注射部位肿胀,在注射中应检查皮肤情况,更换注射部位,注射时避免用酒精棉签消毒(因酒精可致皮肤硬化)。注射完毕做局部运动、按摩、热敷,改善局部的血供不良,防止局部纤维组织增生,消除肿块。

2.应用胰岛素的注意事项

(1)混合胰岛素配制法:普通胰岛素和鱼精蛋白锌胰岛素按一定比例混合注射时,先抽取普通胰岛素,再抽取所需的长效胰岛素,轻轻摇动混匀后作皮下注射。

(2)胰岛素的保存:胰岛素应置于冰箱内低温(约5℃)存放,避免受热、光照、冰冻,否则降低活性使其变性失效。

(3)注射部位的选择:取皮肤柔软的注射部位,如上臂外侧,臀部,大腿前侧、外侧,腹部,每次注射应离开上次注射处3cm以上,重复注射部位要间隔8周。

(4)胰岛素泵持续皮下输注(CSH):胰岛素泵是一种小型的糖尿病治疗仪器,由微型电机、微型泵、驱动电路、控制电路、电源和胰岛素容器组成。将胰岛素容器的导管分别与针头和泵连接,针头置于腹部皮下组织,用可调程序的微型电子计算机控制胰岛素输注,模拟胰岛素的持续基础分泌和进食时的脉冲释放。胰岛素剂量和脉冲式注射时间均可通过计算机程序调整,并加有葡萄糖及胰高血糖素注射器来防止低血糖的发生,使血糖、尿糖控制在正常或接近正常水平。严格的无菌技术操作,应隔日更换一次注射部位,避免感染和针头阻塞。严密监测血糖,应及早识别低血糖并做相应处理。儿童及老年患者、晚期严重并发症者不宜采用胰岛素泵治疗。

(六)药物疗效观察

(1)血糖、尿糖控制状况

在糖尿病治疗效果观察中,血糖值具有重要意义。空腹血糖值为7.8mmol/L。此时如肾糖阈正常,空腹尿糖为阴性,餐后2h为"＋～＋＋"。

(2)糖尿病症状改善情况

糖尿病经适当治疗,肥胖者体重可减轻,消瘦者体重可达标准水平。随着体重的纠正,"三多"症状及乏力应明显减轻,否则应考虑饮食控制不当或药物治疗失效。

(七)糖尿病酮症酸中毒的护理

(1)将患者安排在重症监护病房,绝对卧床休息。设专人护理,严密观察生命体征,记录24h出入量,及时抽取血糖酮体和二氧化碳结合力标本送检。

(2)按医嘱执行治疗方案。给予低流量吸氧(1～2L/min);迅速建立静脉通路,心功能良好者,开始时补液速度应较快。

(3)纠正电解质紊乱,低血钾者根据尿量给予补钾。滴注碱性药物纠正酸中毒。

(4)昏迷患者,按昏迷护理常规进行护理。

(八)高渗性非酮症糖尿病昏迷的护理

(1)将患者安排在重症监护病房,设专人护理,严密观察生命体征,按昏迷护理常规进行护理。

(2)休克时输入生理盐水和胶体溶液,休克纠正后,输入0.45%氯化钠低渗溶液。在中心静脉压监测下调整输液速度。

(3)注意血糖变化,静脉注射胰岛素首次负荷量后继续以每小时0.1U/kg静脉滴注。

(4)出现感染、心功能不全、心律失常、肾衰竭时应给予相应的护理。

五、健康教育

(一)心理指导

重视心理因素和社会因素对糖尿病的影响,避免精神紧张、焦急、忧虑、孤独、绝望或激动,保持精神乐观、情绪稳定。向患者说明积极的生活态度对疾病康复的重要性。

(二)饮食指导

遵循在规定的热量范围内达到营养平衡的饮食。学会主食粗细粮搭配、副食荤素搭配合理的饮食疗法。

(三)活动、休息指导

根据爱好、体力情况,坚持适合自己病情的运动疗法和体育锻炼。当出现严重的心、肾并发症和酮症酸中毒时,要卧床休息。应用胰岛素治疗的患者,饭前避免体育活动,防止低血糖发生。

(四)用药指导

(1)指导患者正确用药方法,口服降糖类药物应严格掌握服用剂量、时间、副作用等基本用药知识。

(2)应用胰岛素治疗者,教会自我护理的方法,如胰岛素注射法、尿糖定性法、低血糖的表现及防治方法等。

(五)出院指导

(1)根据病情,坚持饮食疗法、运动疗法和药物治疗。严格控制体重。

(2)保持环境清洁,养成良好卫生习惯,尽量少去公共场所,防止各种感染。有感染时应及时应用抗生素。

(3)为患者设计有姓名、年龄、住址、疾病名称的卡片,患者随身携带,病情危重时便于送往医院治疗。

(4)糖尿病患者应戒烟、戒酒及其他不良嗜好,注意生活的规律性。

(5)指导患者定期复查有关项目,有变化及不适时随时就诊。

六、护理评价

(1)患者能合理搭配饮食,达到规定热量范围,营养平衡。

(2)患者了解饮食疗法,运动疗法的意义,积极配合治疗。

(3)患者能够进行适当体育锻炼,注意个人卫生,减少感染的机会。

(4)患者皮肤清洁干燥,无破溃。

(5)患者经过适当的运动后,肌肉和组织葡萄糖利用提高,活动程度提高。

第四节　糖尿病酮症酸中毒患者的护理

糖尿病酮症酸中毒特点是发病急,常有不同程度的口渴、多饮、多尿、厌食、恶心、呕吐、疲倦等表现。伴呼吸深快、神志改变、休克、昏迷、腹痛、软瘫。血糖升高,尿糖强阳性、酮体强阳性。其发生原因和诱因多是感冒、肺内感染、劳累、暴饮暴食或中断药物治疗等。在护理方面密切配合医疗工作,有以下几点体会。

一、密切观察生命体征

当发现血压、脉搏呼吸等变化,或脉率过快或过慢,呼吸不规律,血压下降,特别是意识障碍,则提示病情有明显加重趋势,需立即报告医生或及早去医院诊治。并预先做好一切抢救准备。

二、应该熟悉抢救器材

如备有氧气和各种液体、升压药、降压药、强心药、呼吸兴奋药、镇静、抗过敏药等都完善、到位,当需要时可做到得心应手,不要由于抢救器材不灵和药品不全而延误抢救时机。

三、准确执行剂量

必须懂得胰岛素用法及其副作用,不论是皮下注射或静脉滴注,都需要严格准确执行剂量,如抽吸剂量不准,过少,则不能有效控制病情,过多,可能出现脉快不齐,出大汗等低血糖症状,甚至造成心律失常、心肌梗死,或脑水肿等神经系统症状。

四、输液中注意点

尤其是高龄患者补钾时,应按医生要求滴数速度适中,不能过快,否则会出现患者心力衰竭或心脏骤停的危险。为防止心脏意外,在输液过程每 15min 必须观察 1 次脉搏和呼吸,而且需测 1min。并严禁患者自己调整输液速度。

五、心理护理

糖尿病酮症酸中毒对患者的危害确实比较严重,但就目前的医疗水平,又不是不可预防和治疗的。当发现此类患者有不同的心理障碍,我们有责任鼓励患者建立防治信心,主动配合医生治疗,帮助患者做好自我监护,学习糖尿病防治知识,逐渐会消除紧张恐惧,甚至悲观失望情绪,经过精心护理和合理治疗,使所有患者度过危重难关。

六、皮肤并发症护理

在糖尿病患者中,当发现皮肤水疱疹、下肢坏疽和足部溃疡时,共同措施是耐心协助患者改善循环障碍和治疗。

(1)劝告患者禁止吸烟和饮酒。

(2)对已破溃的皮肤,清洁处理后涂龙胆紫。

(3)防止皮肤干燥,可以涂小剂量植物油,使皮肤柔软,清除鳞屑。

(4)每晚温水洗脚后,用吸水性强的毛巾轻柔擦干,切忌过度用力摩擦和挤压,以防止皮肤损伤。

(5)对足部霉菌感染,每次洗脚后在趾间可扑痱子粉,保持皮肤干燥。

(6)对已感染的足癣,可用克霉唑软膏或用过锰酸钾溶液洗脚,每日 1 次,擦干后外用吲哚美辛药膏,必要时口服抗生素。

(7)禁止在足部放置热水袋或热垫以免烫伤。总之,糖尿病酮症酸中毒的抢救、及时诊断治疗很重要。因为护士是临床的哨兵,不论高血糖昏迷或低血糖昏迷等生命体征的突变,都可能由护士先发现,而且立即报告医生。及时测血压、脉搏,吸氧,输液,测血糖、尿糖、酮体等化验检查是非常重要的。深深体会到,护士作为医生的得力助手,可以说是抢救成功的关键之一。

第五节 高渗性非酮症糖尿病昏迷患者的护理

糖尿病高渗性昏迷是以严重高血糖、高血浆渗透压、严重脱水，无明显酮症，伴有不同程度神经障碍或昏迷为主的临床综合征。

本症临床表现复杂、病情危重，故一旦诊断明确，护理人员应极度重视，备好急救药品和器械，迅速有效的配合抢救，并制定好护理措施。

一、监测生命体征

1 次/15～30min，注意观察瞳孔、意识的变化及心电图的改变。

二、建立两条静脉通道，准确记录 24h 出入量

(一)补液

补充血容量和纠正高渗状态甚为要求，在实验室结果汇报之前，首先补等渗液。对血压低，心率快和尿少患者甚为重要。如已知血糖≥33.3mmol/L(600mg/dL)，血钠≥150mmol/L，血压正常，可酌情予以低渗液，血渗透浓度降到 330mmol/L 时，改为生理盐水。

(二)胰岛素的应用

基本同糖尿病酸中毒的方案。但一般用量较小，尤其有血压低的患者，亦可一开始就用小剂量胰岛素持续静脉滴注，同时监测血糖、尿糖，以调整胰岛素用量，注意低血糖表现，并备好 50％葡萄糖注射液。

(三)补钾

由于高血糖引起渗透性利尿而导致电解质大量丢失，如血钾 4.0mmol/L 左右而有尿者在开始补液同时补钾，同时监测血钾，以调整用量。

(四)补碱

由于严重脱水，血容量不足导致组织乏氧，使乳酸产生过高和利用减少所致乳酸性酸中毒，CO_2 结合力下降，一旦诊断确立，应予碳酸氢钠治疗。一般典型的糖尿病高渗昏迷，无酮症酸中毒者，不要补充碱性药。

(五)应用抗生素

预防感冒。

三、保持呼吸道通畅

平卧，头偏向一侧，间断吸氧，为预防脑水肿，头部置冰袋，对躁动不安患者，加强保护措施，防止意外伤害。

四、定时给患者翻身、叩背、按摩受压部位

帮助屈伸关节 1 次/d 时，给予口腔护理，雾化吸入每日 3 次，保持室内空气潮湿。留置尿管固定好，避免反复插管，尿道口每日用 0.1％新洁尔液棉球擦拭 2 次，冲洗膀胱每日 2 次。

第十三章　神经系统疾病护理

第一节　脑梗死

脑梗死(CI)，又称缺血性脑卒中，包括脑血栓形成、腔隙性脑梗死和脑栓塞等，是指因各种原因导致脑部血液供应障碍，缺血、缺氧所致的局限性脑组织缺血性坏死或软化。临床上最常见的有脑血栓形成、脑栓塞和腔隙性梗死。

脑血栓形成(CT)是脑梗死最常见的类型，约占全部脑梗死的60%，是在各种原因引起的血管壁病变基础上，脑动脉主干或分支动脉管腔狭窄、闭塞或血栓形成，引起脑局部血流减少或供应中断，使脑组织缺血、缺氧性坏死，出现局灶性神经系统症状和体征。

脑栓塞是由各种栓子(血流中异常的固体、液体、气体)沿血液循环进入脑动脉，引起急性血流中断而出现相应供血区脑组织缺血、坏死及脑功能障碍。只要产生栓子的病原不消除，脑栓塞就有复发的可能。2/3的复发发生在第1次发病后的1年内。脑栓塞急性期病死率与脑血栓形成大致接近，死因多为严重脑水肿引起的脑疝、肺炎和心力衰竭等。有10%～20%在10d内发生第2次栓塞，再发时病死率更高。约2/3的患者留有偏瘫、失语、癫痫发作等不同程度的神经功能缺损。

腔隙性梗死是指大脑半球或脑干深部的小穿通动脉，在长期高血压基础上，血管壁发生病变，最终管腔闭塞，导致缺血性微梗死，缺血、坏死和液化的脑组织由吞噬细胞移走形成空腔，主要累及脑的深部白质、基底节、丘脑和脑桥等部位，形成腔隙性梗死灶。

一、病因与发病机制

(一)脑血栓形成

(1)脑动脉粥样硬化是脑血栓形成最常见的病因，它多与主动脉弓、冠状动脉、肾动脉及其他外周动脉粥样硬化同时发生。但脑动脉硬化的严重程度并不与其他部位血管硬化完全一致。高血压常与脑动脉硬化并存，两者相互影响，使病变加重。高脂血症、糖尿病等则往往加速脑动脉硬化的进展。

(2)脑动脉炎，如钩端螺旋体感染引起的脑动脉炎。

(3)胶原系统疾病、先天性血管畸形、巨细胞动脉炎、肿瘤、真性红细胞增多症、血液高凝状态等。

(4)颈动脉粥样硬化的斑块脱落引起的栓塞称为血栓栓塞。在颅内血管壁病变的基础上，如动脉内膜损害破裂或形成溃疡，在睡眠、失水、心力衰竭、心律失常等情况时，出现血压下降、血流缓慢，胆固醇易于沉积在内膜下层，引起血管壁脂肪透明变性、纤维增生、动脉变硬、迂曲、管壁厚薄不匀、血小板及纤维素等血液中有形成分黏附、聚集、沉着，形成血栓。血栓逐渐扩大，使动脉管腔变狭窄，最终引起动脉完全闭塞。缺血区脑组织因血管闭塞的快慢、部位及侧支循环能提供代偿的程度,而出现不同范围、不同程度的梗死。

脑部任何血管都可发生血栓形成,但以颈内动脉、大脑中动脉多见。血栓形成后,血流受阻或完全中断,若侧支循环不能代偿供血,受累血管供应区的脑组织则缺血、水肿、坏死。经数周后坏死的脑组织被吸收,胶质纤维增生或瘢痕形成,大病灶可形成中风囊。

(二)脑栓塞

脑栓塞的栓子来源可分为心源性、非心源性、来源不明性3类。

1.心源性

为脑栓塞最常见的原因。在发生脑栓塞的患者中一半以上为风湿性心脏病二尖瓣狭窄并发心房颤动。在风湿性心脏病患者中有 $14\%\sim48\%$ 的患者发生脑栓塞。细菌性心内膜炎心瓣膜上的炎性赘生物易脱落,心肌梗死或心肌病时心内膜病变形成的附壁血栓脱落,均可成为栓子。心脏黏液瘤、二尖瓣脱垂及心脏手术、心导管检查等也可形成栓子。

2.非心源性

主动脉弓及其发出的大血管动脉粥样硬化斑块与附着物及肺静脉血栓脱落,也是脑栓塞的重要原因。其他如肺部感染、败血症引起的感染性脓栓;长骨骨折的脂肪栓子;寄生虫虫卵栓子;癌性栓子;胸腔手术、人工气胸、气腹以及潜水员或高空飞行员所发生的减压病时的气体栓子;异物栓子等均可引起脑栓塞。

3.来源不明性

有些脑栓塞虽经现代先进设备、方法进行仔细检查仍未能找到栓子的来源。

(三)腔隙性梗死

主要病因为高血压导致小动脉及微小动脉壁脂质透明变性,管腔闭塞产生腔隙性病变。有资料认为舒张压增高对于多发性腔隙性梗死的形成更为重要。病变血管多为 $100\sim200\mu m$ 的深穿支,如豆纹动脉、丘脑穿通动脉及基底动脉中央支,多为终末动脉,侧支循环差。

二、临床表现

(一)脑血栓形成

(1)本病好发于中老年人,多见于50岁以上的动脉硬化者,且多伴有高血压、冠心病或糖尿病;年轻发病者以各种原因的脑动脉炎为多见;男性稍多于女性。

(2)通常患者可有某些未引起注意的前驱症状,如头晕、头痛等;部分患者发病前曾有短暂性脑缺血发作(TIA)史。

(3)多数患者在安静休息时发病,不少患者在睡眠中发生,次晨被发现不能说话,一侧肢体瘫痪。病情多在几小时或几天内发展达到高峰,也可为症状进行性加重或波动。多数患者意识清醒,少数患者可有不同程度的意识障碍,持续时间较短。神经系统体征主要决定于脑血管闭塞的部位及梗死的范围,常见为局灶性神经功能缺损的表现如失语、偏瘫、偏身感觉障碍等。

(4)临床分型:根据起病形式可分为以下4种。

可逆性缺血性神经功能缺损:此型患者的症状和体征持续时间超过24h,但在1~3周完全恢复,不留任何后遗症。可能是缺血未导致不可逆的神经细胞损害,侧支循环迅速而充分地代偿,发生的血栓不牢固,伴发的血管痉挛及时解除等。

完全型:起病6h内病情达高峰,为完全性偏瘫,病情重,甚至出现昏迷,多见于血栓栓塞。

进展型:局灶性脑缺血症状逐渐进展,阶梯式加重,可持续 6h 至数日。临床症状因血栓形成的部位不同而出现相应动脉支配区的神经功能障碍。可出现对侧偏瘫、偏身感觉障碍、失语等,严重者可引起颅内压增高、昏迷、死亡。

缓慢进展型:患者症状在起病 2 周以后仍逐渐发展。多见于颈内动脉颅外段血栓形成,但颅内动脉逆行性血栓形成亦可见。多与全身或局部因素所致的脑灌流减少有关。此型病例应与颅内肿瘤、硬膜下血肿相鉴别。

(二)脑栓塞

1.任何年龄均可发病

风湿性心脏病引起者以中青年为多,冠心病及大动脉病变引起者以中老年居多。

2.通常发病无明显诱因

安静与活动时均可发病,以活动中发病多见。起病急骤是本病的主要特征。在数秒钟或很短的时间内症状发展至高峰。多属完全性脑卒中,个别患者可在数天内呈阶梯式进行性恶化,为反复栓塞所致。

3.常见的临床症状

局限性抽搐、偏盲、偏瘫、偏身感觉障碍、失语等,意识障碍常较轻且很快恢复。严重者可突起昏迷、全身抽搐,可因脑水肿或颅内压增高,继发脑疝而死亡。

(三)腔隙性梗死

多见于中老年,男性多于女性,半数以上的患者有高血压病史,突然或逐渐起病,出现偏瘫或偏身感觉障碍等局灶症状。通常症状较轻、体征单一、预后较好,一般无头痛、颅高压和意识障碍,许多患者并不出现临床症状而由头颅影像学检查发现。

腔隙状态是本病反复发作引起多发性腔隙性梗死,累及双侧皮质脊髓束和皮质脑干束,出现严重精神障碍、认知功能下降、假性延髓性麻痹、双侧锥体束征、类帕金森综合征和尿便失禁等。

三、辅助检查

(一)血液检查

血常规、血生化(包括血脂、血糖、肾功能、电解质)、血流动力学、凝血功能。

(二)影像学检查

1.CT 检查

是最常用的检查,发病当天多无改变,但可除外脑出血,24h 以后脑梗死区出现低密度灶。脑干和小脑梗死 CT 多显示不佳。

2.MRI 检查

可以早期显示缺血组织的大小、部位,甚至可以显示皮质下、脑干和小脑的小梗死灶。

3.血管造影 CTA、MRA、DSA

可以发现血管狭窄、闭塞及其他血管病变,如动脉炎、脑底异常血管网、动脉瘤和动静脉畸形等。可以为脑卒中的血管内治疗提供依据。其中 DSA 是脑血管病变检查的金标准,缺点为有创,费用高,技术要求条件高。

（三）TCD

对判断颅内外血管狭窄或闭塞、血管痉挛、侧支循环建立程度有帮助，还可用于溶栓监测。

（四）放射性核素检查

可显示有无脑局部的血流灌注异常。·

（五）心电图检查

作为确定心肌梗死和心律失常的依据。超声心电图检查可证实是否存在心源性栓子，颈动脉超声检查可评价颈动脉管腔狭窄程度及动脉硬化斑块情况，对证实颈动脉源性栓塞有一定意义。

四、治疗要点

脑梗死患者一般应在卒中单元中接受治疗，由多科医生、护士和治疗师参与，实施治疗、护理康复一体化的原则，以最大限度地提高治疗效果和改善预后。

（一）一般治疗

主要为对症治疗，包括维持生命体征和处理并发症。主要针对以下情况进行处理：

1.血压

缺血性脑卒中急性期血压升高通常不需特殊处理，除非收缩压＞220mmHg 或舒张压＞120mmHg 及平均动脉压＞130mmHg。如果出现持续性的低血压，需首先补充血容量和增加心排血量，如上述措施无效，必要时可应用升压药。

2.吸氧和通气支持

轻症、无低氧血症的患者无须常规吸氧，对脑干卒中和大面积梗死等病情危重或有气道受累者，需要气道支持和辅助通气。

3.血糖

脑卒中急性期高血糖较常见，可以是原有糖尿病的表现或应激反应，当超过 11.1mmol/L 时应予以胰岛素治疗，将血糖控制在 8.3mmol/L 以下。

4.脑水肿

多见于大面积梗死，脑水肿通常于发病后 3～5d 达高峰。治疗目标是降低颅内压、维持足够脑灌注和预防脑疝发生。可应用 20％甘露醇 125～250mL/次静点，6～8h 1 次；对心、肾功能不全者可改用呋塞米 20～40mg 静脉注射，6～8h 1 次；可酌情同时应用甘油果糖 250～500mL/次静点，1～2 次/d；还可用七叶皂苷钠和白蛋白辅助治疗。

5.感染

脑组织患者(尤其存在意识障碍者)急性期容易发生呼吸道、泌尿系感染等，是导致病情加重的重要原因。患者采用适当体位，经常翻身叩背及防止误吸是预防肺炎的重要措施。肺炎的治疗主要包括呼吸支持(如氧疗)和抗生素治疗；尿路感染主要继发于尿失禁和留置导尿，尽可能避免插管和留置导尿。间歇导尿和酸化尿液可减少尿路感染，一旦发生应及时根据细菌培养和药敏试验应用敏感抗生素。

6.上消化道出血

高龄和重症脑卒中患者急性期容易发生应激性溃疡，建议常规应用静脉抗溃疡药(H_2受体拮抗药)；对已发生消化道出血者，应进行冰盐水洗胃，局部应用止血药(如口服或鼻饲云南白药、凝血酶等);出血量多引起休克者,必要时需要输注新鲜全血或红细胞成分输血。

7.发热

由于下丘脑体温调节中枢受损、并发感染或吸收热、脱水引起,可增加患者死亡率及致残率。对中枢性发热患者应以物理降温为主,必要时予以人工亚冬眠。

8.深静脉血栓形成

高龄、严重瘫痪和心房纤颤均增加深静脉血栓形成的危险性,也增加了发生肺栓塞的风险。应鼓励患者尽早活动,下肢抬高,避免下肢静脉输液(尤其是瘫痪侧)。对有发生血栓形成风险的患者可预防性药物治疗,首选低分子肝素 4000U 皮下注射,1～2 次/d。对发生近端深静脉血栓形成、抗凝治疗症状无缓解者应给予溶栓治疗。

9.水、电解质平衡紊乱

脑卒中时由于神经内分泌功能紊乱、进食减少、呕吐及脱水治疗常并发水、电解质紊乱,主要包括低钾血症、低钠血症和高钠血症。应对患者常规进行水电解质监测并及时加以纠正,纠正低钠血症和高钠血症均不宜过快,防止脑桥中央髓鞘溶解和加重脑水肿。

10.心脏损伤

脑卒中并发的心脏损伤是脑心综合征的表现之一,主要包括急性心肌缺血、心肌梗死、心律失常及心力衰竭。脑卒中急性期应密切观察心脏情况并及时治疗。慎用增加心脏负担的药物,注意输液速度及输液量,对高龄患者或原有心脏病者甘露醇用量减半或改用其他脱水药,积极处理心肌缺血、心肌梗死、心律失常或心功能衰竭等心脏损伤。

11.癫痫

如有癫痫发作或癫痫持续状态时可给予相应处理。脑卒中 2 周后如发生癫痫,应长期抗癫痫治疗。

(二)特殊治疗

包括早期溶栓治疗、抗血小板治疗、抗凝治疗、血管内治疗、细胞保护治疗和外科治疗等。

1.早期溶栓

脑血栓形成发生后,尽快恢复脑缺血区的血液供应是急性期的主要治疗原则。早期溶栓是指发病后 6h 内采用溶栓治疗使血管再通,可减轻脑水肿,缩小梗死灶,恢复梗死区血液灌流,减轻神经元损伤,挽救缺血半暗带。

(1)重组组织型纤溶酶原激活剂(rt-PA):可与血栓中纤维蛋白结合成复合体,后者与纤溶酶原有高度亲和力,使之转变为纤溶酶,以溶解新鲜的纤维蛋白,故 rt-PA 只引起局部溶栓,而不产生全身溶栓状态。其半衰期为 3～5min,剂量为 0.9mg/kg(最大剂量 90mg),先静脉滴注 10%(1min),其余剂量连续静脉滴注,60min 滴完。

(2)尿激酶:是目前国内应用最多的溶栓药,可渗入血栓内,同时激活血栓内和循环中的纤溶酶原,故可起到局部溶栓作用,并使全身处于溶栓状态。其半衰期为 10～16min。用 100 万～150 万 U,溶于生理盐水 100～200mL 中,持续静脉滴注 30min。

(3)链激酶:先与纤溶酶原结合成复合体,再将纤溶酶原转变为纤溶酶,半衰期为 10～18min,常用量 10 万～50 万 U。

2.抗血小板治疗

常用抗血小板聚集剂包括阿司匹林和氯吡格雷。未行溶栓治疗的急性脑梗死患者应在48h内服用阿司匹林,但一般不在溶栓后24h内应用阿司匹林,以免增加出血风险。一般认为氯吡格雷的疗效优于阿司匹林,可口服75mg/d。

3.抗凝治疗

主要包括肝素、低分子肝素和华法林。一般不推荐急性缺血性脑卒中后急性期应用抗凝药来预防脑卒中复发、阻止病情恶化或改善预后。但对于长期卧床,特别是合并高凝状态有形成深静脉血栓和肺栓塞趋势者,可以用低分子肝素预防治疗。对于心房纤颤者可以应用华法林治疗。

4.脑保护治疗

包括自由基清除药、阿片受体阻滞药、电压门控性钙通道阻断药、兴奋性氨基酸受体阻断药和镁离子等,可通过降低脑代谢、干预缺血引发细胞毒性机制减轻缺血性脑损伤。

5.血管内治疗

包括经皮腔内血管成形术和血管内支架置入术等。对于颈动脉狭窄＞70%,而神经功能缺损与之相关者,可根据患者情况考虑行相应的血管内介入治疗。

6.外科治疗

对于有或无症状、单侧重度颈动脉狭窄＞70%,或经药物治疗无效者可以考虑进行颈动脉内膜切除术,但不推荐在发病24h进行。幕上大面积脑梗死伴严重脑水肿、占位效应和脑疝形成征象者,可行去骨瓣减压术;小脑梗死使脑干受压导致病情恶化时,可行抽吸梗死小脑组织和颅后窝减压术。

7.其他药物治疗

降纤治疗可选用巴曲酶,使用中注意出血并发症。

8.中医药治疗

丹参、川芎嗪、葛根素、银杏叶制剂等可降低血小板聚集、抗凝、改善脑血流、降低血液黏度。

9.康复治疗

应早期进行,并遵循个体化原则,制订短期和长期治疗计划,分阶段、因地制宜地选择治疗方法,对患者进行针对性体能和技能训练,降低致残率,增进神经功能恢复,提高生活质量。

五、护理措施

(一)基础护理

保持床单位清洁、干燥、平整;患者需在床上大小便时为其提供隐蔽、方便的环境,指导患者学会和配合使用便器;协助定时翻身、叩背;每日温水擦浴1～2次,大小便失禁者及时擦洗,保持会阴部清洁;鼓励患者摄取充足的水分和均衡的饮食,饮水呛咳或吞咽困难者遵医嘱予鼻饲;保持口腔清洁,鼻饲或生活不能自理者协助口腔护理;养成定时排便的习惯,便秘者可适当运动或按摩下腹部,必要时遵医嘱使用缓泻药;协助患者洗漱、进食、沐浴和穿脱衣服等。

患者卧床时上好床栏,走廊、厕所要装扶手,可便于患者坐起、扶行;地面保持平整,防湿、防滑;呼吸器和经常使用的物品置于床头患者伸手可及处;患者穿防滑软底鞋,衣着宽松;步态不稳者有专人陪伴,选用三角手杖等辅助工具。

告知患者不要自行使用热水瓶或用热水袋取暖。

(二)疾病护理

观察意识、瞳孔、生命体征的变化;观察有无头痛、眩晕、恶心、呕吐等症状以及偏瘫、失语等神经系统体征的变化;观察有无癫痫发作,记录发作的部位、形式、持续时间;观察有无呕血或黑粪。正确摆放患者的良肢位,并协助体位变换以抑制患侧痉挛;加强患侧刺激以减轻患侧忽视;所有护理工作及操作均在患者患侧进行,床头柜置于患侧,与患者交谈时在患者患侧进行,引导患者将头转向患侧;根据病情指导患者进行床上运动训练;如 Bobath 握手、桥式运动、关节被动运动、坐起训练;恢复期可指导患者进行转移动作训练、坐位训练、站立训练、步行训练、平衡共济训练、日常生活活动训练等;患者吞咽困难,不能进食时遵医嘱鼻饲流食,并做好胃管的护理;饮水呛咳的患者选择半流或糊状食物,进食时保持坐位或半坐位,进餐时避免分散患者注意力;如果患者出现呛咳、误吸或呕吐,立即让患者取头侧位,及时清除口鼻分泌物和呕吐物,预防窒息和吸入性肺炎。

失语或构音障碍的患者应鼓励其采取不同方式向医护人员或家属表达自己的需要,可借助卡片、笔、本、图片、表情或手势等进行简单有效的交流;运动性失语者尽量提一些简单的问题让患者回答"是""否"或点头、摇头表示,与患者交流时语速要慢;感觉性失语的患者与其交流时应减少外来干扰,避免患者精神分散;听力障碍的患者可利用实物或图片与其交流;对于有一定文化、无书写障碍的患者可用文字书写法进行交流;护士可以配合语言治疗师指导患者进行语言训练。

加强用药护理:使用溶栓抗凝药物时应严格把握药物剂量,密切观察意识和血压变化,定期进行神经功能评估,监测出凝血时间、凝血因子时间,观察有无皮肤及消化道出血倾向,有无头痛、急性血压升高、恶心、呕吐和颅内出血的症状;有无栓子脱落引起的小栓塞,如肠系膜上动脉栓塞可引起腹痛,下肢静脉栓塞可出现皮肤肿胀、发红及肢体疼痛、功能障碍等;使用钙通道阻滞药如尼莫地平时,因能产生明显的扩血管作用,可导致患者头部胀痛、颜面部发红、血压降低等,应监测血压变化,控制输液滴速,一般小于每分钟 30 滴,告知患者和家属不要随意自行调节输液速度;使用低分子右旋糖酐时应密切观察有无发热、皮疹甚至过敏性休克的发生。

大脑左前半球受损可以导致抑郁,加之由于沟通障碍,肢体功能恢复的过程长,日常生活依赖他人照顾,如果缺少家庭和社会支持,患者可能产生焦虑或抑郁,而焦虑和抑郁情绪阻碍了患者的有效康复,从而严重影响患者的生活质量。因此应重视对精神情绪变化的监控,提高对抑郁、焦虑状态的认识,及时发现患者的心理问题,进行针对性的心理治疗(解释、安慰、鼓励、保证等),以消除患者思想顾虑,稳定情绪,增强战胜疾病的信心。

(三)健康指导

1.疾病知识和康复指导

指导患者及其家属了解本病的基本病因、主要危险因素和危害,告知本病的早期症状和就诊时机,掌握本病的康复治疗知识与自我护理方法,帮助分析和消除不利于疾病康复的因素,落实康复计划;鼓励患者树立信心,克服急于求成心理,循序渐进,坚持锻炼,增强自我照顾的能力;鼓励家属关心体贴患者,给予精神支持和生活照顾,但要避免养成患者的依赖心理。

2.合理饮食

进食高蛋白、低盐低脂、低热量的清淡饮食,多吃新鲜蔬菜、水果、谷类、鱼类和豆类,戒烟、限酒。

3.日常生活指导

适当运动,如慢跑、散步等,每日 30min 以上,合理休息和娱乐;日常生活不要依赖他人,尽量做力所能及的家务;患者起床、坐起或低头系鞋带等体位变换时动作宜缓慢,转头不宜过猛过急,洗澡时间不宜过长,平时外出时有人陪伴,防止跌倒;气候变化时注意保暖,防止感冒。

4.预防复发

遵医嘱正确服用降压、降糖和降脂药物;定期门诊检查,了解血压、血糖、血脂和心功能情况,预防并发症和脑卒中复发。当患者出现头晕、头痛、一侧肢体麻木无力、讲话吐词不清或进食呛咳、发热、外伤时应及时就诊。

第二节　帕金森病

帕金森病(PD)又称震颤麻痹,是一种中老年常见的神经系统变性疾病,以黑质多巴胺能神经元变性缺失和路易小体形成病理特性,以静止性震颤、运动迟缓、肌强直和姿势步态异常为临床特征。本病起病缓慢,逐渐进展。男性稍多于女性。65 岁以上的老年人群患病率为2%。目前,我国帕金森病患者人数已超过 200 万。高血压脑动脉硬化、脑炎、外伤、中毒、基底核附近肿瘤以及吩噻嗪类药物等所产生的震颤、强直等症状,称为帕金森综合征。

一、病因

本病的病因未明,目前认为 PD 非单因素引起,可能为多因素共同参与所致,可能与下列因素有关。

(一)年龄老化

本病 40 岁以前极少发病,主要发生于 50 岁以上的中老年人,60 岁以上发病明显增多,提示年龄老化与发病有关。实际上,只有当黑质多巴胺能神经元数目减少 50% 以上,纹状体多巴胺递质含量减少 80% 以上,临床才会出现帕金森病的运动障碍症状。正常神经系统老化并不会达到这一水平,故年龄老化只是帕金森病发病的一个促发因素。

(二)环境因素

流行病学调查显示,长期接触环境中与吡啶类衍生物 1-甲基-4-苯基 1,2,3,6-四氢吡啶(MPTP)分子结构类似的杀虫剂、除草剂或某些工业化学品等可能是 PD 发病的危险因素。MPTP 本身并无毒性,但在脑内经 B 型单胺氧化酶(MAO-B)的作用转变成有毒性的甲基苯基吡啶离子(MPP^+),后者被多巴胺转运载体选择性摄入黑质多巴胺能神经元内,抑制线粒体呼吸链复合物 I 型的活性,抑制细胞的能量代谢,从而导致细胞死亡。故 PD 的发病与工业、农业毒素有关。

(三)遗传因素

本病在一些家族中呈聚集现象,有报道 10％左右的 PD 患者有家族史,包括常染色体显性遗传或常染色体隐性遗传。目前分子遗传学的研究证明,导致 PD 发病的重要致病基因有:PARK1、PARK2、PARK5、PARK7 等。

二、发病机制

多巴胺和乙酰胆碱是纹状体内两种重要的神经递质,功能互相拮抗,维持二者之间的平衡对于基底节环路活动起着重要的调节作用。脑内多巴胺递质主要是黑质-纹状体通路。帕金森病时由于黑质多巴胺能神经元变性、缺失,纹状体多巴胺含量显著降低(超过 80％),造成乙酰胆碱系统功能相对亢进,导致肌张力增高、运动减少等临床表现。

导致黑质多巴胺能神经元变性死亡的确切发病机制目前尚不完全清楚,但已知氧化应激、线粒体功能缺陷、蛋白错误折叠和聚集、胶质细胞增生和炎性反应等在黑质多巴胺能神经元变性死亡中起着重要作用。

三、临床表现

(一)静止性震颤

常为本病的首发症状。多自一侧上肢远端开始,表现为规律性手指屈曲和拇指对掌运动,类似"搓丸样"动作。具有静止时明显、精神紧张时加重,做随意动作时减轻,睡眠时消失等特征。震颤可逐渐扩展至四肢,但上肢通常比下肢明显,下颌、口、唇、舌及头部受累较晚。少数患者无震颤,尤其是发病年龄在 70 岁以上者。

(二)肌强直

本病肌强直系锥体外系性肌张力增高,即伸肌和屈肌的张力同时增高。当腕、肘关节被动运动时,检查者感受到的阻力增高是均匀一致的,称为"铅管样肌强直"。如患者并发有震颤,则在伸屈肢体时可感到在均匀阻力上出现断续的停顿,如同齿轮转动一样,称为"齿轮样肌强直"。另外,有一种具有早期诊断价值的体征称为"路标现象",即嘱患者将双肘关节立于桌面上,使前臂和桌面呈垂直位置,双臂及腕部肌肉放松,正常人腕关节和前臂呈 90°角,而 PD 患者由于腕部肌肉强直而使腕关节呈伸直位置,很像铁路上竖立的路标。

(三)运动迟缓

患者可表现多种动作的减慢、随意运动减少,尤其以开始动作时为明显。如坐下时不能起立,起床、翻身、解系纽扣或鞋带、穿鞋、穿衣、洗脸、刷牙等日常活动均发生困难。有书写时字越写越小的倾向,称为"写字过小征"。面部表情肌少动,表现为面部无表情、不眨眼、双眼凝视,称为"面具脸"。

(四)姿势步态异常

由于颈肌、躯干肌强直而使患者站立时呈特殊屈曲体态,表现为头前倾,躯干俯屈,肘关节屈曲、腕关节伸直,前臂内收,髋、膝关节略弯曲等。步态异常最为突出,表现为走路拖步,迈步时身体前倾,行走时步距缩短,上肢协同摆动的联合动作较少或消失。"慌张步态"是帕金森患者特有的体征,表现为行走时起步困难,一迈步时即以极小的步伐前冲,越走越快,不能立刻停下脚步。

(五)其他症状

(1)口、咽和腭肌运动障碍表现为讲话缓慢、语调低、吐字不清、流涎和吞咽困难等。

(2)自主神经紊乱表现为顽固性便秘、夜间大量出汗、直立性低血压。

(3)精神症状表现为抑郁症、幻觉、思维迟钝等。

(4)疾病晚期可出现智力衰退现象。

四、辅助检查

(一)生化检测

采用高效液相色谱(HPLC)可检测到脑脊液和尿中高香草酸(HVA)含量降低。

(二)基因诊断

采用 DNA 印记技术、PCR、DNA 序列分析等可能发现基因突变。

(三)功能显像诊断

采用 PET 或 SPECT 进行特定的放射性核素检测,可显示脑内多巴胺转运体(DAT)功能显著降低,多巴胺递质合成减少以及 D_2 型多巴胺受体活性早期超敏、晚期低敏等,对早期诊断、鉴别诊断及监测病情有一定价值。

五、治疗要点

(一)药物治疗

目前,药物治疗是 PD 最主要的治疗方法。通过维持纹状体内的乙酰胆碱和多巴胺两种神经递质的平衡,使临床症状得以改善。患者需长期或终身服药,遵循从小剂量开始,缓慢递增的原则,尽量以较小的剂量取得较满意的疗效。

1.抗胆碱药

对震颤和肌强直有效,对运动迟缓疗效较差。适用震颤突出且年龄较轻的患者。常用药物有:苯海索(安坦)、甲磺酸苯扎托品等。并发有青光眼和前列腺肥大者禁用。

2.金刚烷胺

能促进神经末梢释放多巴胺,并阻止其再吸收。能改善震颤、肌强直、运动迟缓等症状,适用于轻症患者,可单独使用,但维持时间短,常与左旋多巴等药合用。癫痫患者慎用。

3.多巴胺替代治疗

可补充黑质纹状体内多巴胺的不足,是 PD 最重要的治疗方法。由于多巴胺不能透过血脑屏障,常用左旋多巴替代治疗,可增强疗效和减少外周反应,主要复方左旋多巴制剂药物有:美多巴(由左旋多巴 200mg 和苄丝肼 50mg 组成)及息宁(由左旋多巴 200mg 和卡比多巴 20mg 组成)。

4.多巴胺受体激动剂

通过直接刺激突触后膜多巴胺受体而发挥作用,已逐渐成为治疗 PD 的另一大类重要药物。主要药物有:溴隐亭、吡贝地尔(泰舒达)、普拉克索等。

5.单胺氧化酶 B(MAO-B)抑制药

可阻止多巴胺降解,增加脑内多巴胺含量。主要药物有:司来吉米。精神病患者慎用,不宜与氟西汀合用。

6.儿茶酚-氧位-甲基转移酶抑制药(COMTI)

通过抑制左旋多巴在外周代谢,维持左旋多巴血浆浓度的稳定,加速通过血脑屏障,增加脑内纹状体多巴胺的含量。该药单独使用无效,需与美多巴或息宁等合用方可增强疗效,减少症状波动反应。主要药物有:托卡朋(答是美)和恩托卡朋(柯丹)。

(二)外科治疗

适用于药物治疗无效或不良反应严重的患者。手术治疗可改善症状,但术后仍需继续服药,故不能作为首选治疗方法。目前开展的手术有:苍白球毁损术、丘脑毁损术、脑深部电刺激术等。

(三)细胞移植治疗及基因治疗

目前尚处在动物实验阶段,是在探索中具有广阔前景的治疗方法。

(四)康复治疗

对改善 PD 症状有一定作用,通过进行语言、进食、肢体运动等训练和指导,改善患者生活质量,减少并发症发生。

六、护理措施

(一)基础护理

1.皮肤护理

(1)预防褥疮:注意保持床铺清洁、平整、干燥,协助翻身,避免长时间坐位。

(2)促进舒适:出汗多的患者,穿柔软、宽松的棉布衣裤,协助勤换衣服、被褥,勤洗澡。

2.提供生活方便

(1)注意床的高度适中,方便患者上下床,两边有床栏保护。

(2)呼叫器、茶杯、纸巾、便器、手杖等放于患者伸手可触及处,方便取用。

(3)室内或走道配备扶手等辅助设施。

3.饮食护理

给予高热量、高维生素、高纤维素、低盐、低脂、适量优质蛋白质的易消化饮食。

4.心理护理

PD 患者常常有自卑、焦虑、忧郁、恐惧甚至绝望心理。

(1)应细心观察患者的心理反应,鼓励患者表达并注意倾听其心理感受。

(2)与患者讨论身体健康状况改变所造成的影响,及时给予正确的信息和引导。

(3)鼓励患者尽量维持过去的兴趣和爱好,帮助培养和寻找新的简单易做的嗜好。

(4)鼓励患者多与人交往并指导家属关心体贴患者,以创造良好的亲情和人际关系氛围。

(二)疾病护理

1.对症护理

(1)运动护理:目的在于防止和推迟关节僵直和肢体挛缩,克服运动障碍的不良影响。①尽量参与各种形式的活动,如散步、太极拳等,注意保持身体和各关节的活动强度和最大活动范围。②有目的、有计划地锻炼,鼓励患者自主活动及做力所能及的事情,尽可能减少对他人的依赖,如患者起坐有困难,应每日做完一般运动后反复练习起坐动作。③注意头颈部直立姿势,预防畸形。④有起步困难和步行时突然僵住不动者,指导其思想放松,目视前方,双臂自然摆动,脚抬高,足跟先着地,家属不要强行拖曳;感到脚沾地时,可先向后退一步,再往前走,比直接向前容易。⑤过度震颤者,可坐在有扶手的椅子上,手抓住椅臂,控制震颤。⑥有显著运动障碍而卧床不起者,应帮助患者采取舒适体位,被动活动,按摩四肢肌肉,注意动作轻柔,避免造成疼痛和骨折。

(2)安全护理。①防烫伤和烧伤:如对上肢震颤未能控制、日常生活动作笨拙的患者,应避免患者自行使用液化气和自行从开水瓶倒水,让患者使用带有大把手且不易打碎的不锈钢饭碗、水杯和汤勺等。②防自伤、自杀、走失、伤人等意外发生:如患者有幻觉、错觉、忧郁、欣快等精神症状或意识模糊、智能障碍,应专人陪护;严格交接班制度,禁止患者自行使用锐利器械和危险品;按时服药,送服到口等。

2.并发症护理

PD常需要长期或终身服药,做好用药指导及护理可有效预防并发症发生。

(1)根据患者的年龄、症状类型、严重程度、就业情况、药物价格和经济承受能力等选择药物。

(2)注意药物疗效观察:服药过程中要仔细观察震颤、肌强直和其他运动功能、语言功能的改善程度,观察患者起坐的速度、步行的姿势、讲话的音调与流利程度、写字、梳头、扣纽扣、系鞋带以及进食动作,以确定药物疗效。

(3)药物不良反应的观察及处理。

胃肠道反应:如服用复方多巴制剂、多巴胺受体激动药等常可出现食欲减退、恶心、呕吐、腹痛、便秘等不适。在吃药前吃一点面包、饼干等面食或者服用多潘立酮对抗,可有效缓解胃肠道反应。

直立性低血压:抗PD药物几乎都能导致直立性低血压。注意起床或由坐位起立时动作缓慢,遵医嘱减少服药剂量或改用影响血压较小的药物。

精神、神经系统症状:多数抗PD药物可出现兴奋、失眠、幻觉、错觉、妄想等不良反应,应注意观察,做好安全护理并遵医嘱对症处理,调整药物剂量或种类。

开—关现象:是长期服用复方左旋多巴制剂后出现的不良反应。指患者突然出现症状加重,全身僵硬,寸步难行,但未进行任何治疗,症状数分钟后又突然消失的现象。此现象可在患者日常生活的任何时间和状态下发生,与服药时间和剂量无关。可能是由多巴胺受体的功能失调引起。在每日保持总药量不变的前提下,通过减少每次剂量、增加服药次数或适当加用多巴胺受体激动剂,减少左旋多巴用量,可以减少该现象发生。

剂末现象:又称疗效减退。指每次服药后作用时间逐渐缩短,表现为症状有规律性的波动,即刚服药后不久症状最轻,几小时后症状逐渐加重,直到下一顿药服下后症状才又减轻。与有效血药浓度有关,可以预知,增加每日总剂量并增加服用次数可以预防。

异动症:是长期左旋多巴治疗中常见的不良反应。表现为舞蹈症或手足徐动样不自主运动,如肢体的舞动、躯干的摇摆、下颌的运动、做各种姿势和痉挛样活动等。一般在服药后1～2h或清晨服药前出现。减少左旋多巴单次剂量或睡前服用多巴胺受体激动剂可缓解症状。

（三）健康指导

1.预防便秘

应指导患者多食含纤维素多、新鲜的蔬菜、水果，多喝水，指导腹部按摩，促进肠蠕动，每日养成定时排便的习惯以促进排便。如有顽固性便秘，可遵医嘱使用果导、番泻叶等缓泻剂或给予开塞露塞肛、灌肠、人工排便等。

2.服药指导

（1）左旋多巴：一般每日三餐前 1h 的空腹状态下服用，可以保证药物充分的吸收，并发挥最大效果。每日服药的时间应该相对固定，要尽量避免忽早忽晚，甚至漏服、多服的不规则用药方式。美多巴和息宁两种药物不能同时服用，以避免左旋多巴过量。避免在每次吃药前，进食高蛋白食物，如牛奶、豆浆、鱼类、肉类，更不能用牛奶、豆浆替代开水服药（蛋白质在肠道内分解成氨基酸，妨碍左旋多巴的吸收，影响疗效）。可以在服药起药物疗效后，适当补充蛋白质食物。

（2）金刚烷胺：不能与酒同时服用；对于失眠者，建议早、中各服 1 片，尽量避免晚上睡前服用，以免影响睡眠。

（3）单胺氧化酶 B 型（MAO-B）抑制药：早、中餐后服用可避免恶心和失眠。

（4）儿茶酚-氧位-甲基转移酶抑制药：部分患者尿液可变成深黄色或橙色，与药物的代谢产物本身颜色有关，对健康无害。

（5）抗胆碱药：槟榔是拟胆碱能食物，可降低该药疗效，应避免食用。

3.照顾者指导

（1）应关心体贴患者，协助进食、服药和日常生活的照顾。

（2）督促患者遵医嘱正确服药，防止错服和漏服，细心观察，积极预防并发症和及时识别病情变化，及时就诊。

（3）患者外出有专人陪伴，如患者有精神、智能障碍，可在患者衣服口袋放置写有患者姓名、住址、联系电话的"安全卡片"，或佩戴手腕识别牌，以防走失。

第三节　多发性神经病

多发性神经病又称末梢神经病，以往也称为周围神经炎、末梢神经炎。是不同病因引起的，表现为四肢远端对称性的或非对称性的运动、感觉以及自主神经功能障碍性疾病。

一、病因及发病机制

（一）感染

（1）周围神经的直接感染：如麻风、带状疱疹。

（2）伴发或继发于各种急性和慢性感染：如流行性感冒、麻疹、水痘、腮腺炎、猩红热、传染性单核细胞增多症、钩端螺旋体、疟疾、布氏杆菌病、AIDS 病等。

（3）细菌分泌的毒素对周围神经有特殊的亲和力：如白喉、破伤风、菌痢等。

(二)代谢及内分泌障碍

糖尿病、尿毒症、血卟啉病、淀粉样变性、痛风、甲状腺功能减退、肢端肥大症,各种原因引起的恶病质。

(三)营养障碍

B族维生素缺乏,慢性酒精中毒、妊娠、胃肠道的慢性疾病及手术后。

(四)化学因素

药物、化学品、重金属。

(五)感染后或变态反应

吉兰-巴雷综合征、血清注射或疫苗接种后、注射神经节苷脂等。

(六)结缔组织疾病

如红斑狼疮、结节性多动脉炎、硬皮病、巨细胞性动脉炎、类风湿关节炎、结节病、干燥综合征等。

(七)遗传

遗传性共济失调性周围神经病,进行性、肥大性、多发性神经病,遗传性、感觉性神经根神经病等。

(八)其他

原因不明、癌瘤性、动脉粥样硬化性、慢性、进行性、复发性或多发性神经病。

多发性神经病的病理改变主要是周围神经的节段性脱髓鞘和轴突变性或两者兼有,少数病例可伴有神经肌肉连接点的改变。

二、临床表现

(一)感觉障碍

受累肢体远端感觉异常,如针刺、蚁走、烧灼感、触痛等。与此同时或稍后出现肢体远端对称性深浅感觉减退或缺失,呈或长或短的手套袜子样分布。

(二)运动障碍

肢体远端对称性无力,轻重不等,可有轻瘫甚至全瘫。肌张力低下,腱反射减弱或消失。肌肉萎缩,在上肢以骨间肌、蚓状肌、鱼际肌;下肢以胫前肌、腓骨肌明显。可出现垂腕与垂足。后期可出现肌肉萎缩、肢体挛缩及畸形。

(三)自主神经障碍

肢体末端皮肤对称性菲薄、光亮或脱屑、变冷、苍白或青紫、汗多或无汗、指(趾)甲粗糙、松脆,甚至溃烂。

上述症状通常同时出现,呈四肢远端对称性分布,由远端向近段扩展。

三、辅助检查

(一)实验室检查

除个别患者可有脑脊液蛋白含量轻度增高外,一般均正常。

(二)肌电图

可见神经源性改变,不同神经传导速度检查可见不同程度的传导阻滞。

（三）神经组织活检

可有不同程度的髓鞘脱失或轴突变性。

三、辅助检查

（一）实验室检查

除个别患者可有脑脊液蛋白含量轻度增高外，一般均正常。

（二）肌电图

可见神经源性改变，不同神经传导速度检查可见不同程度的传导阻滞。

（三）神经组织活检

可有不同程度的髓鞘脱失或轴突变性。

四、治疗要点

（一）病因治疗

根据不同病因采取不同的方法。如铅中毒应立即脱离中毒环境，阻止毒物继续进入体内，及时应用特殊解毒剂治疗。异烟肼中毒除立即停药，加大输液量、利尿、通便外，大剂量维生素 B_6 的应用，具有重要的治疗意义。乙醇中毒者，禁酒是治疗的关键，并应用大剂量维生素 B_1 肌内注射。糖尿病患者应调整控制糖尿病的药物用量，严格控制病情发展。结缔组织疾病及变态反应性可应用皮质类固醇治疗。因营养缺乏及代谢障碍或感染所致者，应积极治疗原发疾病。

（二）一般治疗

急性期应卧床休息。各种原因引起的多发性神经炎，均应早期足量地应用维生素 B_1、维生素 B_2、维生素 B_6、维生素 B_{12} 及维生素 C 等。尚可根据情况选用 ATP、辅酶 A、地巴唑、肌苷等药物。疼痛剧烈者可选用止痛药、卡马西平、苯妥英钠或阿米替林。

五、护理措施

（一）基础护理

1.生活护理

（1）评估患者的生活自理能力，满足患者的生活所需，给予进食、穿衣、洗漱、大小便及个人卫生等生活上的照顾。

（2）做好口腔护理，以增进患者舒适感。

（3）做好皮肤护理，勤换衣服、被褥，勤洗澡，保持皮肤清洁，指导涂抹防裂油膏，预防褥疮发生。

2.饮食护理

（1）戒烟忌酒。

（2）给予高热量、高维生素、清淡易消化饮食，多吃新鲜水果、蔬菜，补充 B 族维生素。

3.环境护理

（1）床铺要有保护性床栏，防止患者坠床。

（2）走廊厕所要装有扶手，以方便患者起坐、扶行。

（3）地面要保持平整干燥，去除门槛，防潮湿。

4.心理护理

(1)给患者提供有关疾病、治疗及预后的可靠信息。

(2)关心、尊重患者,多与患者交谈,鼓励患者表达自己的感受,指导患者克服焦虑、悲观情绪,适应患者角色。

(3)鼓励患者正确对待康复过程中遇到的困难,增强患者自我照顾能力与自信心。

(二)疾病护理

(1)指导患者进行肢体的主动和被动运动,并辅以针灸、理疗、按摩,防止肌肉萎缩和关节挛缩,促进知觉恢复。

(2)鼓励患者在能够承受的活动范围内坚持日常生活活动锻炼,并为其提供宽敞的活动环境和必要的辅助设施。

(3)避免高温或过冷刺激:谨慎使用热水袋或冰袋,防止烫伤或冻伤。

(三)健康指导

1.疾病知识指导

告知患者及家属疾病相关知识与自我护理方法,帮助患者分析寻找病因和不利于恢复的因素,指导患者保持平衡心态,积极治疗原发疾病。

2.合理饮食

多吃富含 B 族维生素的食物,如绿叶蔬菜、新鲜水果、大豆、谷类、蛋、瘦肉、肝等,戒烟酒,保证营养均衡。

3.自我护理指导

生活有规律,经常适当运动和肢体功能锻炼,注意防止跌倒、坠床和烫伤。每晚睡前用温水泡脚,以促进血液循环和感觉恢复,增进睡眠。糖尿病周围神经病者应特别注意保护足部,预防糖尿病足。

4.就诊指导

定期门诊复查,当感觉和运动障碍症状加重或出现外伤、感染、尿潴留或尿失禁时立即就诊。

第十四章　妇产科疾病护理

第一节　外阴炎

一、外阴炎

(一)概述

外阴部皮肤或前庭部黏膜发炎,称为外阴炎。由于外阴部位暴露于外,又与尿道、肛门、阴道邻近,因此外阴较易发生炎症。外阴炎可发生于任何年龄的女性,多发生于大、小阴唇。外阴炎以非特异性外阴炎多见。

(二)病因

(1)外阴与尿道、肛门邻近,经常受到经血、阴道分泌物、尿液、粪便的刺激,若不注意皮肤清洁易引起外阴炎。

(2)糖尿病患者糖尿的刺激、粪瘘患者粪便的刺激以及尿瘘患者尿液的长期浸渍等。

(3)穿紧身化纤内裤,导致局部通透性差,局部潮湿以及经期使用卫生巾的刺激,均可引起非特异性外阴炎。

(4)营养不良可使皮肤抵抗力低下,易受细菌的侵袭,也可发生本病。

(三)护理评估

1.健康史

重点评估患者年龄;平时卫生习惯;内裤材质及松紧度;是否应用抗生素及雌激素治疗;是否患有糖尿病、老年性疾病或慢性病等;育龄妇女应了解其采用的避孕措施及此次疾病症状等。

2.临床表现

外阴皮肤瘙痒、疼痛、烧灼感,于活动、性交、排尿、排便时加重。检查见局部充血、肿胀、糜烂,常有抓痕,严重者形成溃疡或湿疹。慢性炎症可使皮肤增厚、粗糙、皲裂,甚至苔藓样变。严重时腹股沟淋巴结肿大且有压痛,体温升高,白细胞计数增多。糖尿病性外阴炎常表现为皮肤变厚,色红或呈棕色,有抓痕,因为尿糖是良好的培养基而常并发假丝酵母菌感染。幼儿性外阴炎还可发生两侧小阴唇粘连,覆盖阴道口甚至尿道口。

3.辅助检查

取外阴处分泌物做细菌培养,寻找致病菌。

4.心理-社会评估

评估出现外阴瘙痒症状后对患者生活有无影响,以及影响程度;患者就医的情况及是否为此产生心理负担。

5.治疗原则

(1)病因治疗:积极寻找病因,若发现糖尿病应积极治疗糖尿病,若有尿瘘、粪瘘,应及时行修补术。

(2)局部治疗:可用1:5000高锰酸钾液坐浴,每日2次,每次15~20min。若有破溃涂抗生素软膏或局部涂擦40%紫草油。此外,可选用中药苦参、蛇床子、白鲜皮、土茯苓、黄檗各15g,川椒6g,水煎熏洗外阴部,每日1~2次。急性期可选用微波或红外线局部物理治疗。

(四)护理诊断

1.皮肤黏膜完整性受损

与炎症引起的外阴皮肤黏膜充血、破损有关。

2.舒适的改变

与皮肤瘙痒、烧灼感有关。

3.知识缺乏

缺乏疾病及其防护知识。

(五)计划与实施

1.预期目标

(1)患者能正确使用药物,避免皮肤抓伤,皮损范围不增大。

(2)患者症状在最短时间内解除或减轻,舒适感增强。

(3)患者了解疾病有关的知识及防护措施。

2.护理措施

(1)告知患者坐浴的方法:取高锰酸钾放入清洁容器内加温开水配成1:5000的溶液,配制好的溶液呈淡玫瑰红色。每次坐浴20min,每日2次。坐浴时,整个会阴部应全部浸入溶液中,月经期间停止坐浴。

(2)应积极协助医生寻找病因,进行外阴处分泌物检查,必要时进行血糖或尿糖检查。

(3)指导患者遵医嘱正确使用药物,将剂量、使用方法向患者解释清楚。

(4)告知患者按医生要求进行复诊,治疗期间如出现新的症状或症状加重应及时就诊。

3.健康指导

(1)保持外阴部清洁干燥,严禁穿化纤及过紧内裤,穿纯棉内裤并每日更换。

(2)做好经期、孕期、分娩期及产褥期卫生护理。发现过敏性用物后立即停止使用。

(3)饮食注意勿饮酒或辛辣食物,增加新鲜蔬菜和水果的摄入。

(4)严禁搔抓局部,勿热水烫洗和用刺激性药物或肥皂擦洗外阴。

(5)配制高锰酸钾溶液时,浓度不可过高,防止灼伤局部皮肤。

(六)护理评价

患者在治疗期间能够按医嘱使用药物,症状减轻。患者了解与外阴炎相关知识及防护措施。

二、前庭大腺炎

(一)概述

前庭大腺炎是病原体侵入前庭大腺引起的炎症,包括前庭大腺脓肿和前庭大腺囊肿。前庭大腺位于两侧大阴唇后 1/3 深部,腺管开口于处女膜与小阴唇之间。因解剖部位的特点,在性交、分娩等其他情况污染外阴部时,病原体容易侵入而引起前庭大腺炎。此病多见于育龄妇女,幼女及绝经后妇女较少见。

(二)病因

主要病原体为内源性及性传播疾病的病原体。内源性病原体有葡萄球菌、大肠杆菌、链球菌、肠球菌等。性传播疾病的病原体常见的是淋病奈瑟菌及沙眼衣原体。

急性炎症发作时,病原体首先侵犯腺管,腺管呈急性化脓性炎症,腺管开口往往因肿胀或渗出物凝聚而阻塞,脓液不能外流、积存而形成脓肿,称前庭大腺脓肿。在急性炎症消退后腺管堵塞,分泌物不能排出,脓液逐渐转为清液而形成囊肿,或由于慢性炎症使腺管堵塞或狭窄,分泌物不能排出或排出不畅,也可形成囊肿。

(三)护理评估

1.健康史

重点评估患者年龄及平时卫生习惯,近期是否有流产、分娩等特殊情况,育龄妇女应了解其性生活情况,有无不洁性生活史。

2.临床表现

炎症多发生于一侧,初起时局部肿胀、疼痛、灼热感,行走不便,有时会致大小便困难。检查见局部皮肤红肿、发热、压痛明显。若为淋病奈瑟菌感染,挤压局部可流出稀薄、淡黄色脓汁。当脓肿形成时,可触及波动感,脓肿直径可达 5~6cm,患者出现发热等全身症状。当脓肿内压力增大时,表面皮肤变薄,脓肿自行破溃,若破孔大,可自行引流,炎症较快消退而痊愈,若破孔小,引流不畅,则炎症持续不消退,并可反复急性发作。慢性期囊肿形成时,患者有外阴部坠胀感,偶有性交不适,检查时局部可触及囊性肿物,常为单侧,大小不等,无压痛。囊肿可存在数年而无症状,有时可反复急性发作。

3.辅助检查

可取前庭大腺开口处分泌物作细菌培养,确定病原体。

4.心理-社会评估

评估症状出现后对患者生活影响的程度;评估患者就医的情况及有无因害怕疼痛和害羞的心理而使自己的疾病未能得到及时治疗及对疾病的治愈是否有信心等。对性传播疾病的病原体感染的患者,应通过与其交谈、接触了解其心理状态,帮助患者积极就医并采取正确的治疗措施。

5.治疗原则

根据病原体选用口服或肌内注射抗生素。在获得培养结果前应使用广谱抗生素治疗。此外,可选用清热、解毒的中药,如蒲公英、紫花地丁、金银花、连翘等,局部热敷或坐浴。脓肿形成后可切开引流并作造口术。单纯切开引流只能暂时缓解症状,切口闭合后,仍可形成囊肿或反复感染,故应行造口术。

(四)护理诊断和医护合作性问题

1.舒适的改变

与局部皮肤肿胀、疼痛有关。

2.焦虑

与疾病反复发作有关。

3.体温升高

与脓肿形成有关。

4.知识缺乏

缺乏前庭大腺炎的相关知识及预防措施。

(五)计划与实施

1.预期目标

(1)患者在最短时间内解除或减轻症状,舒适感增强。

(2)患者紧张焦虑的心情恢复平静。

(3)患者及时接受治疗,体温恢复正常。

(4)患者了解前庭大腺炎的相关知识并掌握预防措施。

2.护理措施

(1)急性炎症发作时,患者需卧床休息,保持外阴部清洁。

(2)局部热敷或用1:5000高锰酸钾溶液坐浴,每日2次。

(3)遵医嘱正确使用抗生素。

(4)引流造口的护理:术前护理人员应备好引流条。术后应局部保持清洁,患者最好取半卧位,以利于引流。每日用1:40络合碘棉球擦洗外阴2次,并更换引流条,直至伤口愈合。以后继续用1:5000高锰酸钾溶液坐浴,每日2次。

3.健康指导

注意个人卫生,尤其是经期卫生;勤洗澡、勤换内裤,外阴处出现局部红、肿、热、痛时及时就诊,以免延误病情。

(六)护理评价

患者接受治疗后,舒适感增加,症状减轻。患者能够了解前庭大腺炎的相关知识并掌握了预防措施,焦虑感减轻,并能保持良好的卫生习惯,主动实施促进健康的行为。

第二节 阴道炎

一、滴虫阴道炎

(一)概述

滴虫阴道炎是由阴道毛滴虫感染而引起的阴道炎症,是临床上常见的阴道炎。

(二)病因

阴道毛滴虫适宜在温度为25～40℃、pH为5.2～6.6的潮湿环境中生长,在pH5以下或7.5以上的环境中不能生长。滴虫的生活史简单,只有滋养体而无包囊期,滋养体活力较强,能在3～5℃的环境中生存21d;在46℃时生存20～60min;在半干燥环境中约生存10h;在普通肥皂水中也能生存 45～120min。阴道毛滴虫呈梨形,后端尖,大小为多核白细胞的 2～3 倍。虫体顶端有 4 根鞭毛,体部有波动膜,后端有轴柱凸出。活的滴虫透明无色,呈水滴状,诸鞭毛随波动膜的波动而摆动。

滴虫有嗜血及耐碱的特性。隐藏在腺体及阴道皱襞中的滴虫,在月经前、后,阴道 pH 发生变化时得以繁殖,引起炎症的发作。阴道毛滴虫能消耗或吞噬阴道上皮细胞内的糖原,阻碍乳酸生成,使阴道内 pH 升高。滴虫不仅寄生于阴道,还常侵入尿道或尿道旁腺,甚至膀胱、肾盂以及男性的包皮皱褶、尿道或前列腺中。

临床上,滴虫阴道炎往往与其他阴道炎并存,多并发细菌性阴道病。

(三)发病机制与传染方式

1.发病机制

滴虫主要是通过其表面的凝集素及半胱氨酸蛋白酶黏附于阴道上皮细胞,进而经阿米巴样运动的机械损伤以及分泌物的蛋白水解酶、蛋白溶解酶的细胞毒作用,共同损伤上皮细胞,并诱导炎症介质的产生,最后导致上皮细胞溶解、脱落,局部炎症发生。

2.传染方式

(1)经性交直接传播:与女性患者有一次非保护性交后,约 70% 的男性发生感染,通过性交男性传给女性的概率更高。由于男性感染后常无症状,因此易成为感染源。

(2)经公共浴池、浴盆、浴巾、游泳池、坐式便器、衣物等间接传播。

(3)医源性传播:通过污染的器械及敷料传播。

(四)护理评估

1.健康史

询问患者的年龄,可能的发病原因。了解患者个人卫生及月经期卫生保健情况,以及症状与月经的关系。了解其性伙伴有无滴虫感染,发病前是否到公共浴池或游泳池等。

2.临床表现

(1)潜伏期:4～28d。

(2)症状:25%～50% 的患者在感染初期无症状,其中 1/3 的在感染 6 个月内出现症状,症状的轻重取决于局部免疫因素、滴虫数量多少及毒力强弱。滴虫阴道炎的主要症状是阴道分泌物增加及外阴瘙痒,分泌物为稀薄的泡沫状,黄绿色有臭味。瘙痒部位主要为阴道口及外阴,间或有灼热、疼痛、性交痛等。若尿道口有感染,可有尿频、尿痛,有时可见血尿。阴道毛滴虫能吞噬精子,并能阻碍乳酸生成,影响精子在阴道内存活,可致不孕。

(3)体征:检查时见阴道黏膜充血,严重者有散在出血斑点,甚至宫颈有出血点,形成"草莓样"宫颈。后穹隆有大量白带,呈灰黄色、黄白色稀薄液体或黄绿色脓性分泌物,常呈泡沫状。带虫者阴道黏膜常无异常改变。

3.辅助检查

在阴道分泌物中找到滴虫即可确诊。生理盐水悬滴法是进行阴道毛滴虫检查最简便的方法。具体方法是:在载玻片上加温生理盐水 1 小滴,于阴道后穹隆处取少许分泌物混于生理盐水中,立即在低倍光镜下寻找滴虫。显微镜下可见到波状运动的滴虫及增多的白细胞被推移。此方法敏感性为 60%～70%。对可疑但多次未能发现滴虫的患者,可取阴道分泌物进行培养,其准确率可达 98%。取阴道分泌物送检时应注意及时和保暖,并且在取分泌物前 24～48h 避免性交、阴道灌洗及局部用药,取分泌物时应注意不要使用润滑剂等。

目前,检查阴道毛滴虫还可用聚合酶链反应,其敏感性为 90%,特异性为 99.8%。

4.社会心理评估

评估患者的心理状况,了解患者是否会因害羞不愿到医院就诊。同时评估影响治疗效果的心理压力和反复发作造成的苦恼,以及家属对患者的理解和配合。

5.治疗原则

由于阴道毛滴虫可同时感染尿道、尿道旁腺、前庭大腺,因此,滴虫阴道炎患者需要全身用药,主要治疗的药物为甲硝唑和替硝唑。

(1)全身用药方法:初次治疗可单次口服甲硝唑 2g 或替硝唑 2g。也可选用甲硝唑 400mg,每日 2 次,7d 为一个疗程;或用替硝唑 500mg,每日 2 次,7d 为一个疗程。女性患者口服药物治疗治愈率为 82%～89%,若性伴侣同时治疗,治愈率可达 95%。患者服药后偶见胃肠道反应,如食欲减退、恶心、呕吐。此外,偶见头痛、皮疹、白细胞数量减少等,一旦发现应停药。

(2)局部用药:不能耐受口服药物治疗的患者可以选用阴道局部用药。但单独阴道用药的效果不如全身用药好。局部可选用甲硝唑阴道泡腾片 200mg,每晚 1 次,连用 7d。局部用药的有效率低于 50%。局部用药前,可先用 1% 乳酸液或 0.1%～0.5% 醋酸液冲洗阴道,改善阴道内环境,以提高疗效。

(五)护理诊断

1.舒适的改变

与阴部瘙痒及白带增多有关。

2.自我形象紊乱

与阴道分泌物异味有关。

3.排尿异常

与尿道口感染有关。

4.性生活形态改变

与炎症引起性交痛,治疗期间禁性生活有关。

(六)计划与实施

1.预期目标

(1)患者在最短时间内解除或减轻症状,舒适感增强。

(2)经过积极治疗和护理,患者阴道分泌物增多及有异味的症状减轻。

(3)患者能积极配合治疗,相应症状得到缓解。

(4)患者了解治疗期间禁性生活的重要性。

2.护理措施

(1)指导患者注意个人卫生,保持外阴部清洁、干燥,尽量避免搔抓外阴部,以免局部皮肤损伤加重症状。

(2)向患者讲解易感因素和传播途径,特别是要到正规的浴池和游泳池等场所活动。

(3)治疗期间禁止性生活:服用甲硝唑或替硝唑期间及停药 24h 内要禁酒,因药物与乙醇结合可出现皮肤潮红、呕吐、腹痛、腹泻等反应。甲硝唑能通过乳汁排泄,因此,哺乳期妇女用药期间及用药后 24h 内不能哺乳。

(4)性伴侣治疗:滴虫阴道炎主要是由性交传播,性伴侣应同时治疗,治疗期间禁止性生活。

(5)观察用药反应:患者口服甲硝唑后如出现食欲减退、恶心、呕吐,以及头痛、皮疹、白细胞数量减少等,应及时告知医生并停药。

(6)留取阴道分泌物送检时,应注意及时和保暖。告知患者在取分泌物前 24～48h 避免性交、阴道灌洗及局部用药,取分泌物时应注意不要使用润滑剂等。

3.健康指导

(1)预防措施:做好卫生宣传,积极开展普查普治工作,消灭传染源。严格管理制度,应禁止滴虫患者或带虫者进入游泳池。浴盆、浴巾等用具应消毒。医疗单位必须做好消毒隔离,防止交叉感染。

(2)治疗中注意事项:患病期间应每日更换内裤,内裤及洗涤用毛巾应用开水煮沸消毒5～10min,以消灭病原体。洗浴用具应注意专人使用,以免交叉感染。

(3)随访:部分滴虫阴道炎治疗后可发生再次感染或于月经后复发,治疗后应随访到症状消失。告知患者如治疗 7d 后症状仍持续存在应及时复诊。

(4)治愈标准:滴虫阴道炎常于月经后复发,应向患者解释检查治疗的重要性,防止复发。复查阴道分泌物时,应选择在月经干净后来院复诊。若经 3 次检查阴道分泌物为阴性时,为治愈。

(七)护理评价

患者了解滴虫阴道炎的相关知识及预防措施。治疗期间能够按医生的方案坚持用药,并按时复诊,使疾病得到彻底治愈。

二、外阴阴道假丝酵母菌病

(一)概述

外阴阴道假丝酵母菌病(VVC)由假丝酵母菌引起的一种常见的外阴阴道炎,曾被称为外阴阴道念珠菌病。外阴阴道假丝酵母菌病发病率较高,有资料显示,约 75％的妇女一生中至少患过一次 VVC,其中 40％～50％的妇女经历过一次复发。

(二)病因

引起外阴阴道假丝酵母菌病的病原体 80％～90％的为白假丝酵母菌,10％～20％的为光滑假丝酵母菌、近平滑假丝酵母菌及热带假丝酵母菌等。该菌对热的抵抗力不强,加热至 60℃1h 即可死亡,但对干燥、日光、紫外线及化学制剂有较强的抵抗力。酸性环境适宜假丝酵母菌的生长,有假丝酵母菌感染的阴道 pH 多在 4.0～4.7,通常<4.5。

白假丝酵母菌为条件致病菌,10％～20％的非孕妇女及 30％的孕妇阴道中有此菌寄生,但菌量很少,并不引起症状。但当全身及阴道局部免疫力下降,尤其是局部免疫力下降时,病原体大量繁殖而引发阴道炎。常见的诱发因素有妊娠、糖尿病、大量应用免疫抑制剂及广谱抗生素。妊娠时机体免疫力下降,雌激素水平高,阴道组织内糖原增加,酸度增高,有利于假丝酵母菌生长。此外,雌激素可与假丝酵母菌表面的激素受体结合,促进阴道黏附及假菌丝形成。糖尿病患者机体免疫力下降,阴道内糖原增加,适合假丝酵母菌繁殖。大量应用免疫抑制剂使机体抵抗力降低。长期应用广谱抗生素,改变了阴道内病原体的平衡,尤其是抑制了乳杆菌的生长。其他诱因有胃肠道假丝酵母菌、含高剂量雌激素的避孕药,另外,穿紧身化纤内裤及肥胖会使会阴局部温度及湿度增加,假丝酵母菌易于繁殖而引起感染发生。

(三)发病机制与传染方式

1.发病机制

假丝酵母菌在阴道内寄居以致形成炎症,要经过黏附、形成菌丝、释放侵袭性酶类等过程。假丝酵母菌通过菌体表面的糖蛋白与阴道宿主细胞的糖蛋白受体结合,黏附宿主细胞,然后菌体出芽形成芽管和假菌丝,菌丝可穿透阴道鳞状上皮吸收营养,假丝酵母菌进而大量繁殖。假丝酵母菌生长过程中,分泌多种蛋白水解酶并可激活补体旁路途径,产生补体趋化因子和过敏毒素,导致局部血管扩张、通透性增强和炎性反应。

2.传染方式

(1)内源性传染:假丝酵母菌除寄生阴道外,还可寄生于人的口腔、肠道,这 3 个部位的念珠菌可互相传染,当局部环境条件适合时易发病。

(2)性交传染:少部分患者可通过性交直接传染。

(3)间接传染:极少数患者是接触感染的衣物间接传染。

(四)护理评估

1.健康史

评估患者有无诱发因素存在,如妊娠、糖尿病、长期应用激素或抗生素或免疫抑制剂等情况,以及发病后的治疗情况,是否为初次发病。

2.临床表现

主要表现为外阴瘙痒、灼痛,严重时坐卧不宁,异常痛苦,还可伴有尿频、尿痛及性交痛。急性期白带增多,白带特征是白色稠厚呈凝乳或豆渣样。检查见外阴抓痕,小阴唇内侧及阴道黏膜附有白色膜状物,擦除后露出红肿黏膜面,急性期还可能见到糜烂及浅表溃疡。

由于患者的流行情况、临床表现轻重不一,感染的假丝酵母菌菌株、宿主情况不同,对治疗的反应有差别。为利于治疗及比较治疗效果,目前将外阴阴道假丝酵母菌病根据宿主情况、发生频率、临床表现及真菌种类不同分为单纯性外阴阴道假丝酵母菌病和复杂性外阴阴道假丝酵母菌病。

3.辅助检查

(1)悬滴法检查:将 10%氢氧化钾或生理盐水 1 滴滴于玻片上,取少许阴道分泌物混于其中,混匀后在显微镜下寻找孢子和假菌丝。由于 10%氢氧化钾可溶解其他细胞成分,假丝酵母菌检出率高于生理盐水,阳性率为 70%～80%。

(2)培养法检查:若有症状而多次悬滴法检查均为阴性,可用培养法。将阴道分泌物少许放入培养管内培养,结果(＋)确诊。

(3)pH 测定:若 pH<4.5,可能为单纯性假丝酵母菌感染;若 pH>4.5,并且涂片中有大量白细胞,可能存在混合感染。

4.心理-社会评估

外阴阴道假丝酵母菌病患者由于自觉症状较重,严重影响其日常生活和学习,特别是影响患者入睡,多会出现焦虑和烦躁情绪,因此,护理人员应着重评估患者的心理反应,了解其对于疾病和治疗有无顾虑,特别是需停用激素和抗生素的患者要做好解释工作,以便积极配合治疗。

5.治疗原则

(1)消除诱因:若有糖尿病应积极治疗;及时停用广谱抗生素、雌激素、类固醇激素。

(2)局部用药:单纯性 VVC 可选用以下药物进行局部治疗。①咪康唑栓剂,每晚 1 粒(200mg),连用 7d,或每晚 1 粒(400mg),连用 3d。②克霉唑栓剂或片剂,每晚 1 粒(150mg)或 1 片(250mg),连用 7d 或每日早晚各 1 粒(150mg),连用 3d,或 1 粒(500mg),单次用药。③制霉菌素栓剂,每晚 1 粒(10 万 U),连用 10～14d。复杂性 VVC 局部用药选择与单纯性 VVC 基本相同,均可适当延长治疗时间。

(3)全身用药:单纯性 VVC 也可选用口服药物。①伊曲康唑每次 200mg,每日 1 次口服,连用 3～5d,或用 1 日疗法,口服 400mg,分两次服用。②氟康唑 150mg,顿服。复杂性 VVC 全身用药选择与单纯性 VVC 基本相同,均可适当延长治疗时间。

(4)复发性 VVC 的治疗:外阴阴道假丝酵母菌病治疗后容易在月经前复发,故治疗后应在月经前复查白带。VVC 治疗后 5%～10%复发。对复发病例应检查原因,如是否有糖尿病、应用抗生素、雌激素或类固醇激素、穿紧身化纤内裤、局部药物的刺激等,消除诱因。性伴侣应进行假丝酵母菌的检查及治疗。由于肠道及阴道深层假丝酵母菌是重复感染的重要来源,抗真菌剂以全身用药为主,可适当加大抗真菌剂的剂量及延长用药时间。

(五)护理诊断

1.睡眠形态改变

与阴部奇痒、烧灼痛有关。

2.焦虑

与疾病反复发作有关。

3.知识缺乏

缺乏疾病及防护知识。

4.皮肤黏膜完整性受损

与炎症引起的阴道黏膜充血、破损有关。

(六)计划与实施

1.护理目标

(1)患者在最短时间内解除或减轻症状,睡眠恢复正常。

(2)患者紧张焦虑的心情恢复平静。

(3)患者能够掌握有关外阴阴道假丝酵母菌病的防护措施。

(4)患者能正确使用药物,皮肤破损范围不增大。

2.护理措施

(1)心理护理:VVC 患者多有焦虑及烦躁心理,护理人员应耐心倾听其主诉,并安慰患者,向其讲清该病的治疗效果及效果显现时间,使其焦虑、烦躁情绪得到缓解和释放。还应告知患者按医生的用药和方案坚持治疗和按时复诊,不要随意中断,以免影响疗效。

(2)局部用药指导:局部用药前可用2%～4%碳酸氢钠液冲洗阴道,改变阴道酸碱度,不利于假丝酵母菌生长,可提高疗效。阴道上药时要尽量将药物放入阴道深处。

(3)保持外阴清洁和干燥,分泌物多时应勤换内裤,用过的内裤、盆及毛巾应用开水烫洗或煮沸消毒5～10min。

3.健康指导

(1)注意个人卫生,勤换内裤,用过的内裤、盆及毛巾均应用开水烫洗,尽量不穿紧身及化纤材质内衣裤。

(2)讲解外阴阴道假丝酵母菌病的易感因素,强调外阴清洁的重要性,洗浴卫生用品专人使用,避免交叉感染,特别注意妊娠期和月经期卫生,出现外阴瘙痒等症状及时就医。

(3)尽量避免长时间应用广谱抗生素,如有糖尿病应及时、积极治疗。

(4)患病及治疗期间应注意休息,避免过度劳累。饮食上增加新鲜蔬菜和水果的摄入,禁食辛辣食物及饮酒。

(七)护理评价

患者了解外阴阴道假丝酵母菌病的相关知识及预防措施。治疗期间能够遵医嘱坚持用药,并按时复诊,使疾病得到彻底治愈。随着病情的恢复,患者焦虑及烦躁心理得到缓解。

三、细菌性阴道病

(一)概述

细菌性阴道病是阴道内正常菌群失调所致的一种混合感染。曾被命名为嗜血杆菌阴道炎、加德纳菌阴道炎、非特异性阴道炎、棒状杆菌阴道炎,目前被命名为细菌性阴道病。细菌性阴道病是临床及病理特征无炎症改变的阴道炎。

(二)病因

细菌性阴道病非单一致病菌所引起,而是多种致病菌共同作用的结果。

(三)病理生理

生理情况下,阴道内有各种厌氧菌和需氧菌,其中以产生过氧化氢的乳杆菌占优势。细菌性阴道病时,阴道内乳杆菌减少而其他细菌大量繁殖,主要有加德纳尔菌、动弯杆菌、类杆菌、消化链球菌及其他厌氧菌,部分患者并发人型支原体感染,其中以厌氧菌居多。厌氧菌的浓度可以是正常妇女的100～1000倍。厌氧菌繁殖的代谢产物使阴道分泌物的生化成分发生相应改变,pH升高,胺类物质、有机酸和一些酶类增加。胺类物质可使阴道分泌物增多并有臭味。酶和有机酸可破坏宿主的防御机制而引起炎症。

(四)护理评估

1.健康史

了解患者阴道分泌物的形状,分泌物量是否增多和有臭味。

2.临床表现

细菌性阴道病多发生在性活跃期妇女。10%～40%患者无临床症状,有症状者主要表现为阴道分泌物增多,有鱼腥臭味,于性交后加重。可伴有轻度外阴瘙痒或烧灼感。分泌物呈灰白色、均匀一致、稀薄,常黏附在阴道壁,其黏稠度低,容易将分泌物从阴道壁拭去。阴道黏膜无充血等炎症表现。

3.辅助检查

细菌性阴道病临床诊断标准为下列检查中有 3 项阳性即可明确诊断。

(1)阴道分泌物为匀质、稀薄白色。

(2)阴道 pH>4.5;阴道分泌物 pH 通常在 4.7~5.7,多为 5.0~5.5。

(3)胺臭味试验阳性:取阴道分泌物少许放在玻片上,加入 10％氢氧化钾 1~2 滴,产生一种烂鱼肉样腥臭气味即为阳性。

(4)线索细胞阳性:取少许分泌物放在玻片上,加一滴生理盐水混合,置于高倍显微镜下寻找线索细胞。线索细胞即阴道脱落的表层细胞,于细胞边缘黏附大量颗粒状物即各种厌氧菌,尤其是加德纳菌,细胞边缘不清。严重病例,线索细胞可达 20％以上,但几乎无白细胞。

(5)可参考革兰染色的诊断标准,其标准为每个高倍光镜下,形态典型的乳杆菌≤5,两种或两种以上其他形态细菌(小的革兰阴性杆菌、弧形杆菌或阳性球菌)≥6。

4.心理-社会评估

了解患者对自身疾病的心理反应。一般情况下,患者会因为阴道分泌物的异味而难为情,有一定的心理负担。

5.治疗原则

细菌性阴道病多选用抗厌氧菌药物,主要有甲硝唑、克林霉素。甲硝唑抑制厌氧菌生长,而不影响乳杆菌生长,是较理想的治疗药物,但对支原体效果差。

(1)全身用药:口服甲硝唑 400mg,每日 2~3 次,共 7d 或单次口服甲硝唑 2g,必要时24~48h 重复给药 1 次。甲硝唑单次口服效果不如连服 7d 效果好。也可选用口服克林霉素 300mg,每日 2 次,连服 7d。

(2)局部用药:阴道用甲硝唑泡腾片 200mg,每晚 1 次,连用 7~14d。2％克林霉素软膏涂阴道,每晚 1 次,每次 5g,连用 7d。局部用药与全身用药效果相似,治愈率可达 80％。

(五)护理诊断

1.自我形象紊乱

与阴道分泌物异味有关。

2.知识缺乏

缺乏疾病及防护知识。

(六)计划与实施

1.护理目标

(1)帮助患者建立治疗信心,积极接受治疗,使症状及早缓解。

(2)患者能够掌握有关生殖系统炎症的防护措施。

2.护理措施

(1)心理护理:向患者解释异味产生的原因,告知患者坚持用药和治疗症状会缓解,使患者心理负担减轻。

(2)用药指导:向患者讲清口服药的用法、用量,阴道用药的方法及注意事项。

（3）协助医生进行阴道分泌物取材，注意取材时应取阴道侧壁的分泌物，不应取宫颈管或后穹隆处分泌物。

（4）阴道局部可用1％乳酸溶液或0.5％醋酸溶液冲洗阴道，改善阴道内环境以提高疗效。

3.健康指导

（1）注意个人卫生，勤换内裤：平时尽量不穿紧身及化纤材质内衣裤。清洁会阴部用品要专人专用，避免交叉感染。

（2）阴道用药方法：阴道用药最好选在晚上睡前，先清洗会阴部，然后按医嘱放置药物，药物最好放置在阴道深部，可保证疗效。

(七)护理评价

患者阴道分泌物减少，异味消除，并了解细菌性阴道病的相关知识，掌握全身及局部用药方法。

四、萎缩性阴道炎

(一)概述

萎缩性阴道炎常见于自然绝经及卵巢去除后妇女，也可见于产后闭经或药物假绝经治疗的妇女。因卵巢功能衰退，雌激素水平降低，阴道壁萎缩，黏膜变薄，上皮细胞内糖原含量减少，阴道内 pH 值增高，局部抵抗力降低，致病菌容易入侵繁殖引起炎症。

(二)病因

由于卵巢功能衰退、雌激素水平降低、阴道壁萎缩、黏膜变薄，上皮细胞内糖原含量减少、阴道内 pH 增高、局部抵抗力下降，致病菌容易侵入并繁殖，而引起炎症。

(三)护理评估

1.健康史

了解患者的年龄，是否已经绝经，是否有卵巢手术史、盆腔放射治疗史或药物性闭经史，近期身体状况，有无其他慢性疾病等。

2.临床表现

主要症状为阴道分泌物增多及外阴瘙痒、灼热感。阴道分泌物稀薄，呈淡黄色，严重者呈血样脓性白带，患者有性交痛。

阴道检查见阴道呈萎缩性改变，上皮萎缩、菲薄、皱襞消失，阴道黏膜充血，有小出血点，有时见浅表溃疡。若溃疡面与对侧粘连，阴道检查时粘连可被分开而引起出血，粘连严重时可造成阴道狭窄甚至闭锁，炎症分泌物引流不畅可形成阴道积脓或宫腔积脓。

3.辅助检查

（1）阴道分泌物检查：取阴道分泌物在显微镜下可见大量基底层细胞及白细胞而无滴虫及假丝酵母菌。

（2）宫颈细胞学检查：有血性白带的患者应行宫颈细胞学检查，首先应排除子宫颈癌的可能。

（3）分段诊刮：有血性分泌物的患者，应根据其情况进行分段诊刮，以排除子宫恶性肿瘤。

4.心理-社会评估

萎缩性阴道炎患者多数为绝经期妇女，由于绝经期症状已经给患者带来严重的心理负担，患者多表现出严重的负性心理情绪，如烦躁、焦虑、紧张等。护理人员应对患者各种情绪反应做出准确评估,同时了解家属是否存在不耐烦等不良情绪。

5.治疗原则

萎缩性阴道炎的治疗原则是抑制细菌生长及增加阴道抵抗力,常用药物有以下几种。

(1)抑制细菌生长:用1%乳酸液或0.5%醋酸液冲洗阴道,每日1次,可增加阴道酸度,抑制细菌生长繁殖。阴道冲洗后,用甲硝唑200mg或氧氟沙星100mg,放于阴道深部,每日1次,7～10d为一个疗程。

(2)增加阴道抵抗力:针对病因给雌激素治疗,可局部用药,也可全身用药。己烯雌酚0.125～0.25mg,每晚放入阴道深部1次,7d为一个疗程或用0.5%己烯雌酚软膏局部涂抹。全身用药,可口服尼尔雌醇,首次4mg,以后每2～4周服1次,每次2mg,维持2～3个月。尼尔雌醇是雌三醇的衍生物,剂量小、作用时间长、对子宫内膜影响小,较安全。对应用性激素替代治疗的患者,可口服结合雌激素0.625mg或戊酸雌二醇1mg和甲羟孕酮2mg,每日1次。乳癌或子宫内膜癌患者慎用雌激素制剂。

(四)护理诊断

1.皮肤黏膜完整性受损

与炎症引起的阴道黏膜充血、破损有关。

2.舒适的改变

与皮肤瘙痒、烧灼感有关。

3.知识缺乏

缺乏疾病及其防护知识。

4.焦虑

与外阴瘙痒等症状有关。

(五)计划与实施

1.预期目标

(1)患者能正确使用药物,避免皮肤抓伤,皮损范围不增大。

(2)患者在最短时间内解除或减轻症状,舒适感增强。

(3)患者了解疾病有关的知识及防护措施。

(4)患者焦虑感减轻,能够积极主动配合治疗。

2.护理措施

(1)心理护理:认真倾听患者对疾病的主诉及其内心感受;耐心向患者讲解有关萎缩性阴道炎的相关知识、治疗方法及效果,帮助其树立治疗信心。同时,与其家属沟通,了解家属的态度与反应,积极做好家属工作,使其能够劝导患者,减轻焦虑及烦躁情绪。

(2)用药指导:嘱患者遵医嘱用药,年龄较大的患者,应教会家属用药,使家属能够监督或协助使用。

3.健康指导

(1)注意个人卫生:勤换内裤,平时尽量不穿紧身及化纤材质内衣裤。

(2)阴道用药方法:阴道用药最好选在晚上睡前,先清洗会阴部,然后按医嘱放置药物,药物最好放置在阴道深部,以保证疗效。

(六)护理评价

患者阴道分泌物减少,外阴瘙痒症状减轻或消失。患者焦虑紧张情绪好转,其家属能够理解并帮助患者缓解情绪及治疗疾病。

第三节　宫颈炎

宫颈炎症是妇科最常见的疾病之一,包括宫颈阴道部炎症及宫颈管黏膜炎症。临床上多见的宫颈炎是宫颈管黏膜炎。宫颈炎又分为急性宫颈炎和慢性宫颈炎,临床上以慢性宫颈炎多见。

一、急性宫颈炎

(一)概述

急性宫颈炎是病原体感染宫颈引起的急性炎症,其常与急性子宫内膜炎或急性阴道炎同时发生。

(二)病因

急性宫颈炎主要见于感染性流产、产褥期感染、宫颈损伤或阴道异物并发感染。常见的病原体为葡萄球菌、链球菌、肠球菌等。近年来随着性传播疾病的增加,急性宫颈炎病例也不断增多。病原体主要是淋病奈瑟菌、沙眼衣原体。淋病奈瑟菌及沙眼衣原体均感染宫颈管柱状上皮,沿黏膜面扩散引起浅层感染,病变以宫颈管明显,引起黏液脓性宫颈黏膜炎。除宫颈管柱状上皮外,淋病奈瑟菌还常侵袭尿道移行上皮、尿道旁腺及前庭大腺。沙眼衣原体感染只发生在宫颈管柱状上皮,不感染鳞状上皮,故不引起阴道炎,仅形成急性宫颈炎症。葡萄球菌、链球菌更易累及宫颈淋巴管,侵入宫颈间质深部。

(三)病理

肉眼见宫颈红肿,宫颈管黏膜充血、水肿,脓性分泌物可经宫颈外口流出。镜下见血管充血,宫颈黏膜及黏膜下组织、腺体周围大量中性粒细胞浸润,腺体内口可见脓性分泌物。

(四)护理评估

1.健康史

了解患者近期有无妇科手术史、孕产史及性生活情况,评估患者的身体状况。

2.临床表现

主要症状为阴道分泌物增多,呈黏液脓性,阴道分泌物的刺激可引起外阴瘙痒和灼热感,伴有腰酸及下腹部坠痛。此外,常有下泌尿道症状,如尿急、尿频、尿痛。沙眼衣原体感染还可出现经量增多、经间期出血、性交后出血等症状。

妇科检查见宫颈充血、水肿、黏膜外翻,有黏液脓性分泌物从宫颈管流出。衣原体宫颈炎可见宫颈红肿、黏膜外翻、宫颈触痛,且常有接触性出血。淋病奈瑟菌感染还可见到尿道口、阴道口黏膜充血、水肿以及多量脓性分泌物。

3.辅助检查

宫颈分泌物涂片做革兰染色：先擦去宫颈表面分泌物后，用小棉拭子插入宫颈管内取出，肉眼看到拭子上有黄色或黄绿色黏液脓性分泌物，然后做革兰染色，若光镜下平均每个油镜视野有 10 个以上或每个高倍视野有 30 个以上中性粒细胞为阳性。

急性宫颈炎患者还应进行衣原体及淋病奈瑟菌的检查，包括宫颈分泌物涂片做革兰染色、分泌物培养、酶联免疫吸附试验及核酸检测。

4.心理-社会评估

急性宫颈炎一般起病急，症状重，患者多会表现出紧张及焦虑的情绪，特别是有不洁性生活史的患者，担心自己患有性传播疾病，严重者可出现恐惧心理。护理人员应仔细评估患者患病后的内心感受，发现其不良情绪并进行合理的心理疏导。

5.治疗原则

主要针对病原体治疗，应做到及时、足量、规范、彻底治疗，如急性淋病奈瑟菌性宫颈炎，性伴侣需同时治疗。

(1)单纯急性淋菌性宫颈炎应大剂量、单次给药，常用第三代头孢菌素及大观霉素。

(2)衣原体性宫颈炎治疗常用的药物有四环素类、红霉素类及喹诺酮类。

(五)护理诊断

1.舒适的改变

与阴道分泌物增多、腰骶部疼痛及下腹部坠痛有关。

2.焦虑

与对疾病诊断的担心有关。

3.排尿形态改变

与炎症刺激产生尿频、尿急、尿痛症状有关。

4.知识缺乏

缺乏急性宫颈炎病因、治疗及预防等相关知识。

(六)计划与实施

1.预期目标

(1)经治疗后患者在最短时间内解除或减轻症状，舒适感增强。

(2)患者紧张焦虑的心情得到缓解。

(3)患者治疗后排尿形态恢复正常。

(4)患者了解急性宫颈炎的病因及治疗方法，掌握了预防措施。

2.护理措施

(1)患者出现症状后及时到医院急诊，使疾病能够得到及时诊断、正确治疗，并指导患者按医嘱使用抗生素。

(2)对症处理：急性期应卧床休息。出现高热患者在遵医嘱用药的同时可给予物理降温、酒精或温水擦浴，也可用冰袋降温，并定时监测体温、脉搏、血压。有严重腰骶部疼痛的患者可遵医嘱服用镇痛药。有尿道刺激症状者应多饮水，以减轻症状。

(3)心理护理：耐心倾听患者的主诉，了解和评估患者的心理状态。向患者介绍急性宫颈炎的发病原因及引起感染的病原菌,特别是要强调急性宫颈炎的治疗效果和意义,增强患者治疗疾病的信心,鼓励其坚持并严格按医嘱服药。

3.健康指导

(1)指导患者做好经期、孕期及产褥期的卫生;指导患者保持性生活卫生,以减少和避免性传播疾病。

(2)指导患者定期进行妇科检查,发现宫颈炎症积极予以治疗。

(七)护理评价

患者症状减轻或消失,焦虑紧张的情绪有所缓解,并随着症状的消失进一步好转并恢复正常。患者了解急性宫颈炎的相关知识,并掌握了预防措施。

二、慢性宫颈炎

(一)概述

慢性宫颈炎多由急性宫颈炎转变而来,常因急性宫颈炎未治疗或治疗不彻底,病原体隐藏于宫颈黏膜内形成慢性炎症。

(二)病因

慢性宫颈炎多由于分娩、流产或手术损伤宫颈后,病原体侵入而引起感染。也有的患者无急性宫颈炎症状,直接发生慢性宫颈炎。慢性宫颈炎的病原体主要为葡萄球菌、链球菌、大肠杆菌及厌氧菌,其次为性传播疾病的病原体,如淋病奈瑟菌及沙眼衣原体。

目前沙眼衣原体及淋病奈瑟菌感染引起的慢性宫颈炎也日益增多。此外,单纯疱疹病毒也可能与慢性宫颈炎有关。病原体侵入宫颈黏膜,并在此处潜藏,由于宫颈黏膜皱襞多,感染不易彻底清除,往往形成慢性宫颈炎。

(三)病理

慢性宫颈炎根据病理组织形态临床上分为以下5种。

1.宫颈糜烂样改变

以往称为"宫颈糜烂",并认为是慢性宫颈炎常见的一种病理改变。随着阴道镜的发展以及对宫颈病理生理认识的提高,"宫颈糜烂"这一术语在西方国家的妇产科教材中已被废弃。宫颈外口处的宫颈阴道部外观呈细颗粒状的红色区,称为宫颈糜烂样改变。糜烂面边界与正常宫颈上皮界线清楚、糜烂面为完整的单层宫颈管柱状上皮所覆盖,由于宫颈管柱状上皮抵抗力低,病原体易侵入发生炎症。在炎症初期,糜烂面仅为单层柱状上皮所覆盖,表面平坦,称为单纯性糜烂,随后由于腺上皮过度增生并伴有间质增生,糜烂面凹凸不平呈颗粒状,称为颗粒型糜烂。当间质增生显著,表面不平现象更加明显呈乳突状,称为乳突型糜烂。幼女或未婚妇女,有时见宫颈呈红色,细颗粒状,形似糜烂,但事实上并无明显炎症,是宫颈管柱状上皮外移所致,不属于病理性宫颈糜烂。

2.宫颈肥大

由于慢性炎症的长期刺激,宫颈组织充血、水肿,腺体和间质增生,还可能在腺体深部有黏液潴留形成囊肿,使宫颈呈不同程度的肥大,但表面多光滑,有时可见到宫颈腺囊肿突起。由于纤维结缔组织增生,使宫颈硬度增加。

3.宫颈息肉

宫颈管黏膜增生,局部形成突起病灶称为宫颈息肉。慢性炎症长期刺激使宫颈管局部黏膜增生,子宫有排除异物的倾向,使增生的黏膜逐渐自基底部向宫颈外口突出而形成息肉,一个或多个不等,直径一般约 1cm,色红,呈舌形,质软而脆,易出血,蒂细长,根部多附着于宫颈管外口,少数在宫颈管壁。光镜下见息肉中心为结缔组织伴有充血、水肿及炎性细胞浸润,表面覆盖单层高柱状上皮,与宫颈管上皮相同。宫颈息肉极少恶变,恶变率<1%,但临床上应注意子宫恶性肿瘤可呈息肉样突出于宫颈口,应予以鉴别。

4.宫颈腺囊肿

在宫颈转化区中,鳞状上皮取代柱状上皮过程中,新生的鳞状上皮覆盖宫颈腺管口或伸入腺管,将腺管口阻塞。腺管周围的结缔组织增生或瘢痕形成,压迫腺管,使腺管变窄甚至阻塞,腺体分泌物引流受阻,潴留形成囊肿。检查时见宫颈表面突出多个青白色小囊泡,内含无色黏液。若囊肿感染,则外观呈白色或无组织,宫颈阴道部外观很光滑,仅见宫颈外口有脓性分泌物堵塞,有时宫颈管黏膜增生向外口突出,可见宫颈口充血发红。

5.宫颈黏膜炎

病变局限于宫颈管黏膜及黏膜下组织,宫颈阴道部外观光滑,宫颈外口可见有脓性分泌物,有时宫颈管黏膜增生向外突出,可见宫颈口充血、发红。由于宫颈管黏膜及黏膜下组织充血、水肿、炎性细胞浸润和结缔组织增生,可使宫颈肥大。

(四)护理评估

1.健康史

了解和评估患者的一般情况、现身体状况、婚姻状况及孕产史。

2.临床表现

(1)症状及体征:慢性宫颈炎的主要症状是阴道分泌物增多。由于病原体、炎症的范围及程度不同,分泌物的量、性质、颜色及气味也不同。阴道分泌物多呈乳白色黏液状,有时呈淡黄色脓性,伴有息肉形成时易有血性白带或性交后出血。当炎症沿宫骶韧带扩散到盆腔时,可有腰骶部疼痛、盆腔部下坠痛等。当炎症涉及膀胱下结缔组织时,可出现尿急、尿频等症状。宫颈黏稠脓性分泌物不利于精子穿过,可造成不孕。

妇科检查时可见宫颈有不同程度糜烂、肥大,有时质较硬,有时可见息肉、裂伤、外翻及宫颈腺囊肿。

(2)宫颈糜烂的分度:根据糜烂面积大小将宫颈糜烂分为 3 度。轻度指糜烂面小于整个宫颈面积的 1/3;中度指糜烂面占整个宫颈面积的 1/3～2/3;重度指糜烂面占整个宫颈面积的 2/3 以上。根据糜烂的深浅程度可分为单纯型、颗粒型和乳突型 3 型。诊断宫颈糜烂应同时表示糜烂的面积和深浅。

3.辅助检查

(1)淋病奈瑟菌及衣原体检查:用于有性传播疾病的高危患者。

(2)宫颈刮片、宫颈管吸片检查:主要用于鉴别宫颈糜烂与宫颈上皮内瘤样病变或早期宫颈癌。

(3)阴道镜检查及活体组织检查:当高度怀疑宫颈上皮内瘤样病变或早期宫颈癌时,进行该项检查以明确诊断。

4.心理-社会评估

慢性宫颈炎一般药物治疗效果欠佳,且临床症状出现时间较长,症状虽不重但影响其日常生活和工作。另外,慢性宫颈炎还有可能癌变,上述因素使患者思想压力大,易产生烦躁和不安。家属也会因为患者的情绪及病情而产生焦虑和紧张的负性情绪。

5.治疗原则

慢性宫颈炎以局部治疗为主,可采用物理治疗、药物治疗及手术治疗,其中以物理治疗最常用。

(1)宫颈糜烂的治疗。

物理治疗:物理治疗是最常用的有效治疗方法,其原理是以各种物理方法将宫颈糜烂面单层柱状上皮破坏,使其坏死脱落后,为新生的复层鳞状上皮覆盖。创面愈合需 3~4 周,病变较深者需 6~8 周。常用方法有激光治疗、冷冻治疗、红外线凝结疗法及微波法等。宫颈物理治疗有出血、宫颈管狭窄、不孕、感染的可能。

药物治疗:局部药物治疗适用于糜烂面积小和炎症浸润较浅的病例,过去局部涂硝酸银或铬酸腐蚀,现已少用。中药有许多验方、配方,临床应用有一定疗效。如子宫颈粉,内含黄矾、金银花各 9g,五倍子 30g,甘草 6g。将药粉撒在棉球上,敷塞于子宫颈,24h 后取出。月经后上药,每周 2 次,4 次为一疗程。已知宫颈糜烂与若干病毒及沙眼衣原体感染有关,也是诱发宫颈癌的因素。干扰素是细胞受病毒感染后释放出的免疫物质,为病毒诱导白细胞产生的干扰素。重组人 α-2a 干扰素具有抗病毒、抗肿瘤及免疫调节活性,睡前 1 粒塞入阴道深部,贴近宫颈部位,隔日 1 次,7 次为一疗程,可以重复应用。若为宫颈管炎,其宫颈外观光滑,宫颈管内有脓性排液,此处炎症局部用药疗效差,需行全身治疗。取宫颈管分泌物做培养及药敏试验,同时查找淋病奈瑟菌及沙眼衣原体,根据检测结果采用相应的抗感染药物。

(2)宫颈息肉治疗:宫颈息肉一般行息肉摘除术,术后将切除的组织送病理组织学检查。

(3)宫颈管黏膜炎治疗:宫颈管黏膜炎需进行全身治疗,局部治疗效果差。根据宫颈管分泌物培养及药敏试验结果,选用相应的抗生素进行全身抗感染治疗。

(4)宫颈腺囊肿:对小的宫颈腺囊肿,无任何临床症状的可不进行处理,若囊肿较大或并发感染者,可选用微波治疗或用激光治疗。

(五)护理诊断

1.舒适的改变

与阴道分泌物增多、腰骶部疼痛及下腹部坠痛有关。

2.焦虑

与接触性出血、不孕及该病有癌变可能有关。

3.有感染的可能

与物理治疗创面有关。

4.知识缺乏

缺乏慢性宫颈炎治疗、治疗前后注意事项及预防措施等相关知识。

(六)计划与实施

1.预期目标

(1)患者在最短时间内解除或减轻症状,舒适感增强。

(2)患者紧张焦虑的心情恢复平静。

(3)物理治疗期间未发生感染。

(4)患者能够了解治疗方法并掌握慢性宫颈炎治疗前后注意事项及预防措施。

2.护理措施

(1)心理护理:了解患者的心理状态及负性情绪表现程度,并进行心理疏导。帮助患者建立治疗的信心,并能够坚持治疗。同时应与家属沟通,评估家属对患者疾病的态度及看法,帮助其了解该病相关知识,使其能够主动关心和照顾患者。

(2)物理治疗的护理。

1)治疗前护理:治疗前应配合医生做好宫颈刮片检查,有急性生殖器炎症的患者应暂缓此项检查先进行急性炎症的治疗,物理治疗应选择在月经干净后3~7d进行。

2)治疗后护理:宫颈物理治疗后均有阴道分泌物增加,甚至有大量水样排液,此时患者应保持外阴部清洁,必要时垫会阴垫并及时更换,以防感染发生。一般术后1~2周脱痂时有少许出血属正常现象,如患者阴道流血量多于月经量应及时到医院就诊。在创面尚未完全愈合期间(4~8周)禁盆浴、性交和阴道冲洗,以免发生大出血和感染。治疗后须定期检查,第一次检查时间是术后2个月月经干净后,复查内容有观察创面愈合情况及有无颈管狭窄等。

(3)用药指导:向患者解释药物的用法及使用注意事项。

3.健康指导

(1)预防措施:积极治疗急性宫颈炎;定期做妇科检查,发现宫颈炎症予积极治疗;避免分娩时或器械损伤宫颈;产后发现宫颈裂伤应及时缝合。

(2)物理治疗后,患者应禁性生活和盆浴2个月。保持外阴的清洁和干燥,每日用温开水清洗会阴并更换内裤及会阴垫。

(3)患者应遵医嘱定期进行随诊。

(七)护理评价

患者接受护理人员的指导后焦虑紧张的情绪有所缓解,其家属能够主动关心和帮助患者治疗疾病。物理治疗期间未发生感染,了解了慢性宫颈炎的相关知识,并掌握了物理治疗的注意事项及预防措施。

第四节　自然流产

妊娠不足28周,胎儿体重不足1000g而终止者称为流产。妊娠12周末前终止者称为早期流产,妊娠13周至不足28周终止者称为晚期流产。流产分为自然流产和人工流产。自然因素所致的流产称为自然流产。应用药物或手术等人为因素终止妊娠者称为人工流产。自然流产的发生率占全部妊娠的 31%，其中早期流产占 80% 以上。本节仅阐述自然流产。

一、病因

导致流产的原因很多，主要有以下 4 个方面。

(一)胚胎因素

胚胎染色体异常是自然流产的最常见原因。在早期自然流产中有 50%～60% 的妊娠产物存在染色体异常。夫妇任何一方有染色体异常均可传至子代，导致流产或反复流产。染色体异常包括数目异常和结构异常。

1.染色体数目异常

如三体、X 单体、三倍体、四倍体等，其中以三体最常见，其次是 X 单体。

2.染色体结构异常

如染色体易位、断裂、缺失等。染色体异常的胚胎多发生流产，很少继续发育成胎儿。若发生流产，排出物多为空囊或为已经退化的胚胎。即使少数存活，生后可能为畸形胎儿或有代谢及功能缺陷。

(二)母体因素

1.全身性疾病

严重感染、高热可刺激子宫收缩引发流产；某些细菌和病毒毒素经胎盘进入胎儿血液循环，导致胎儿感染、死亡而发生流产；孕妇患心力衰竭、严重贫血、高血压、慢性肾炎等疾病，均可影响胎盘循环而致胎儿缺氧，发生流产。

2.生殖器官异常

先天性子宫畸形如双子宫、单角子宫、子宫纵隔等，子宫黏膜下肌瘤、较大的壁间肌瘤及宫腔粘连均可影响胚胎组织着床发育而导致流产。宫颈裂伤、宫颈内口松弛等功能不全也可导致胎膜破裂发生晚期自然流产。

3.免疫功能异常

母体对胚胎的免疫耐受是胎儿在母体内生存的基础。母体妊娠后母儿双方免疫不适应，可胚胎或胎儿受到排斥而发生流产。此外，母儿血型不合、胎儿抗原、母体抗磷脂抗体过多、抗精子抗体等因素，也常导致早期流产。

4.创伤刺激与不良习惯

妊娠期腹部或子宫受到撞击、挤压或尖锐物刺伤，以及过度的恐惧、忧伤、焦虑等情感创伤均可导致流产；过量吸烟、酗酒等不健康生活方式也与流产相关。

(三)胎盘因素

滋养细胞发育和功能异常是胚胎早期死亡的重要原因，此外，前置胎盘、胎盘早剥等可致胎盘血液循环障碍、胎儿死亡，从而发生流产。

(四)环境因素

砷、铅、甲醛、苯、氧化乙烯等化学物质的过多接触，高温、噪声以及放射线的过量暴露，均可直接或间接对胚胎或胎儿造成损害，导致流产。

二、病理

流产过程是妊娠产物逐渐与子宫壁剥离，直至排出子宫的过程。早期妊娠时，胎盘绒毛发育尚不成熟,与子宫蜕膜联系还不牢固,故妊娠8周前的流产,妊娠产物多数可以完全从子宫壁剥离而排出,出血不多。妊娠8~12周时,胎盘绒毛发育茂盛,与底蜕膜联系较牢固,若此时发生流产,妊娠产物往往不易完全剥离排出,常有部分组织残留宫腔内影响子宫收缩,出血较多。妊娠12周后,胎盘已完全形成,流产时往往先有腹痛,然后排出胎儿、胎盘。有时由于底蜕膜反复出血,凝固血块包绕胎块,形成血样胎块稽留于宫腔内,血红蛋白因逐渐被吸收,形成肉样胎块,或纤维化与子宫壁粘连。偶有胎儿被挤压,形成纸样胎儿,或钙化形成石胎。

三、临床表现

主要表现为停经及停经后阴道流血和腹痛。

(一)停经

大部分自然流产患者都有明显的停经史、早孕反应。但是,早期流产时发生的阴道流血有时候难以与月经异常鉴别,因此常无明显的停经史,要结合其他病史及 hCG、超声等做出明确诊断。

(二)阴道流血和腹痛

早期流产时常先出现阴道流血,后又腹痛,而且全程均有阴道流血。晚期流产的临床过程与早产及足月产相似,表现为先出现腹痛,经过阵发性子宫收缩,排出胎儿及胎盘,后出现阴道流血。

四、临床类型及治疗原则

(一)先兆流产

1.临床表现

停经后先出现少量阴道流血,少于月经量,继之常出现阵发性下腹痛或腰坠痛。

妇科检查:宫颈口未开,胎膜未破,妊娠产物未排出,子宫大小与停经周数相符。经休息及治疗后,若阴道流血停止或腹痛消失,可继续妊娠;若阴道流血量增多或下腹痛加剧,则可发展为难免流产。

2.治疗原则

卧床休息,禁忌性生活。对精神紧张者,可给予少量对胎儿无害的镇静剂。对黄体功能不足的患者,可遵医嘱给予黄体酮保胎治疗。甲状腺功能低下者可口服小剂量甲状腺片。治疗期间,需要观察患者症状及检验结果变化,必要时进行超声检查明确胎儿发育情况,避免盲目保胎。

(二)难免流产

1.临床表现

由先兆流产发展而来,指流产已不可避免。表现为阴道流血量增多,阵发性下腹痛加重或出现阴道流液(胎膜破裂)。妇科检查:宫颈口已扩张,有时可见胚胎组织或胎囊堵塞于宫颈口内,子宫大小与停经周数相符或略小。此时宫缩逐渐加剧,继续进展妊娠组织可能部分或完全排出,发展为不完全或完全流产。

2.治疗原则

一旦确诊,应尽早使胚胎及胎盘组织完全排出,以防止出血和感染。阴道流血过多者,完善化验检查,必要时输血、输液、抗休克治疗,出血时间较长者,应给予抗生素预防感染。

(三)不全流产

1.临床表现

由难免流产发展而来,指妊娠产物已部分排出体外,尚有部分残留于宫腔内。由于宫腔内残留部分妊娠产物,影响子宫收缩,致使子宫出血持续不止,甚至因流血过多而发生失血性休克。妇科检查:宫颈口已扩张,不断有血液自宫颈口流出,有时尚可见胎盘组织堵塞于宫颈口或部分妊娠产物已排出于阴道内,部分仍留在宫腔内,子宫小于停经周数。

2.治疗原则

一经确诊,应在输液、输血条件下尽快行刮宫术或钳刮术,使宫腔内残留的胚胎或胎盘组织完全排出。

(四)完全流产

1.临床表现

指妊娠产物已全部排出,阴道流血逐渐停止,腹痛逐渐消失。妇科检查:宫颈口已经关闭,子宫接近正常大小。

2.治疗原则

如没有感染征象,一般不需要处理。可行超声检查,明确宫腔内有无残留。

(五)稽留流产

(1)指胚胎或胎儿已死亡滞留在宫腔内尚未自然排出者,又称过期流产。胚胎或胎儿死亡后子宫不再增大反而缩小,早孕反应消失。若已至中期妊娠,孕妇腹部不见增大,胎动消失。妇科检查:宫颈口未开,子宫较停经周数小,质地不软,未闻及胎心。

(2)治疗原则:及时促使胎儿及胎盘排出,以防止死亡的胎儿及胎盘组织在宫腔内滞留过久,而导致严重凝血功能障碍及 DIC,引发严重出血。处理前应检查血常规、出凝血时间、血小板计数等,并做好输血准备。

(六)复发性流产(RSA)

(1)指同一性伴侣连续发生 3 次及 3 次以上的自然流产。近年来有学者认为连续 2 次自然流产称为复发性自然流产。患者每次流产多发生在同一妊娠月份,临床经过与一般流产相同。早期流产的常见原因为胚胎染色体异常、黄体功能不足、甲状腺功能低下等。晚期流产的常见原因为子宫肌瘤、子宫畸形、宫腔粘连、宫颈内口松弛等。

(2)治疗原则:以预防为主,男女双方在受孕前应进行详细检查。

(七)感染性流产

流产过程中,若阴道流血时间过长、有组织残留于宫腔内或非法堕胎等,有可能引起宫腔内感染,严重时感染可扩展到盆腔、腹腔乃至全身,并发盆腔炎、腹膜炎、败血症及感染性休克等,常为厌氧菌及需氧菌混合感染。

五、护理评估

(一)健康史

停经、阴道流血和腹痛是自然流产孕妇的主要症状。护士需要详细询问孕妇的停经史以及早孕反应情况;阴道流血的持续时间与阴道流血量,有无腹痛及腹痛的部位、性质和程度有关。此外,还需要了解有无阴道水样排液,排液的量、色、有无臭味,以及有无妊娠产物排出等。对于既往史,需要全面了解孕妇在妊娠期间有无全身性疾病、生殖器官疾病、内分泌功能失调以及有无接触有害物质等,以识别发生自然流产的诱因。

(二)身心状况

流产孕妇可因出血过多而出现失血性休克,或因出血时间过长、宫腔内有组织残留而发生感染,因此,护士需要全面评估孕妇的各项生命体征,以判断流产的不同类型,尤其注意与贫血和感染相关的征象。

流产孕妇的心理状况常表现为焦虑和恐惧。孕妇对阴道流血常常会不知所措,甚至将其过度严重化。同时,胚胎和胎儿的健康也直接影响孕妇的情绪,孕妇可能表现为伤心、郁闷、烦躁不安等。

(三)相关检查

1.妇科检查

需要在消毒条件下进行妇科检查,以进一步了解宫颈口是否扩张,羊膜是否破裂,有无妊娠产物堵塞于宫颈口;子宫大小与停经周数是否相符,有无压痛等,同时需要检查双侧附件有无肿块、增厚以及压痛等。

2.实验室检查

连续动态检测血 β-hCG、孕激素以及 hPL 的变化,以利于妊娠诊断和预后判断。

3.B 型超声检查

超声显像可显示有无胎囊、胎动、胎心音等,利于诊断和鉴别流产及其类型,指导正确处理。

六、护理诊断

(一)焦虑

与担心胎儿健康等因素相关。

(二)有感染的危险

与阴道流血时间过长、宫腔内有组织残留等因素相关。

七、护理目标

(1)先兆流产的孕妇能积极配合保胎措施,继续妊娠。

(2)出院时,护理对象无感染征象。

八、护理措施

对于不同类型的流产孕妇,治疗原则不同,其护理措施亦有差异。护士在全面评估孕妇身心状况的基础上,综合孕妇的病史、检查及诊断,明确治疗原则,认真执行医嘱,积极配合医生为流产孕妇进行诊治,并提供相应的护理措施。

(一)先兆流产孕妇的护理

先兆流产的孕妇需要卧床休息、禁止性生活、禁忌灌肠等,以减少各种刺激。护士除了为其提供生活护理外,常需要遵医嘱给予孕妇适量的镇静剂、孕激素等,随时评估孕妇的病情变化,如是否腹痛加重、阴道流血量增多等。同时,孕妇的情绪状态常会影响保胎效果,护士要注意观察孕妇的情绪变化,加强心理护理,稳定孕妇情绪,增强保胎信心。此外,护士需要向孕妇及家属讲明上述保胎措施的必要性,以取得孕妇及家属的理解和配合。

(二)妊娠不能再继续者的护理

护士要积极采取措施,及时做好终止妊娠的准备,积极协助医生完成手术过程,使妊娠产物完全排出子宫,同时要打开静脉通路,做好输液、输血准备。并严密监测孕妇的血压、脉搏、体温,观察面色、腹痛、阴道流血以及与休克有关的征象。有凝血功能异常者应予以及时纠正,然后行引产或手术。

(三)预防感染

护士需监测患者的体温、血象以及阴道流血,阴道分泌物的性质、颜色、气味等,严格执行无菌操作,加强会阴部护理。指导孕妇使用消毒会阴垫,保持会阴清洁,维持良好的卫生习惯。当护士发现感染征象后应及时报告医生,并按医嘱进行抗感染处理。此外,护士还应嘱患者流产后1个月返院复查,确定无禁忌证后,方可开始性生活。

(四)健康指导

患者常因失去胎儿,表现出伤心、悲哀等情绪反应。护士应给予同情和理解,帮助患者和家属接受现实,顺利度过悲伤期。同时,护士还应与孕妇及家属共同讨论此次流产的原因,并向他们讲解流产的相关知识,帮助他们为再次妊娠做好准备。有复发性流产史的孕妇在下一次妊娠确诊后应卧床休息,加强营养,禁止性生活,补充维生素 C、B 族维生素、维生素 E 等,治疗期必须超过以往发生流产的妊娠月份。病因明确者,应积极接受对因治疗,如黄体功能不足者,按医嘱正确使用黄体酮治疗以预防流产;子宫畸形者需在妊娠前先行矫治手术,例如,宫颈内口松弛者应在未妊娠前做宫颈内口松弛修补术,如已妊娠,可在妊娠 14~16 周时行子宫内口缝扎术。

九、护理评价

(1)先兆流产孕妇配合保胎治疗,可继续妊娠。

(2)出院时,护理对象体温正常,血红蛋白及白细胞数正常,无出血、感染征象。

第五节　异位妊娠

正常妊娠时,受精卵着床于子宫体腔内膜。受精卵在子宫体腔以外着床发育称为异位妊娠,习称宫外孕。异位妊娠和宫外孕的含义稍有不同,异位妊娠包括输卵管妊娠、卵巢妊娠、宫颈妊娠、腹腔妊娠、阔韧带妊娠等;宫外孕则仅指子宫以外的妊娠,不包括宫颈妊娠。因此,异位妊娠的含义更为确切而科学。异位妊娠中最常见的是输卵管妊娠(占 90%~95%)。本节主要阐述输卵管妊娠。输卵管妊娠是妇产科常见的急腹症之一,当输卵管妊娠流产或破裂时,可出现严重的腹腔内出血,若不及时诊断和积极抢救,可危及患者生命。输卵管妊娠按其发生部位不同,分为间质部、峡部、壶腹部和伞部妊娠。其中,以壶腹部妊娠最常见,占 75%~80%,其次为峡部,伞部及间质部妊娠较少见。

一、病因

(一)输卵管异常

1.输卵管炎症

是输卵管妊娠的主要病因。包括输卵管黏膜炎和输卵管周围炎。慢性炎症可使输卵管腔黏膜皱襞粘连,管腔变窄;或输卵管与周围组织粘连,输卵管扭曲,管腔狭窄,管壁蠕动减弱,从而妨碍受精卵的顺利通过和运行。

2.输卵管发育不良或功能异常

输卵管过长、肌层发育差、黏膜纤毛缺乏、双输卵管、憩室或有副伞等发育不良,可成为输卵管妊娠的原因。输卵管功能包括蠕动、纤毛活动以及上皮细胞的分泌,受女性雌、孕激素的调节,若调节失败,可干扰受精卵的正常运行。此外,精神因素可引起输卵管痉挛、蠕动异常,影响受精卵的正常运送。

3.输卵管手术

曾患过输卵管妊娠的妇女,再次发生输卵管妊娠的可能性较大。由于原有的输卵管病变或手术操作的影响,无论何种手术(输卵管切除或保守性手术)后再次输卵管妊娠的发生率为$10\%\sim20\%$。

(二)受精卵游走

卵子在一侧输卵管受精,受精卵经宫腔(内游走)或腹腔(外游走)进入对侧输卵管,称为受精卵游走。受精卵由于移行时间过长,发育增大,即可在对侧输卵管内着床发育形成输卵管妊娠。

(三)辅助生殖技术

近年来,由于辅助生殖技术的应用,在使大多数的不孕女性受益的同时,输卵管妊娠的发生率也相应增加,如宫颈妊娠、卵巢妊娠以及腹腔妊娠的发生率增加。

(四)放置宫内节育器(IUD)

放置宫内节育器与输卵管妊娠发生的关系已引起国内外重视。随着 IUD 的广泛应用,输卵管妊娠的发生率增高,其原因可能是由于使用 IUD 后的输卵管炎症所致。但最近研究表明:IUD 本并不增加输卵管妊娠的发生率,但若 IUD 避孕失败而受孕时,则发生输卵管妊娠的机会较大。

(五)其他

子宫内膜异位症、内分泌失调、神经精神功能紊乱以及吸烟等可增加受精卵着床于输卵管的可能性。

二、病理

(一)输卵管妊娠结局

受精卵着床于输卵管时,由于输卵管管腔狭窄,管壁薄,蜕膜形成差,受精卵植入后,输卵管不能适应胚胎或胎儿的生长发育,因此,当输卵管妊娠发展到一定程度,即可发生以下结局。

1.输卵管妊娠流产

多见于妊娠 8～12 周的输卵管壶腹部妊娠。受精卵着床、种植在输卵管黏膜皱襞内。由于输卵管妊娠时管壁蜕膜形成不完整,发育中的囊胚常向管腔突出,终于突破包膜而出血,囊胚与管壁分离,若整个囊胚剥离掉入管腔并经输卵管逆蠕动经伞端排出到腹腔,形成输卵管完全流产,出血一般不多。若囊胚剥离不完整,妊娠产物部分排出到腹腔,部分尚附着于输卵管壁,则形成输卵管不全流产,滋养细胞继续生长侵蚀输卵管壁,导致反复出血,形成输卵管血肿或输卵管周围血肿。由于输卵管肌壁薄,收缩力差,不易止血,血液不断流出,积聚在直肠子宫陷窝形成盆腔血肿,量多时甚至流入腹腔,出现腹膜刺激症状,甚至引起休克。

2.输卵管妊娠破裂

多见于妊娠6周左右的输卵管峡部妊娠。受精卵着床于输卵管黏膜皱襞间,随着囊胚生长发育,绒毛向管壁方向侵蚀肌层及浆膜,最后穿透浆膜,形成输卵管妊娠破裂。由于输卵管肌层血管丰富,输卵管妊娠破裂所致的出血较输卵管妊娠流产严重,短期内可出现大量腹腔内出血,也可表现为反复出血,在盆腔或腹腔内形成血肿甚至发生休克,处理不及时可危及生命。

输卵管间质部是自子宫角部延续而来,肌层较厚,血供丰富。输卵管间质部妊娠时,受精卵在此着床并发育,妊娠往往可持续至3~4个月破裂,一旦破裂,出血凶猛,症状极为严重。

3.陈旧性异位妊娠

输卵管妊娠流产或破裂后,未及时治疗,或者出血逐渐停止,病情稳定,时间过久,胚胎死亡或被吸收。长期反复出血形成的盆腔血肿机化变硬,并与周围组织粘连,临床上称为"陈旧性宫外孕"。

4.继发性腹腔妊娠

输卵管妊娠流产或破裂后,胚胎从输卵管排到腹腔或阔韧带内,由于失去营养,多数死亡,偶尔存活者,绒毛组织重新种植而获得营养,胚胎继续发育形成继发性腹腔妊娠。若破口在阔韧带内,可发展为阔韧带妊娠。

(二)子宫的变化

输卵管妊娠和正常妊娠一样,由滋养细胞产生 hCG 维持黄体生长,月经停止来潮,子宫血供增加,增大变软,但子宫增大与停经月份不相符。子宫内膜也受滋养细胞产生的 hCG 影响而发生蜕膜反应,但蜕膜下海绵层及血管系统发育较差。当胚胎受损或死亡,滋养细胞活力下降或消失,蜕膜自宫壁剥离,组织学检查未见绒毛,无滋养细胞,此时 hCG 下降。输卵管妊娠时,子宫内膜有时可见高度分泌反应或 AriasStella(A-S)反应。镜下可见 A-S 反应:腺上皮细胞增大,核深染,突入腺腔,胞质富含空泡。

三、临床表现

输卵管妊娠的临床表现与受精卵着床部位、有无流产或破裂、出血量多少以及出血时间长短等有关。

(一)停经

月经周期规律的女性,一般有6~8周的停经史,间质部妊娠停经时间可更长。部分患者月经延迟几日即出现阴道不规则流血时,常被误认为月经来潮,而无停经史主诉。有20%~25%的患者无明显停经史。

(二)腹痛

是输卵管妊娠患者就诊的主要症状,95%以上输卵管妊娠患者以腹痛为主诉。输卵管妊娠流产或破裂前,患者多表现为一侧下腹部隐痛或酸胀感。当发生流产或破裂时,患者突感一侧下腹部撕裂样疼痛,常伴有恶心、呕吐。若血液积聚在直肠子宫陷凹,可出现肛门坠胀感(里急后重);出血多时可流向全腹而引起全腹疼痛,刺激膈肌可引起肩胛放射性疼痛。腹痛可出现于阴道流血前或后,也可与阴道流血同时发生。

(三)阴道流血

胚胎死亡后,常有不规则阴道流血,暗红色,量少或淋漓不尽。部分患者阴道流血量较多,似月经量,约50%患者为大量阴道流血。阴道流血提示胚胎受损或已死亡,hCG下降,卵巢黄体分泌的激素难以维持蜕膜生长而发生剥离出血,并伴有蜕膜碎片或管型排出。当输卵管妊娠病灶去除后,阴道流血方能停止。

(四)晕厥与休克

其严重程度与腹腔内出血速度及出血量成正比,与阴道出血量不成正比。由于腹腔内急性出血及剧烈腹痛,轻者出现晕厥,重者发生失血性休克。间质部妊娠一旦破裂,常因出血量多而发生严重休克。

(五)腹部包块

当输卵管妊娠流产或破裂所形成的血肿时间较久者,因血液凝固,逐渐机化变硬,并与周围组织或器官(如子宫、输卵管、卵巢、肠管或大网膜等)发生粘连形成包块,包块较大或位置较高者,可于腹部扪及。

四、治疗原则

治疗原则以手术治疗为主,其次为药物治疗。

(一)手术治疗

可行腹腔镜手术或开腹手术。根据患者情况,行患侧输卵管切除术或者保留患侧输卵管功能的保守性手术。严重内出血并发休克者,应在积极纠正休克、补充血容量的同时,迅速手术抢救。

(二)药物治疗

近年来用化疗药物氨甲蝶呤等方法治疗输卵管妊娠,已有成功的报道。治疗机制是抑制滋养细胞增生、破坏绒毛,使胚胎组织坏死、脱落、吸收,但在治疗中若有严重内出血征象,或疑有输卵管间质部妊娠,或胚胎继续生长时应及时进行手术治疗。根据中医辨证论治方法,合理运用中药,或用中西医结合的方法,对输卵管妊娠进行保守治疗也已取得显著成果。

五、护理评估

(一)健康史

仔细询问月经史,准确推断停经时间。注意不要因为月经仅过期几天而误认为不是停经;不要将不规则阴道流血而误认为末次月经。此外,对于不孕、盆腔炎、放置宫内节育器、绝育术、输卵管复通术等与发病相关的高危因素应予以高度重视。

(二)身心状况

输卵管妊娠流产或破裂前,症状和体征不明显。当患者腹腔内出血较多时可表现为贫血貌,重者可出现面色苍白,四肢湿冷,脉快、弱、细,血压下降等休克症状。下腹有明显压痛、反跳痛,尤以患侧为重,肌紧张不明显,叩诊有移动性浊音。血凝后下腹部可触及包块。体温多正常,出现休克时体温略低,腹腔内血液吸收时体温略升高,但一般不超过38℃。

输卵管妊娠流产或破裂后,腹腔内急性大量出血、剧烈腹痛以及妊娠终止的现实都将使孕妇出现较为激烈的情绪反应,表现出哭泣、自责、无助、抑郁以及恐惧等行为。

(三)相关检查

1.腹部检查

输卵管妊娠流产或破裂者,下腹部有明显压痛和反跳痛,尤以患侧为重,轻度肌紧张;出血多时,叩诊有移动性浊音;出血时间较长时,形成凝血块,可在下腹部触及软性肿块。

2.盆腔检查

输卵管妊娠流产或破裂者,除子宫略大较软外,仔细检查仅可能触及增粗的输卵管伴轻度压痛。输卵管妊娠流产或破裂者,阴道后穹隆饱满,明显触痛。将宫颈轻轻上抬或者左右摇动时引起下腹剧烈疼痛,称为宫颈举摆痛,是输卵管妊娠的重要体征之一。腹腔内出血多时检查子宫呈漂浮感。

3.阴道后穹隆穿刺

是一种简单可靠的诊断方法,适用于疑有腹腔内出血的患者。由于腹腔内血液最易积聚于子宫直肠陷凹,即使血量不多,也能经阴道后穹隆穿刺抽出。用长针头自阴道后穹隆刺入子宫直肠凹陷,抽出暗红色不凝血为阳性,如抽出血液较红,放置10min内凝固,表明误入血管。若无内出血、内出血量少、血肿位置较高或者子宫直肠陷凹有粘连时,可能抽不出血液,因此,后穹隆穿刺阴性不能排除输卵管妊娠存在。如有移动性浊音,可做腹腔穿刺。

4.妊娠试验

放射免疫法检测血中 β-hCG,尤其是动态观察血 β-hCG 的变化对异位妊娠的诊断极为重要。此方法灵敏度高,测出异位妊娠的阳性率一般可达 $80\%\sim90\%$,但 β-hCG 阴性者仍不能完全排除异位妊娠。

5.超声检查

B超显像有助于异位妊娠的诊断。阴道B超检查较腹部B超检查准确性高。早期输卵管妊娠的诊断,仅凭B型超声显像有时可能误诊。若能结合临床表现和 β-hCG 测定等,对诊断的帮助很大。

6.腹腔镜检查

适用于输卵管妊娠尚未流产或破裂的早期患者及诊断困难的患者。腹腔内大量出血或伴有休克者,禁做腹腔镜检查。早期异位妊娠患者,腹腔镜可见一侧输卵管肿大,表面紫蓝色,腹腔内无出血或仅有少量出血。

7.子宫内膜病理检查

目前此方法的临床应用明显减少,主要适用于阴道流血量较多的患者,目的在于排除同时合并宫内妊娠流产。将宫腔排出物或刮出物送检病理检查,切片中见到绒毛,可诊断为宫内妊娠,仅见蜕膜未见绒毛者有助于异位妊娠诊断。

六、护理诊断/合作性问题

1.恐惧

与担心手术失败有关。

2.潜在并发症

出血性休克。

七、护理目标

(1)患者休克症状得以及时发现并缓解。

(2)患者能以正常心态接受此次妊娠失败的现实。

八、护理措施

(一)接受手术治疗患者的护理

对于接受手术治疗的患者要做到以下几点。

1.积极做好术前准备

腹腔镜手术是近年来治疗输卵管妊娠的主要方法,多数输卵管妊娠可在腹腔镜直视下,穿刺输卵管的妊娠囊吸出部分囊液或者切开输卵管吸出胚胎,并注入药物;也可以行输卵管切除术。护士在严密监测患者生命体征的同时,积极配合医生纠正患者休克症状,做好术前准备。

对于严重内出血并出现休克的患者,护士应立即开放静脉,交叉配血,做好输血、输液准备,以便配合医生积极纠正休克,补充血容量,并按急诊手术要求迅速做好术前准备。

2.提供心理支持

术前,护士须简洁明了地向患者和家属讲明手术的必要性,并以亲切的态度和切实的行动获得患者及家属的信任,同时,保持周围环境安静、有序,减少和消除患者的紧张、恐惧心理,协助患者接受手术治疗方案。术后,护士应帮助患者以正常的心态接受此次妊娠失败的现实,并向患者讲述输卵管妊娠的相关知识,既可以减少因害怕输卵管妊娠再次发生而抵触妊娠的不良情绪,也可以增加和提高患者的自我保健意识。

(二)接受非手术治疗患者的护理

对于接受非手术治疗方案的患者,护士应从以下 4 个方面加强护理。

1.严密观察病情

护士应密切观察患者的一般情况、生命体征,重视患者的主诉,尤应注意阴道流血量与腹腔内出血量不成比例,当阴道流血量少时,不要误认为腹腔内出血量亦很少。护士应告诉患者病情发展的一些指征,如出血增多、腹痛加剧、肛门坠胀感明显等,以便当患者病情发展时,医患均能及时发现,并给予相应的处理。

2.加强化学药物治疗的护理

化疗一般采用全身用药,也可采用局部用药。用药期间,需要 β-hCG 测定和 B 型超声进行严密监护,并注意观察患者的病情变化及药物的毒副反应。常用药物有氨甲蝶呤。其治疗机制是抑制滋养细胞增生,破坏绒毛,从而使胚胎组织坏死、脱落、吸收。不良反应小,可表现为消化道反应,骨髓抑制以白细胞下降为主,有时可出现轻微肝功能异常、药物性皮疹、脱发等,但大部分反应是可逆的。

3.指导患者休息与饮食

患者需卧床休息,避免增加腹压,从而减少输卵管妊娠破裂的机会。在患者卧床期间,护士需要提供相应的生活护理。此外,护士还需要指导患者摄取足够的营养物质,尤其是富含铁蛋白的食物,如鱼肉、动物肝脏、豆类、绿叶蔬菜及黑木耳等,可促进血红蛋白的增加,增强患者的抵抗力。

4.监测治疗效果

护士应协助患者正确留取血液标本,以监测治疗效果。

(三)出院指导

输卵管妊娠的预后在于防止输卵管的损伤和感染,因此护士需做好妇女的健康指导工作,以防止盆腔感染的发生。教育患者保持良好的卫生习惯,勤洗浴、勤换衣,稳定性伴侣。发生盆腔炎后须立即彻底治疗,以免延误病情。此外,由于输卵管妊娠约有10%的再发生率和50%～60%的不孕率。因此,护士需要告诫患者下次妊娠时要及时就医,同时不要轻易终止妊娠。

九、护理评价

(1)患者的休克症状得以及时发现并纠正。

(2)患者消除了恐惧心理,愿意接受手术治疗。

第六节 早产

早产(PTL)是指妊娠满28周至不足37周(196～258d)间分娩者。此时娩出的新生儿叫早产儿,体重多小于2500g,各器官发育尚不成熟。据统计,约70%的围产儿死亡是由于早产,而且,早产儿中约有15%于新生儿期死亡。因此,防止早产是降低围生儿死亡率的重要措施之一。

一、病因

(一)孕妇因素

包括以下3点。

1.孕妇合并急性或慢性疾病

如病毒性肝炎、急性肾盂肾炎、急性阑尾炎、严重贫血、慢性肾炎、妊娠高血压综合征、心脏病、性传播疾病等。

2.子宫畸形

包括双子宫、双角子宫及纵隔子宫等;宫颈内口松弛与子宫肌瘤也易发生早产。

3.其他

孕妇吸烟、酗酒或者精神受到刺激以及承受巨大压力时可引发早产。

(二)胎儿、胎盘因素

双胎妊娠、羊水过多、胎膜早破、宫内感染、胎盘功能不全、母儿血型不合、前置胎盘及胎盘早剥等均可致早产。其中,胎膜早破、绒毛膜羊膜炎最常见,占早产的30%～40%。

二、临床表现

早产的临床表现主要是妊娠28周后37周前出现子宫收缩。最初为不规律宫缩,并常伴有少许阴道血性分泌物或阴道流血,以后逐渐发展为规律宫缩,与足月临产相似,宫颈管消失,宫口扩张。

三、治疗原则

若胎儿存活,无胎儿窘迫、胎膜未破,应设法通过休息和药物治疗,抑制宫缩,尽可能使妊娠继续维持至足月。若胎膜已破,早产已不可避免时,应尽可能地预防新生儿并发症,以尽力提高早产儿的存活率。

四、护理评估

(一)健康史

详细评估可致早产的高危因素,如孕妇既往有流产、早产史或者本次妊娠有阴道流血,则发生早产的可能性大。同时,应详细询问并记录患者既往出现的症状以及接受治疗的情况。

(二)身心状况

妊娠满 28 周后至不足 37 周前,出现明显的规律宫缩(至少每 10min 1 次),且伴有宫颈管缩短,即可诊断为先兆早产。如果妊娠 28～37 周,出现 20min≥4 次且每次持续≥30s 的规律宫缩,且伴随宫颈管缩短≥75％,宫颈进行性扩张 2cm 以上者,即可诊断为早产临产。

早产已不可避免时,孕妇常会不自觉地把一些相关的事情与早产联系起来而产生自责感;同时,由于怀孕结果的不可预知,恐惧、焦虑、猜疑也是早产孕妇常见的情绪反应。

(三)相关检查

通过全身检查及产科检查,结合阴道分泌物检测,核实孕周,评估胎儿成熟度和胎方位等;密切观察产程进展,确定早产进程。

五、护理诊断/合作性问题

1.有新生儿受伤的危险

与早产儿发育不成熟有关。

2.焦虑

与担心早产儿预后有关。

六、护理目标

(1)患者能平静地面对事实,接受治疗及护理。

(2)新生儿不存在因护理不当而发生的并发症。

七、护理措施

(一)预防早产

孕妇良好的身心状况可降低早产的发生,突然的精神创伤也可引发早产,因此,需做好孕期保健工作,指导孕妇增加营养,保持平静的心情。避免诱发宫缩的活动,如性生活、抬举重物等。高危孕妇需多卧床休息,以左侧卧位为宜,以增加子宫血液循环,改善胎儿供氧,且慎做肛查和阴道检查等。同时,积极治疗并发症,宫颈内口松弛者应于妊娠 14～16 周做子宫内口缝合术,以防止早产的发生。

(二)药物治疗的护理

先兆早产的主要治疗措施是抑制宫缩,与此同时,还需要积极控制感染、治疗并发症。护理人员应能明确具体药物的作用和用法,并且能够识别药物的不良反应,以避免毒性作用的发生,同时,还应对患者做相应的健康教育。

常用抑制宫缩的药物有以下 4 类。

1.β 肾上腺素受体激动剂

其作用为激发子宫平滑肌中的 β 受体,从而抑制子宫收缩,减少子宫活动而延长孕期。不良反应为母儿双方心率加快、孕妇血压下降、血糖升高、血钾降低、恶心、出汗、头痛等。目前常用药物有:利托君、沙丁胺醇等。

2.硫酸镁

其作用为镁离子直接作用于子宫肌细胞,拮抗钙离子对子宫收缩的活性,从而抑制子宫收缩。常用方法:首次剂量为 5g,加入 25％ 葡萄糖注射液 20mL 中,在 5～10min 内缓慢注入静脉(或稀释后半小时内静脉滴入),以后以每小时 2g 的速度静脉滴注,宫缩抑制后继续维持4～6h 后改为每小时 1g,直到宫缩停止后 12h。使用硫酸镁时,应密切观察患者有无中毒迹象。

3.钙通道阻滞剂

其作用为阻滞钙离子进入肌细胞,从而抑制子宫收缩。常用药物为硝苯地平 10mg,舌下含服,每 6～8h 1 次。也可以首次负荷量给予 30mg 口服,根据宫缩情况再以 10～20mg 口服。用药时必须密切观察孕妇心率和血压变化,对已用硫酸镁者需慎用,以防血压急剧下降。

4.前列腺素合成酶抑制剂

前列腺素有刺激子宫收缩和软化宫颈的作用,其抑制剂可减少前列腺素合成,从而抑制子宫收缩。常用药物有:吲哚美辛、阿司匹林等。同时,此类药物可通过胎盘抑制胎儿前列腺素的合成与释放,使胎儿体内前列腺素减少,而前列腺素有维持胎儿动脉导管开放的作用,缺乏时导管可能过早关闭而导致胎儿血液循环障碍,因此,临床较少应用。必要时仅在孕 34 周前短期(1 周内)选用。

(三)预防新生儿并发症的发生

在保胎过程中,应每日行胎心监护,并教会患者自数胎动,有异常情况时及时采取应对措施。对妊娠 35 周前的早产者,应在分娩前按医嘱给予孕妇糖皮质激素,如地塞米松、倍他米松等,以促进胎肺成熟,明显降低新生儿呼吸窘迫综合征的发病率。

(四)为分娩做准备

如早产已不可避免,应尽早决定合理的分娩方式,如臀位、横位,估计胎儿成熟度低,且产程又需较长时间者,可选用剖宫产术结束分娩;经阴道分娩者,应考虑使用产钳和会阴切开术以缩短产程,从而减少分娩过程中对胎头的压迫。同时,要充分做好早产儿保暖和复苏的准备,临产后慎用镇静剂,避免发生新生儿呼吸抑制的情况;产程中应给予孕妇吸氧;新生儿出生后,须立即结扎脐带,以防止过多母血进入胎儿血液循环造成循环系统负荷过重。

(五)为孕妇提供心理支持

护士可安排时间与孕妇进行开放式的讨论,让患者充分了解早产的发生并非她的过错,有时甚至是无缘由的。同时,也要避免为减轻孕妇的负疚感而给予过于乐观的保证。由于早产是出乎意料的,孕妇多没有精神和物质准备,对产程中的孤独感、无助感尤为敏感,此时,丈夫、家人和护士在身旁提供支持较足月分娩更显重要,并能帮助孕妇重建自尊,以良好的心态承担早产儿母亲的角色。

八、护理评价

(1)患者能积极配合医护措施。

(2)母婴顺利经历全过程。

参考文献

[1]王芳.临床护理思维实践[M].哈尔滨:黑龙江科学技术出版社,2020.

[2]付春红.临床护理思维实践[M].哈尔滨:黑龙江科学技术出版社,2020.

[3]赵安芝.新编临床护理理论与实践[M].北京:中国纺织出版社,2020.

[4]胡志俊.临床护理学[M].天津:天津科学技术出版社,2020.

[5]张文霞.实用临床护理思维[M].长春:吉林科学技术出版社,2019.

[6]葛璐璐.实用临床护理思维与实践指导[M].长春:吉林科学技术出版社,2019.

[7]黄粉莲.新编实用临床护理技术[M].长春:吉林科学技术出版社,2019.

[8]魏凌,商玲,房立萍,等.新编临床护理思维实践[M].北京:科学技术文献出版社,2021.

[9]李娜,段秀敏,周欣欣,等.新编临床护理思维实践[M].哈尔滨:黑龙江科学技术出版社,2021.

[10]卜秀丽.临床护理学[M].北京:科学出版社,2020.

[11]赵云.临床护理学[M].天津:天津科学技术出版社,2020.

[12]焦进.临床护理实践[M].北京:科学技术文献出版社,2021.

[13]吴欣娟,李庆印.临床护理常规[M].北京:中国医药科技出版社,2020.

[14]赵静.临床护理规范[M].北京:科学技术文献出版社,2020.

[15]李芹.临床护理实践[M].北京:科学技术文献出版社,2020.